U0006419

華人壯陽史

從情慾詮釋到藥品文化，近代中西醫學的滋補之道

皮國立

如何從虛弱及情慾書寫近代中國史？

王文基
陽明交通大學科技與社會研究所特聘教授

民國時期時在上海發行的《婦女雜誌》，發行量甚廣，影響也大。一如當時若干雜誌，雜誌設有醫藥衛生問答的專欄，為讀者提供服務，頗受歡迎。一九三〇年初在由西醫程翰章醫師所主持的「醫事衛生顧問」專欄中，刊載包含編號七百零一與七百零四兩則問答：

余自十五歲春季發育之後，每夜常夢遺，多至三四夜遺洩一次。日間精神甚覺疲倦，而記憶力也不比兒童時靈敏。據醫生謂結婚之後能愈。故余於今歲三月末結婚，現已過四月，終無效驗。請先生指示何藥可治？

答：夢遺，是神經衰弱的一種症候。應先著手治你的神經衰弱症。Spermin注射，可以試得。

余體質素弱，現年近四十，患有健忘、怔忡、失眠、頭昏、眼花、耳鳴等症，此係何病？宜服何藥？

答：此係神經衰弱症。宜多休養，多食滋補食品，節慾，節勞。運動身體是很好的方法。藥效頗難。

以上這兩則史料，多少可以帶領我們回到《虛弱史：近代華人中西醫學的情慾詮釋與藥品文化》一書試圖捕捉的民國社會。首先，大城市的醫療資源相較豐富，但就整體而言，民國社會的醫藥資源與訊息普遍還是不足。透過報刊問診覓藥，自然成為民眾管理疾病及保衛生命的管道之一。若放在當時常見的「醫藥問答」文類中，以上這兩位讀者分別提出的問診函頗為典型。即便各類資訊豐富，類似的診斷與醫囑不斷出現，但求診人還是希望透過百里甚至千里之外的醫者，確認自身的病況與治療方法。

對病家而言，最關切者無非所患何病？如何處置？兩位讀者都直接希望程翰章醫師隔空開藥，以服用藥物此一最直接的方式根治痼疾。特別是民國時期，成藥市場蓬勃發展，報章與市街上各類藥品廣告五花八門。這些內容不一的廣告除宣稱可療治各類疾病外，也提供各類醫藥衛生資訊，並且投射出不同的關於正常健康身體的想像。在這多元豐富的治療文化中，訊息過多，卻也造成困擾。以上述兩則問答為例，遺精雖與健忘、怔忡、失眠不同，但同屬於邊界模糊的神經衰弱症的常見症狀。然針對遺精，程翰章醫師建議注射賀爾蒙補劑；至於常屬併發症的失眠、健忘等，他又語道「藥效頗難」。此一前後矛盾的景況，多少加劇一般民眾對其病況的擔心與恐懼。而隨著各類報刊上關於病狀與療法的反覆討論，加上醫藥廣告的大肆宣傳，民眾所面對的復原之路也充滿艱險坎坷。

最後，身體的虛弱、疲勞以及無法控制的情慾，不斷出現於類似的醫藥問答之中。這看似集體體驗的身體感與情緒，又是透過由傳統中醫與現代西醫概念混雜的語彙表陳。例如，在「醫藥衛生顧問」中，「神經衰弱」這清末方才被引進中國的新疾病，似乎毫不違和的與「遺精」、「怔忡」等中國既有的理解身體方式並置，甚至互訓。在這個新舊交陳的時代，各類概念、知識、藥品、療法爭奇鬥豔，一方面吸引病家與民眾的關注但也引發焦慮，另一方面也激起醫者間的論爭與攻訐。

以上隨筆論及的現象與議題，以及其間千絲萬縷的關連，包括筆者在內的諸多學者皆曾試圖一一理清。而這也正是皮國立博士的新著《虛弱史：近代華人中西醫學的情慾詮釋與藥品文化》試圖探究的要點。本書採取的路徑，是透過中西醫身體論述、日常抗病技術、疾病的歷史、療法演進及其引發之爭議等方面，系統性地分析當時醫療與藥品文化具有之多樣性。除此之外，如書中所述，皮博士也希望從以疾病、藥品及情感為核心的醫學史研究，試探書寫近代政治與社會史的可能途徑。

皮博士是臺灣年輕一輩優秀的醫療史家。過去十五年間，已完成包括《醫通中西：唐宗海與近代中醫危機》、《臺灣日日新：當中藥碰上西藥》、《近代中醫的身體與思想轉型：唐宗海與中西醫匯通時代》，《「氣」與「細菌」的近代中國醫療史：外感熱病的知識轉型與日常生活》，《國族、國醫與病人：近代中國的醫療和身體》幾本專論，同數十篇相關的期刊論文及專書篇章。無論從中國或東亞醫療史學界而論，皮博士都可謂極為多產、努力不懈。而從過去求學歷程及研究成果觀之，他也勇於開發新議題，嘗試不同的研究取徑。若就其包括本書在內迄今研究成果而論，皮博士在史學方法及視角上有以下幾點特色。

首先，皮博士因為研究興趣及訓練背景，始終以中醫為主體書寫近代中國醫療史。眾所皆知，清末因西學東漸，中醫無論在知識的合理性與治療基礎上都備受質疑，直至今日。皮博士所關切者，是傳統醫療工作者如何在此特有的險峻情境之下轉化，獲得新生命，展開新形貌。有別於若干學者從現代科學發展的角度描繪中醫如何受傳統觀念或意識型態左右，被迫改變，本書則透過非常多的例證，證明中醫如何重新主動且具創意地閱讀外來的概念與知識，使兩套原本不相容的系統得以匯通、融合。在此過程中，陌生的觀念非但可以被中國社會理解；甚至可以說，原本外來的概念由於嫁接於本有的知識系統之上，產生質變之餘，這混種的概念也得以流通得更廣。

其次，無論本書，或是之前《臺灣日日新：當中藥碰上西藥》、《國族、國醫與病人：近代中國的醫療和身體》等幾部著作，在在顯示皮博士對晚近文化史，特別是日常生活史研究方向的領略。外來與中國本有的概念之所以得以匯通，並非僅透過中國醫者的創意發明，尚須更龐雜、平凡的管道或手段為基礎。無論是醫藥衛生問答、醫普小文、教科書、養身書、衛生手冊、成藥廣告，乃至專業臨床報告，都是抽象乃至模糊的觀念得以有所感，且身體力行的物質基礎。在此意義上，看似龐雜的日常生活史研究，與我們常見的中醫思想史研究起了很好的互補作用。從另一個角度而言，身體感及情感的歷史早已成為若干文化史與人類學學者關注的焦點。本書透過對於神經衰弱、遺精、春藥及節慾的概念、現象與實踐的整理與探討，為讀者記錄下民國時期豐富的情緒、感覺及情緒變化。虛弱及情慾遠非獨立出現，而是透過知識、訊息、藥物的流動，被不斷地召喚，賦予新的形式與文化意義，成為近似集體的體驗。

皮國立博士研究的另一個特色，是其立論奠基在對數量龐大、類型多樣的史料的梳理及分析之上。相較於若干人文或社會學者理論先行的取徑，醫療史領域常見論者專注於對特定歷史人物或經典典籍解析的作法，皮博士觀察的起點始終是對史料的系統性整理、篩選；無論是《國族、國醫與病人：近代中國的醫療和身體》使用的大量、跨時段的日記與書信，或是本書中交錯疊加的各類文字與圖像材料皆然。在此同時，文化史與日常生活史的研究視角，也促使皮博士利用從醫學典籍至醫藥廣告圖像等性質不一的材料，細緻地勾勒出新式情感成形、知識系統變遷，乃至對國族想像改變的歷程。

迄今有關神經衰弱、遺精與情慾的歷史與文學研究數量不少，而《虛弱史：近代華人中西醫學的情慾詮釋與藥品文化》一書的貢獻與特色在於首次系統性地對相關現象進行探討，並能結合日常生活史、中醫社會文化史及醫學思想史的研究。在此同時，書中相關議題的討論，也留有若干日後可開展的方向。例如，本書中所描繪的對虛弱、情慾的憂慮甚或恐懼，實際上隨著知識與藥品的跨國流通，普遍存在於十九世紀末至二十世紀中葉的北美、西歐，乃至包括日本在內的東亞各地。即便在當時西方人眼中所謂「文明發展水平低落」的非西方世界乃至於殖民地，當地受教育階層因與外來現代事物接觸，也產生神經衰弱及神經症的不良後果。關於此點，過去數十年間已有不少專論嘗試記載此類情感與疾病得以在特定國家與地區出現的社會文化情境以及物質基礎。而在這樣一個神經普遍虛弱的時代，民國時期各類醫者與民眾在理解與處理虛弱與情慾上開展出何種「中國特色」，本書各處雖曾略為碰觸，但並未深究，較為可惜。期待學界關於醫療的社會與文化史研究，可多點跨界的思考。

「壯陽史」的誕生

一、

在讀者拿起這本書閱讀時，即可看到作者的真誠告白，我喜歡這種感覺。寫這樣一本書，難免需要一點勇氣，特別是在學界較為保守的空氣中，以「壯陽」為名，總感覺有一股違和感，但千萬別誤認這位作者滿腦子黃色思想，因為「壯陽」本無負面的意涵，在今日社會中，總有些許被汙名化的冤枉。趁著與本書讀者初次交會的新序言內，特別和大家聊聊這本書的故事，也用醫療史替「壯陽」說些話。

二〇一九年，我以「虛弱史」為名，在臺灣商務印書館出版了我的第六本書。市場反應不差，讀者紛紛透過各種管道和我分享他們的閱讀心得，能用專業的學術研究來書寫如此有趣的主題，或許令讀者印象深刻。實體書在書市上完售後，庫存大概以瑕疵書為主，但因為還有電子書版本，故未立即再刷。今年，臺灣商務印書館總編輯張曉蕊向我提及再刷之事，即便我已行政職纏身，但因為是自己的書，總感覺責任重大，還是要讓讀者有新的實體書可以捧讀較好，所以一口答應。不過，若只是單純再刷，實在沒有意思，不如我加一些內容，給個全新的序言，讓它更有新意。另外，最初在定書名時，本來就有考慮過以「壯陽」為名，就這本書的屬性而言，可以說身體與神經的「虛弱」、「衰弱」是主體，具有補養思維的「壯陽」則是治療手段；若作為書名，似乎幾個名稱都還算適宜。在審慎思考過很多可能後，當初以「虛弱」為主標題，但確實出版後，不少讀者反映，他們對「壯陽」更感好奇。

此次改版，我加了全新的一章，而且份量頗重，字數為各章節之冠，總更新字數也已接近原書的三分之一，大概很少作者會這樣大規模地去增補內容，原因無他，創新是對研究和讀者兩方面的負責，必須戮力為之而已。新的篇章，除了本篇新序外，更著重戰後臺灣的藥品史及日常生活史，以荷爾蒙藥品為主，兼論提神飲料和民間的各種壯陽法，來補充論述過去我們所不知道的一頁歷史。依據這樣的改變，內容似以「壯陽」為名更為適宜；而全書的時代，也由原來的「近代中國」加入「戰後臺灣」的視野，所以用了一個更為廣泛的中性詞彙「華人」，以囊括更多地域與人群的共通感受。故出再刷進化成再版，並搭配全新設計、內頁圖片和意象，希望能給新、舊知音讀者耳目一新之感。

二、

現在，鄭重向各位介紹這位專門研究「壯陽史」的學者！怎麼聽都感覺有點不倫不類。事實是，探究歷史有助於去汙名化，「壯陽」除了我們所想的那檔子臉紅心跳的事外，該詞彙還具有很多豐富意義，要放在歷史的長河中來看，方能知其變化。傳統中國醫學的基礎與原始，即以「陽」、「陰」二元論來分野身體的狀態和病理之變化。「陽」的一面具有正向、剛強、強壯、氣足的意涵，所以人老了後陽氣衰竭，就要逐步邁向死亡。中國文化中的「陽衰」，不僅是描述性事「無能」之表現，更代表一種對衰老、死亡的懼怕；[2]特別是，若出現在青少年和壯年人的身上，則更令人擔憂，那便是一種病態了，在本書中有許多具體的描述。

這樣想來，各種補陽、強化陽氣的藥方與辦法，就成了中國醫學或養生文化中重要的元素。而「壯陽」一詞的運用，在宋代以後出現較多相關詞彙，值得特別關注。例如北宋陳直的《奉親養老書》（一〇八五）乃中國醫療史上第一本老人養生專著，[3]裡面就有「食治五勞七傷諸方」，記載「食治老人五勞七傷、下焦虛冷、小便遺精，宜食暖腰壯陽道餅子方。」[4]其中的「壯陽道」，就是指「強壯腎陽、溫補下元」，明確點出該藥方對男子的生殖系統功能有所強化。而這樣的方子會被編寫進養老書內，可見古人已知，虛弱、陽衰皆為一種老化現象。此外，北宋特重醫書文獻之整理與藥方之蒐集、編纂，[5]約成書於一〇七八年的《太平惠民和劑局方》即收錄「玉霜圓（丸）」，方內有天雄、磁石、牛膝、肉桂、鹿茸、菟絲子、韭菜等，確實有不少後世所認知的補腎壯陽藥物，可以治療「真氣虛憊、下焦傷竭、臍腹弦急、腰腳軟痛、精神困倦、面色枯槁；或亡血盜汗、遺瀝失精、大便自利、小便滑數、肌肉消瘦、陽事不舉。久服續骨聯筋、祕精堅髓、卻老還童、安魂定魄、換肌祕氣、輕身壯陽，益壽住世。」[6]這裡面提到了壯陽與延壽的關係，用了「卻老還童」這樣的字眼；更重要的是，雖然當時沒有民國以來的「腎虧」和「神經衰弱」等病名，但上述之症狀，與後來所定義的新疾病，在文字解釋上有很高的重疊性，讀者於閱讀本書時，自有心領神會之感。

另一本由宋徽宗主導編纂的《聖濟總錄》（約一一一七），則收錄「神仙巨勝丸方」，主治為「輕身壯陽，却老還童、去三尸、下九蟲、除萬病。」該方劑的主藥「巨勝」就是黑芝麻，再加上牛膝、巴戟天、覆盆子、菟絲子、人參等中藥，號稱服用一個月後可達「身輕體健，萬病不侵」之效。[7] 同書還有「補骨脂丸方」，內有胡桃肉、鹿角膠、蛇床子等補藥，都是本書內會見到的補腎藥，其功效就是「平補諸虛，益精壯陽」。[8] 可見「壯陽」與防治萬病、身體強健、動作靈活有關，皆予人返老還童之感。這些論述可證「壯陽」乃人體虛弱時的治療策略，也蘊含了人們對老化的抗拒與延壽之期望。上述這些面向，讀者都能在本書內見到。

透過這樣的梳理，可看到「壯陽」一詞的豐富意義，很多一開始是從防病、抗老化和延壽的需求來思考，並非是後來所認知的，那些男男女女間滿足情色與性慾的考量。此外，資料雖然不多，但「壯陽」對女子也是一種正向的調養法，例如明代的《普濟方》收錄「沉香保生丸」，可治療男子遺精，其中「夢頻數泄」，應該就是指後世所謂的「夢遺」，將導致口乾耳鳴、腰膝痛、陰囊濕癢等症，而嚴重時還會「陽事痿」，服用該藥即可治癒。而《普濟方》記載該藥劑之功效為「延年不老、壯陽事」，跟前代似無差異，比較特別的是有關女性的病症，包括「婦人血海久冷，胎氣不勝、赤白帶、漏下」等等，都可以靠這類壯陽藥物來治療，總是對男子可以「壯陽事」，對婦女則可以發揮「暖子宮、下元有益」之效果。[9]本書所論之藥品與治療法，確實較為偏重男性或陽剛味重的壯陽藥；對女性而言，新式補養壯陽藥的功效大部分是與美容、抗衰老和發育有關。至於更為偏重婦女日常使用的補血藥或營養品，則非本書的主要討論對象。[10]

由上可知，「壯陽」至少在明初時，都還不是一個負面的詞彙。整體而言，大概要到明代中葉後直至清代，才出現不少藉由壯陽藥來恣其色慾、性交無度，再加上亂服、過服壯陽藥，而導致其他嚴重的病症紀載。明末清初的醫者喻昌（一五八五～一六六四）曾寫過一篇〈論士大夫喜服種子壯陽熱藥之誤〉，因言語典雅、隱晦，故筆者在此翻譯成白話文，好幫助讀者理解。他指出，人生的快樂有很多種，但多是靠著天生的體質來維繫。身體康健之基底，有一半是天賦，另一半則要靠自己後天注意，最重要的就是要「葆精嗇神」。簡單來說，首重節慾，不要損耗人體的精液；此外，不要因過於勞累而傷神，古人認為，情感或物質欲望的外在束縛，求之不得而導致之憂鬱、憤恨、煩惱等情緒，其實和縱慾一樣會傷害身體。[11]喻昌還認為，若男女縱慾歡愉，單靠外在藥物之幫助，以求陰莖堅挺、有擋頭，那就好像明代那樣覆亡，帝王沉迷於宵小惑人之術，終至滅亡。他感嘆，雖殷鑑不遠，但當今淫風更加熾盛，世人流行用火熱、躁急之藥補養身體，卻忘了聖人「陰平陽祕」之說，要讓體內陰陽調和、潛藏，精液不要過度外洩，自能保養身體健康。他針砭當時人用峻烈之補藥來壯陽，又夜夜笙歌、荒淫無度，徒然讓體內陰液耗散，導致陰陽無法協調、百病叢生，他統稱為「燥病」，包括髓消肉減、神昏氣奪、骨痿難行、消渴等等。他在文中舉了幾個故事：

> 向見一浙醫宋姓者，在京師製成大顆彈丸，遍送仕宦，托名臍帶、胎髮，其實用煉過硫磺在內，服之令人陽道驟堅可喜，未幾燥病百出，吾鄉諸大老受其禍者，歷歷可指。近遊鹿城，聞張鴻一孝廉，以進紅鉛傷腦，而日夜精流不止。蓋腦為髓海，腦熱而通身之髓盡奔，究竟熱未除而髓先竭，骨痿艱行矣。至婁過天如先生舊宅，見鼻中濁涕，凡落板壁者，深黃之色，透入木中，鏟刷不除，詢之，亦由服種子熱藥所致，後以傷風小恙，竟至不起。[12]

「紅鉛」就是用婦女經血提煉，再加入壯陽燥熱之藥煉製而成，喻昌暗諷明世宗嘉靖皇帝（一五〇七～一五六七）和明光宗朱常洛（一五八二～一六二〇），都會服用這種藥物來壯陽；[13]至於騙說藥中有人體臍帶、胎髮，更是對人體器官、組織入藥將發揮「大補」的一種期待和想像。[14]當時還有一種壯陽之「蒸臍法」，乃運用麝香、硫黃、附子等大熱散氣之藥，加艾草火來燻蒸肚臍，以收壯陽之效，可謂無所不用其極。[15]皆可見當時人為了縱慾而採用的壯陽法，五花八門，已偏離最初養生延壽的目的了，以上所述，乃為過服燥熱壯陽藥之害。若是為了求嗣而服用壯陽藥，也要服用較為平和的補藥，並注意不能過度性交、需索無度，總以平和有節為主，才不至於荒淫傷身，又過度服食壯陽藥，落入一誤再誤的惡性循環中，不可自拔，終至殞命。

三、

我的一位學生研究晚清醫者韓善徵，他在清光緒二十三年（一八九七）才完成中國第一部以男性性功能障礙為主題的中醫專書《陽痿論》，抨擊時人過於著重溫補壯陽之歪風。可惜《陽痿論》並沒有正式出版，只有抄本，幾年前才正式點校出版。[16] 推測除了與醫者經濟條件不好、無力負擔出版費用外，也很可能與談論「陽痿」與「壯陽」的知識，登不了大雅之堂，遂致該書找不到人贊助出版；或甚至作者以儒醫自視，礙於該書主題過於露骨，直擊男人心中之最痛，為避免爭議，保全自己名聲，遂無意出版。[17] 即便到了民國之後，大眾報刊已非常盛行，但若以「壯陽」作為關鍵字搜尋，結果仍只有寥寥十數條，因此史家要研究壯陽史，必須要尋找其他的切入方法。一篇刊行於一九三三年的文章，提醒讀者「壯陽藥」有兩種，一種是治療各種「性神經衰弱」，這類病患若症狀嚴重，將導致不能生育，夫妻反目而離婚，甚至有因此服毒自殺者，所以很需要治療；[18] 另一種叫做霸道壯陽藥，會刺激性慾勃發者，則稱為「春藥」，該文認為很多人將「壯陽藥」視為後者，就會有負面的觀感，而其實壯陽藥仍有正面的功能，不可一律持否定態度。[19] 這代表在民國時期，「壯陽藥」這個概念已有不少神祕且負面的形象，一篇未署名的文章就指出，許多不肖商人在該藥物中加入毒藥，也就是「嗎啡」，讓它變成形象更為鮮明的「春藥」。其實，就中藥的壯陽藥而言，不外乎瑣陽、淫羊藿、仙茅、陽起石、鹿茸、天雄、附子、肉桂、沉香、雀卵等藥物，但這類藥物皆屬燥熱剽悍，久服容易罹患癰疽之患，不可濫用。[20]而且，單服壯陽藥來補腎陽，卻忘了還有「腎陰」需要補；單服純陽補藥以求性愛歡愉於一時，生命終將油盡燈枯而終。[21]

一九三七年，上海《中醫世界》刊載一篇文章，指出「壯陽」這個詞有很多人已不知其義，甚至有中醫將「回陽」等同於「壯陽」，可謂完全錯誤！該文作者指出，壯陽藥所治療的症狀，就是慢性「性神經衰弱」，[22]陽萎、早洩、遺精、精氣清冷等症狀，也就是腎陽的「虛弱」，所以壯陽藥的功效就在強壯身體機能，與本書所論具有高度一致性。[23]因此，「壯陽」一詞若只用字面上探求，不容易在歷史文獻中被找到，故探究壯陽史必須繞個彎，依據上述醫者的定義去擴張、而又不超越該字詞所定義的範圍來蒐集史料。一般人言談或書寫時未必會用「壯陽」一詞，因為太過直白，但它卻隱含在許多衛生文化和近代藥品的療效文字內，也深植於每個人對身體健康、完美性愛、勇壯氣魄和延壽不老的各種想像中。本書所引廣告史料中呈現的舊式補腎、補精觀點，也將雜揉大量的科學名詞及完美結合本土製藥和全球性的化學、物理學知識，共同放在一個欄目內，以作為一種藥品的創新和行銷術，這都是民國以來才有的現象。[24]所以，書寫壯陽史，得從各種補身、抗虛弱疲勞、補腎固精的藥品和概念的背後，來挖掘底層思想的多元風貌，才能早現這段鮮為人知的故事。

究竟在民國時期到戰後臺灣這段跨越二十世紀的時光中，人們是如何面對虛弱、陽痿、老化、衰退等問題呢？近代史資料浩瀚，不可能鉅細靡遺、面面俱到，故本書選材仍有所偏重，亦即更加重視新的、科學化後的壯陽、補身藥品。另一方面，除了探究新時代和新論述之外，本書也將輔以傳統中藥的壯陽、補養文化，來說明華人的既存觀念，以作為對照，並著重讓讀者見到服用新式藥物的危害。眼光放遠至一九四九年後的臺灣，看起來被陽萎、遺精所困擾的人依舊非常多，當時坊間許多「添精補腎丸」、「聚精強腎丸」，其實正統中醫都認定這些是壯陽藥物，但這類藥不宜多服，陳渡人（一九一四～一九七六）表示：許多補腎藥都是純陽峻劑，吃後有「玉柱回春」之奇效，求之者樂意忘憂，但最終卻燈枯油盡、血竭而死，所謂少年好奇，老來就寸步難移。陳醫師晚年都在臺灣看診，他的處方錄中保留了許多青年公開徵詢手淫、腎虧、陽痿的信件，例如：「我因久患手淫，每星期至少二、三次，無法戒止，心思女人必洩精」；「初中之時誤犯手淫，以致腦神經衰弱，頭暈多雜念，易感冒、心驚、記憶力減退、容易疲勞，況且小便要結束前身體都會抖一下」；手淫多年，生殖器還會「垂頭喪氣，進不了玉門關」、「小弟弟不中用」，徒然有人的形體而如同廢物，真是「嗚呼痛哉」！[25]犯此色戒者大多為青少年，和民國時期是一致的。而手淫對男性身體似乎傷害比較大，女性手淫的症狀則為消瘦、白帶和乳房變小甚至塌陷，危害甚鉅，而中西醫的壯陽藥物，顯然就是一種治療、救贖，哪怕只是安慰劑，也將造成奇妙的銷售熱潮。

四、

若本書只是把焦點放在房事「壯陽」的本身，那就太狹隘了；把「壯陽」置放在讓華人擺脫虛弱、憂鬱、衰老、病態之技術層面來考量，才是本書真正要探討的主題。過去的歷史研究只有骨幹，卻缺乏血肉，此乃臺灣生命醫療史誕生之初衷，[26] 現代學術發展還要求持續擴張研究領域，即便是以醫療、疾病史的切入視角，目前歷史研究仍被詬病忽略了人類的「感覺」，故感覺史目前已發展成歷史研究的新支。[27] 有讀者過譽，說這本書是國內第一本中國感覺史專書，其實第不第一根本就不重要，吾人從不以追逐、比附西方史學潮流為榮耀之事。倒是筆者認為，本書所談及之虛弱、衰老、陽痿、憂鬱等病態，不單是感覺，也是一種「樣態史」（manifestations of complexus asthenia），[28] 它包含了正常生理和病理兩大樣態的歷史，梳理時要記得呈現身體之外在表徵和內在感覺，才能寫得深入。處在每一種特殊、不健康樣態的人類，都會產生一股擔憂和一套處理辦法，這背後即有著一段值得探究的歷史課題。在這本書中，「壯陽法」就是治理、翻轉某些病理樣態，讓人們恢復到健康、理想樣態的方法；而病理樣態並不是單純由醫者來定義的，社會文化和歷史發展，包括新式藥物的誕生、民族主義的催化等等，都將左右人們對自我感覺與病理樣態之定義。終究，可以說醫者和患者，甚至是懷疑自己有病的正常人，都參與了這段歷史的呈現。這樣的研究取徑，擴張了醫療史、感覺史的意義和範疇，值得繼續探究。筆者相信這個簡單的破題，並不只是說故事而已，也期許本書達到了一種學術討論上的思想創新。

這次更新再版，要感謝臺灣商務印書館的張曉蕊總編輯予以全力支持，也要感謝責任編輯洪偉傑在本書改版工作上的努力。我一邊書寫新的內容，他則負責統整全書，並協助增補圖片等工作。還要感謝國科會支持，在最新一次的多年期計畫中，我提出了探索民國時期「養老和延壽」議題的想法，[29] 本次增補，讓筆者驚訝地發現，原來壯陽也是一種「養老和延壽」的療法，它的原始出發點並非只有後人想像的充滿情色與淫想。在本書修改期間，諸事繁瑣擾人，幸賴歷史所助理周明秀、國科會助理湯欽安、毛硯平幫我處理大小雜事，對這本書的完成有正面的助益，感謝他們功成不居的付出。感恩我的家人，無條件支持我的研究和寫作，爸爸媽媽依舊健康，還能燒飯給我吃；太太料理繁瑣家務、兒子女兒皆能照顧好自己，很少讓我擔憂，證實我是一位幸福的作者。文末，謝謝每一位推薦本書的專家學者，以及擁有本書的舊雨新知們，大家的支持，讓我更有動力探索新議題，尋求歷史學的新視界，不拘想像、馳騁古今，是為新序。

皮國立

寫於國立中央大學歷史所文學院

註釋

1 皮國立主編，《華人大補史：吃出一段近代東亞補養與科技的歷史》（臺北：時報出版，二〇二三），頁四～一〇。

2 郭靄春主編，《黃帝內經素問校注》，（北京，人民衛生出版社，一九九二）上冊，頁一二。

3 皮國立，〈北宋「老人」的食療與養生內涵——以《奉親養老書》為核心的文獻分析〉，《史匯》二四期（二〇二〇），頁一～一五。

4 （宋）陳直原著，陳可冀、李春生訂正評注，《養老奉親書》（北京：北京大學醫學出版社，二〇一四），頁五五～五六。

5 可參考范家偉，《北宋校正醫書局新探——以國家與醫學為中心》（香港：中華書局，二〇一四），頁三五～九四。

6 （宋）陳師文等編纂，《重刻太平惠民和劑局方》（明崇禎十年朱葵、袁元熙刊本，一六三七），頁11A～12B。

7 （宋）趙佶（宋徽宗）編修，（清）程雲來纂輯，《聖濟總錄纂要》，收入曹炳章，《中國醫學大成》五〇冊（上海：上海科學技術出版社，一九九〇），原書卷二六，頁六～七。

8 （宋）趙佶（宋徽宗）編修，（清）程雲來纂輯，《聖濟總錄纂要》，收入曹炳章，《中國醫學大成》五〇冊，原書卷二六，頁一〇。

9 「血海久冷」可能指婦女月經量少色淡，甚至閉經，或經來腹痛，或伴有手足冰冷等虛弱症狀。引文引自（明）朱橚撰，《文淵閣四庫全書．子部五．普濟方》（臺北：商務印書館，一九八三），卷二一七，頁8a～b。

10 有關這個面向，李貞德正在進行相關研究，可先參考李貞德，〈女人要藥考——當歸的醫療文化史試探〉，《中央研究院歷史語言研究所集刊》八八本三分（二〇一七），頁五二一～五八八。

11 皮國立，《最「潮」中醫史：以形補形行不行，古人醫病智慧超展開》（臺北：三民書局，二〇二三），頁五一～五八。

12 （清）喻昌，《寓意草》，陳熠主編，《喻嘉言醫學全書》（北京：中國中醫藥出版社，一九九九），頁四三〇～四三一。

13 皮國立，《最「潮」中醫史：以形補形行不行，古人醫病智慧超展開》，頁五九～九〇。

14 可參考陳秀芬，〈從人到物——《本草綱目．人部》的人體論述與人藥製作〉，《中央研究院歷史語言研究所集刊》，八八本三分（二〇一七），頁五八九～六四一。

15 （清）喻昌，《寓意草》，陳熠主編，《喻嘉言醫學全書》，頁四三二。

16 （清）韓善徵原著，金保方主編，《陽痿論評注》（北京：中國中醫藥出版社，二〇一九）。

17 楊奇達，〈晚清韓善徵《陽痿論》的身體觀及其醫理用藥思想之研究〉（桃園：國立中央大學歷史所碩士論文，二〇二三），頁一六五～一九一。

18 朱振聲，〈衛生講座陽痿切忌服壯陽藥〉，《千秋》五期（一九三三），頁一八。

19 公玄，〈壯陽與生育〉，《家庭醫藥》二卷一五期（一九三四），頁一〇。

20 朱振聲，〈壯陽與陽萎〉，《長壽》一一期（一九三二），頁四四。

21 朱振聲，〈衛生講座陽痿切忌服壯陽藥〉，《千秋》五期（一九三三），頁一八～一九。

22 筆者按：該病名本書即有觸及，詳後。

23 唐澄之，〈「回陽」與「壯陽」〉，《中醫世界》一一卷六期（一九三七），頁三四～三五。

24 （美）林郁沁（Eugenia Lean），《美妝帝國蝴蝶牌：一部近代中國民間工業史》（上海：光啟書局，二〇二三），頁二〇～三八。

25 陳渡人原著、陳鐵誠整理，《男女私病保健錄》（臺北：陳鐵誠中醫診所，二〇一二），頁四～一一。

26 杜正勝，《新史學之路》（臺北：三民書局，二〇〇四），第一單元。以及杜正勝，〈另類醫療史研究二十年：史家與醫家對話的臺灣經驗〉，《古今論衡》二五期（二〇一三），頁三～三八。

27 涂豐恩有一篇研究討論，參考氏著，〈感覺的歷史：理論與實踐〉，《當代歷史學新趨勢》（臺北：聯經出版，二〇一九），頁二九～五五。其實，感覺史在臺灣早已有學者進行探究，例如巫毓荃，〈思鄉病與「性症候群」：日治晚期臺灣日臺人男性的心氣症〉，《女學學誌》二一期（二〇〇六），頁一～六八，即描述了日治後期男性之性功能障礙症　，反映了當時男性之精神壓力或環境所導致的身體感受和症狀。

28 一般所謂外在的樣態，可能會用 appearance，而病理的樣態與自我感覺而定義的憂鬱和衰弱，則可以用 manifestations of complexus asthenia 這樣的病理形容詞。不過，並沒有一個精準的詞彙可以代表「樣態史」。舉老化為例，老年的外表與日常生活史，絕對與青年不同，身體的一種樣態就有一種樣態的歷史，而某種樣態，必隱含了各種健康與病理的樣態，這就將醫療史和感覺史納入，從而可以更廣泛的描述歷史的真貌。「樣態」之呈現是多元的，正如我們書寫歷史之時，太精準反而容易失去真相，因為世事多難以用標準衡量，特別是人生的經歷與日常生活的感受。書寫人的真歷史，必須注意這個面向。感謝劉士永教授和莊壁憶女士提供意見與字詞分析。

29 國科會補助專題研究計畫「養老與延壽：民國時期醫學文獻中的老年知識、疾病觀與日常生活」（112-2410-H-008-053-MY3）。

寫在大補與壯陽之前：當我們一起虛弱

從起筆寫作到一本書的誕生，常常是循著研究的興趣與觀察而來，也可能是基於自己曾經碰到的問題，假設幾個方向與思考點，再進行深入探究的過程。我是一名史學工作者，長期伏案工作、缺少運動，大部分在大學或研究機構的學者皆如是。每當同事見我時問候幾句：「你最近看起來很累，要注意身體喔！」都在在提醒我：充滿疲態之虛弱，可能是一種病態的表現，常給人負面的印象。那筆者的自我感覺呢？用一句俗語來形容：我也覺得自己「弱爆了」。最近讀到王汎森談論余英時先生工作狀態的一段話：「余先生工作起來是徹夜不寐的，所以我剛到普大時有幾次早上十點上課，總覺他臉色灰黃，有點站立不住的感覺。我也曾針對這一點請教余先生，他的答覆是：人是身體的主人，身體聽我們指揮。意思是這不算什麼。」[1] 這真令人佩服，事實上，我身邊的師友也有不少能熬整夜進行讀書寫作，至少熬到凌晨二、三點總不成問題吧？可惜我是完全做不到的。一般晚上十二點後若不躺平，必定產生頭昏腦脹、無法思考的症狀，當然也就無法持續寫作，甚至影響自己隔天的工作狀態。雖然，熬夜確實傷身，但若就身體狀況而論，我應該是個「虛弱」的人，別人可以我卻不行，我反倒成了不正常的人了。胡適（一八九一～一九六二）曾在一九三七年四月十九日寫信給傅斯年，說到：「一個山東人漢（按：傅斯年），遍身是小病，嬌弱得禁不起風，如何是好！」[2]虛弱的身體感，背後顯示的是對各種疾病的擔憂，而虛弱的陰性特質，也和事業有成、雄圖大略的才能和智慧相反，總是虛弱乃疾病之源頭，也是學業、事業之絆腳石。

錢玄同（一八八七～一九三九）曾於一九一九年一月二十六日的日記寫下：「昨天睡得還早，不料今天起身仍是極遲。這一兩個月以來，我天天覺得頭昏腦脹、胃節痠痛，因之人亦異常懶惰。豫才（按：即魯迅）說治神經衰弱可以吃 Sanatogen，今日到信昌大藥房去買了一瓶來。」[3]錢氏早年常感衰弱、頭暈，有時一整天都上不了課，只好向學校告假。這種虛弱之感，使得錢氏常常會尋求一些藥物的治療。日記中的 Sanatogen 是德國 Bauer Chemical Company 在一八九八推出的商品，在民國藥品市場上被稱為「散拿吐瑾」，這個藥品頗具有全球史的視野，它在美國的廣告中，療效就是「活化疲勞的神經和身體」。在中國，它除了補身體、治療腦筋衰弱外，該藥還用了華人最愛的詞句「延年益壽」來吸引消費者，包括魯迅、徐志摩甚至泰戈爾等人都是該藥的愛用者，[4]他們為什麼都吃藥？其實就是補虛弱。虛弱是一種生理病態，也帶來生活上的困擾。錢氏在一九三五年還感到頭暈、乏力、倦怠，精神不振，曾經注射了數次「賜保命」來治療，[5]此藥就是當時的荷爾蒙製劑，專治神經衰弱、無力倦怠、性慾低下等等，書內皆有詳細介紹。

自嘲一己之虛弱，並舉歷史人物亟欲克服虛弱的故事，是因為我希望讀者在閱讀一本書時，除了能和作者心靈交流外，還希望本書能更進一步與讀者的身體感交流，乃至反思虛弱的身體在歷史文化中的意義。首先，讓我先喚起您的「虛弱感」吧。相信讀者們一定有這樣的經驗：開各種無意義的會議，或長時段經歷個人不喜歡的學習或工作狀態，皆使得身體「不勞而倦」，甚至過勞。正如雷祥麟指出的：「表面上看起來沒有在勞動，可能也沒有任何產出，卻在不斷勉強自己投入更多意志力的過程中，變得非常疲累。」[6]而這種疲勞感，旁人看起來就是一種虛弱的表現。反觀每日精神奕奕、精力無窮的人，很可能是他總是從事自己喜歡的工作，「發憤忘食，樂以忘憂，不知老之將至」，旁人不會解讀他是如孔子般的聖人，而是會誇獎他身體好，總是氣力旺、樂觀正向，而這種人通常就是人生勝利組，而勝利的好運為何總臨不到自己身上？

非也、非也，您也可以擺脫虛弱，而且各種療癒技術其實已深深播種於華人的文化土壤中。臺語常說「無擋頭（謀凍逃）」，代表意志不堅、體力不佳，以致做事常常半途而廢、一事無成；當然，該形容詞也常常被認為是男性性能力不佳、可能有罹患早洩與陽萎之嫌。這些詞語的內在連結與意涵，其實一百多年前就都內化成華人的語言和身體感了。觀察一地一時人們最害怕的疾病，往往可以從醫藥廣告中看出端倪。臺灣人害怕許多疾病，皆有「虛弱」的因子在內，大量的綜合維他命、葡萄糖胺、雞精等廣告，其實多少都和補氣、解除身體或關節上因虛弱、老化而導致的疾病有關；也可以說是人們對於身體缺乏某種元素乃至精力而導致疾病的擔憂。人們吃的食物和藥物，往往在對抗這些虛弱感。

還有幾個點可以進行觀察，它體現在整個社會日常生活與消費行為中。首先在飲食方面，漢語的「生猛」和「野味」，本身就站在「虛弱」的對立面，一物剋一物，強壯就剋虛弱。華人的飲食常常讓西方人感到驚訝，特別是華人會吃蛇、鱉、果子狸、山羌、鹿肉、狗肉等，這些食物大多具有不同程度「補」的效果。補什麼？可以概括幾個方面：補氣、血、精、神、臟腑，即使是普通的冬令進補吃羊肉，為的也是補氣血，真是無所不補。我任職的通識中心有一助理，她知道我在書寫華人補養的歷史和文化，跟我分享在臺灣某地可以吃到「海豬肉」，我一聽一頭霧水，其實它就是「海豚肉」，我當下的疑惑就是為什麼要吃它？她回答我一般饕客多認為該物能「補腎」、「壯陽」。這兩個字詞在漢語中其實是相當通用的，但概念卻又相當複雜。本書將從中西醫的理論來分析這些話語，也會梳理近代中國與臺灣史中相關的疾病與藥品。

更有甚者，許多華人的藥酒製造特色，就是加入各種具有療效的藥物或食材，從早期的虎骨酒到各種動物身上的生殖器——「鞭」所泡製的藥酒，又或是大街小巷便利商店都可以輕易買到的大鵰藥酒、參茸藥酒，乃至勞工朋友的最愛，包括保力達B、蠻牛、康貝特、愛肝等老牌口服液體飲料。雖然大部分都不能強調療效，但其實消費者心知肚明，它們都可以「補身體」兼壯陽，讓人們從疲勞狀態中恢復，提供一種「有力」的身體想像。這裡面似乎又可以看出，擺脫虛弱與壯陽、增強性能力之間那種「不點破卻又人人心知肚明」的關係。至於像是「烏頭牌愛福好」這類壯陽藥，更是堂而皇之的於當代臺灣電視廣告中反覆播放，回顧近代「補身壯陽」的歷史，對於擺脫虛弱以及塑造男子氣概而言，是非常重要的一環，[7]本書內可見許多對這些觀念的論述。而中西醫學對虛弱現象與疾病之解讀，往往不同，例如對「手淫」的解釋，就有極大的差距。手淫又稱自慰，俗語則有打手槍、打飛機、擼管等不同代稱。現代西醫認為適度手淫可以紓壓，非但不傷身，而且所帶來的疲憊感不過等於跑一場短跑競賽而已；中醫則認為戕害生機莫大於此，將會導致許多疾病之發生，古人所謂男女房事如同交戰，完事之後帶來的虛弱感，絕對不僅只於跑步所帶來的疲憊而已，更何況手淫這種戕害身心的不良嗜好。在書中，讀者可以看到不少這樣的對比，中西之說，讀者自可細細體會。

就大的史學關懷來說，西方感覺史的研究正方興未艾，但相關的中文著作卻不多。[8]而與華人身體感相應的研究，例如栗山茂久藉由傳統中醫觀點中的風與身體寒冷的感覺，論述「風」在中國醫學文化與疾病觀的意義。[9]本書則將梳理虛弱感，特別是與情慾有關的身體、疾病和藥品文化之間的相關性。當然，本書主要從醫療史立論，著重當時中西醫學的對照，試圖將虛弱的病態與治療法融進一個性慾與疾病的世界中。在中國醫籍內，論述治療虛弱的文字可說是不勝枚舉，就連在印本醫書之外，彰顯民間思想百態的手抄本醫書，也可找到這樣的線索。在文樹德（Paul U. Unschuld）蒐集的大量寫本、抄本醫書中，就有非常多提高男性性功能與提升女性性慾的藥物。互證於大量的印刷資料、報刊和民間流傳、私密的方劑中，皆有著類似的內容。[10] 作家王鼎鈞曾在中日戰爭後來到東北，他發現許多軍政人員都會到中藥房買藥，不禁懷疑軍隊中不是有軍醫，為什麼還要跑到外面的中藥房尋藥？一問之下，原來都是來買該藥店祖傳祕製的「壯陽補品」。諸如此例都可顯而易見地印證本書之觀照：這些各式「被需要的性慾療效」在民間社會具有非常高的普及性和重要性；而酒色財氣後面的壯陽藥物史，多與克服虛弱和增強性能力的訴求有關。[11]

序言應該僅止於此即可，以免拖延讀者閱讀之興致。最後，請容我占用一些篇幅來表達感謝之意。每本書的誕生皆由許多機緣匯聚而成，特別是現代學術專書的寫作，很難一氣呵成。多是從各種會議、撰稿中累積思想，逐步形成具體之寫作架構，終能成就一本專書。在撰寫的過程中，張澔、黃宇暘、余新忠、張勇安、張劍、趙婧、蔣竹山、卜永堅、李海英、羅婉嫻、許宏彬、林文源等學者，皆提供了我撰稿或參與會議、演講之機會，督促筆者持續筆耕。而我素來秉持教研合一與相長之論，張淑卿、劉士永、王文基等學者，皆曾邀請我於課堂中發表與書內篇章相關之演講，激盪我更多新的想法；王文基老師還應允撰寫導讀，為本書增色不少。祝平一、張仲民、郭忠豪、曾齡儀等人，則曾透過討論，對本書的相關內容指出可以發展或改進、深化之處。多篇文章曾發表於期刊上，終匯成專著，尚有提供寶貴意見的各級匿名審查人等，皆於序言內一併致上謝意。在累積了一定的篇幅後，還要感謝臺灣商務印書館的李進文總編輯、林桶法老師和楊善堯學弟等人大力邀約書稿，這本書才得以展現在大家面前，陳光偉教授在得知我撰寫這本著作時，即針對主題，慷慨提供大量的第一手圖片，豐富了本書的內涵。原書責任編輯王育涵細心認真，居中聯繫協調，讓整體編務可以順利開展，感謝大家的協助。家人的支持，是推進寫作的重要動力，父母身體健康不虛弱，還能支持我；老婆慧瑩則為我分擔家中庶務，讓我能專心寫作。他們提供實際的食物和心靈食糧，皆使我免於身體和精神上的「虛弱」，壯我寫作之陽氣，真是功不可沒。

呂思勉（一八八四～一九五七）曾說：「予雖教人讀書，並不主脫離實際」、「學問在空間，不在紙上，須將經驗與書本，匯合為一」，要能知道古書所言，為今日何事之指。[12] 胡適則認為，研究事理不要只重視新奇之學說和高深之哲理，必須要能注意「歸納的理論」和「歷史的眼光」。[13] 本書探究的虛弱、情慾與藥品之關係，皆未脫離實際生活，而又能兼顧歷史考察，替讀者闡明中西醫事理，此乃本書之作的最大期待，希望您會喜歡這本書。

皮國立　序於二〇一九年三月二十四日

註釋

1 林載爵主編，《如沐春風：余英時教授的為學與處世—余英時教授九秩壽慶文集》（臺北：聯經出版公司，二〇一九），頁二十八。

2 潘光哲主編，《胡適中文書信集》（臺北：中央研究院近代史研究所胡適紀念館，二〇一八）第二冊，頁五〇一。

3 楊天石主編，《錢玄同日記》（北京：北京大學出版社，二〇一四）上冊，頁三四四。

4 黃克武，〈廣告與跨國文化翻譯：二十世紀初期《申報》醫藥廣告的再思考〉，收入吳詠梅、李培德編著，《圖像與商業文化：分析中國近代廣告》（香港：香港大學出版社，二〇一四），頁十五～十八。

5 楊天石主編，《錢玄同日記》下冊，一九三五年二月十六日條，頁一〇七五。

6 雷祥麟，〈你曾勞而不倦嗎？兼論積勞成疾的體驗與疲勞量表〉，《科技、醫療與社會》五輯（二〇〇七），頁二五七～二六一。

7 黃克武，《言不褻不笑：近代中國男性世界中的諧謔、情慾與身體》（臺北：聯經出版公司，二〇一六），頁四五七～四六五。

8 涂豐恩，〈感覺的歷史：理論與實踐〉，收入蔣竹山主編，《當代歷史學新趨勢》（臺北：聯經出版公司，二〇一九），頁二十九～五十五。

9 栗山茂久著，楊祐羽譯，雷祥麟校訂，〈風的想像與中式身體觀的發展〉，收入劉士永、王文基主編，《東亞醫療史：殖民、性別與現代性》（臺北：聯經出版公司，二〇一七），頁五十五～七十六。

10 文樹德，〈被忽略的研究材料：文氏珍藏之晚清及民國初期的中國醫學文獻手稿〉，《香港孔子學院二〇一八簡介》（香港：孔子學院，二〇一八），頁八十七。

11 王鼎鈞，《關山奪路：王鼎鈞回憶錄四部曲之三》（臺北：爾雅出版社，二〇〇五），頁一八四～一八五。

12 呂思勉，〈自述：三反及思想改造學習總結〉，《史學理論研究》四期（一九九六年），頁五十八～五十九。

13 胡適原著，曹伯言整理，《胡適日記全集》（臺北：聯經出版公司，二〇〇五）第一冊，頁二六二。

緒論

恐懼「虛弱」的時代

一、緣起

國小四年級時，第一次看到同學帶到學校的黃色書刊，裡面有各種大人口中「不堪入目」的圖片，但在一個兒童心中其實是感到既驚訝又好奇的，但卻沒有任何人可以詢問，也不知怎麼學習背後的知識。上了國中之後，臺灣五、六級生的經驗都差不多，《健康教育》課本內有關男女生殖器官和性教育的課文內容，不是被省略，就是被匆匆帶過，至今仍因為「大考不考」，而被中等、乃至高等教育忽略。反正老師不多談，大考不會出，我們繼續懵懂，在青少年時期持續偽裝純潔天真。「長大後你就什麼都知道了！」父母總用這句話解答我一切有關性知識與文化的提問。但慢慢地，從高中念到大學，那些長大後才會知道的知識竟然真的慢慢清楚了。[1] 在臺灣的教育環境下，多數老師害怕教導學生有關「性慾」的知識建構或文化面向。各種家庭教育、道德勸說、宗教信仰等，多數是單向教導「禁慾」的重要性。

現今，人們的性觀念愈來愈開放，擺脫了許多傳統與道德的束縛，連教科書都變了嗎？目前九年一貫課程七年級（國中一年級）的《健康與體育》課本內，有如下的描述：「男女生在進入青春期，性器官會逐漸發育成熟，由於體內的生理變化產生性衝動，出現自慰行為。自慰是透過撫弄生殖器官，以滿足生理需求。從生理的角度來看，適度的自慰行為不會妨礙身體健康，並且可以紓解性衝動；但是過於頻繁的自慰，容易影響正常的生活作息與人際交往。」這段文字沒有問題嗎？筆者無法自己「手淫」一段時間，再告訴讀者有沒有生病或感到衰弱，我也勸讀者不要如此拿身體來進行實驗，因為上述「適度的自慰行為不會妨礙身體健康」這句話，放在歷史論述中是完全不合理的，特別是放在中國醫學的脈絡中，更顯荒謬。國中課本接下來的描述，也完全沒有談到性慾旺盛或衝動將導致的危險或虛弱，這些行為在現代教科書內竟然都和身體疾病沒有任何的關係。[2]

更令我感到好奇的，是現今社會中各種促進性慾的藥品、食品、補藥等，不斷地在臺灣的日常傳播媒體、飲食文化、醫療衛生文字中出現，完全和「禁慾」觀點相反，而這些現象在過去的歷史中，又是如何被認識和解讀的呢？在研究所時期，有時論文寫到晚上十一點後，我一定會擱下筆，癱在沙發上，拿起遙控器胡亂轉臺，藉以紓壓。倒不是真的想看點什麼節目，只是單純想用操弄遙控器的支配權，去化解無法掌控論文寫作進度的焦慮和空虛。隨手轉到有線電視臺的後半段，各種奇怪的壯陽藥廣告都會跑出來，廣告中的男主角總是為自身的陽萎、早洩、「無擋頭」等與性功能低下有關的身體症狀所困擾，男性們幾乎都是以垂頭喪氣、捶胸頓足來表現其困擾，因為這些身體病症無法被「演出來」。所以這些陽萎、早洩的「症狀」算是疾病嗎？應該是吧，不然為什麼要服藥？其次，我們根本不需要去買這些藥，便利商店中隨手可得的「大鵰藥酒」、「參茸藥酒」、「提神飲料」等，他們的廣告手法也大多是猛男搭配美女，用極其曖昧的廣告言詞告訴消費者，服用後會恢復男子氣概、雄壯氣魄、體力，就差沒有大聲講出「壯陽」二字而已。顯然這些具有補養性質的食品，皆有強壯身體的效果，並有極其強烈的男性性別意涵在其中。它們都是傳統補養文化的擴張，部分廣告或文字甚至隱含了欲言又止的性愛暗示，配合曖昧的語言和身體動作，我們常說「兒童不宜」，但成人卻大都心知肚明，可能還有人樂此不疲地追求它們，購買壯陽藥來服用。

筆者談歷史問題喜歡從現實生活出發，用文獻來解決自己乃至當代的困惑，挖掘它們的根源以及過往的思想和智慧。以上所述兩個極其矛盾且極具衝突的現象，一類言論主張禁慾，一類卻又能治療或強化性能力而不讓人「禁慾」，甚至鼓勵「性慾」的展現，若它們全部被放在同一個時代，我們應該怎麼理解？歷史上的人們曾經面對這些狀況，而民眾也身在其中而不知其所以然嗎？他們有沒有經歷過類似我少年以來面臨的困惑？而我們又該如何認識、解釋這些現象呢？個人長期以來沉浸於中國近代史領域中，鑽研醫療史，略有所得，但終究僅得一偏。筆者希望能進一步用醫療史來切入過去中國近代史被忽略的主題，而從以下將要展現的前人研究成果中，找到醫療史可以解析中國近代史的可能，它們過去極少被學者關注。這本書，探索近代人們的心態史，甚至釐清自己年少時的困惑，並解釋當代的一些社會、文化現象，接下來將要展開的是隱藏版的歷史，鮮為人知的中國近代史。

二、研究回顧

開門見山地說，「補養」的意識，幾乎貫穿華人對藥物和食物的認知。[3]中國人為什麼這麼重視補養？不外兩端：第一是害怕虛弱的身體觀、其次則是虛弱將會導致相當多的疾病，或者它也代表著許多疾病的共通症狀。[4]張哲嘉認為，中醫的術語和病人身體感之間，一直保持著很強的共通性，如「虛」、「鬱」等看似抽象的術語，常被病人納入自己生活化語言的一部分。[5]這些文化，可能奠基於非常傳統的概念。從秦漢以降，生子廣嗣、傳宗接代，逐漸成為父

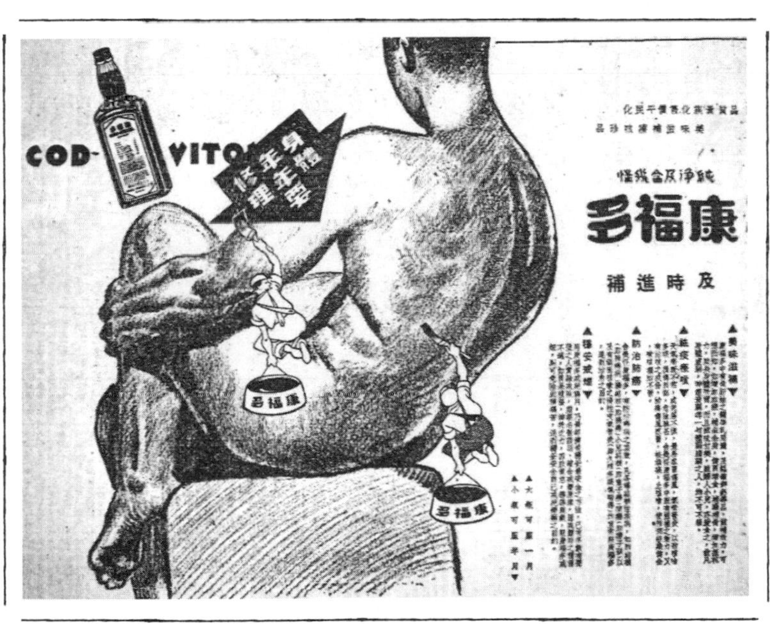

滋補觀念普遍與華人的強身、防病身體觀相結合，廣泛反映在藥品或食品的消費文化中。

系社會維持永續不墜的原因。故一旦不孕，必成重大困擾，所以「保精」成為日常養生之大事；而中古以降，針對男性「陽氣不足、精清冷少」的調養藥方更是漸漸增多，[6]而魏晉以來的服食文化，更無需多論，[7]凡此，皆已見補養文化之端倪。害怕缺精、虛弱、陽虛的身體觀，一直延續發展到明代以降而達興盛。明代中醫張景岳（一五六三～一六四〇）提出：「相火為元氣之本，一以補陽為主。」此說影響後來醫者「不分內傷、外感，動云補正即所以祛邪。」[8]一般認為從張氏以下開始著重峻補。[9]此風延續至清代，更是有增無減，徐靈胎謂：「若富貴之人，則必常服補藥，以供勞心縱慾之資；而醫家必百計取媚，以順其意。其藥專取貴重辛熱為主，無非參、朮、地黃、桂、附、鹿茸之類，託名祕方異傳。」[10]這些藥大部分都是補陽與補氣之藥，多能壯人氣力、強健精神。雖然清代以後已有醫者檢討社會上溫補之弊，[11]但民間溫補之風依舊興盛，至近代乃有補充身體元氣以對抗細菌之說。[12]而且飲食補養之風也非常盛行，民國時中醫胡安邦謂：「禽獸血肉，與人相類，多能補益。」當時受營養學影響最大的療效論，多和補充人的體力、精氣為主，這就會連結到治療許多虛弱、虛勞、腎虧等受傳統中醫身體觀影響之疾病，[13]凡此皆補養之風有以致之。

古代的部分我們無法多論，但透過梳理，可知這種害怕虛弱、失精的身體觀長期存在於華人的健康概念中。晚清時，德貞（John Dudgeon，一八三七～一九〇一）醫師觀察中國人由於「迷信或是貧窮而無法享用肉類」，吃素更是減低人們的精力；由此可知在外國人看來，中國人的確是普遍虛弱、營養不良。[14]人們擔心虛弱將導致疾病的意識，到了近代後並沒有改變，還伴隨新的科技與西方醫學的傳入，而有新的轉型；過去人們的補養、養生概念，在民國以後漸漸移入「衛生」這一概念中，在中西醫學之間，激盪出更多對話。歷史學界對近代「衛生史」的研究，已有非常豐碩的成果。這些研究證實了「衛生」在東亞社會展現的各種多元風貌，[15]而非只是一條直線進步的歷程。[16]特別是在中國，衛生的現代性面貌更是豐富，[17]雷祥麟早期的一篇論文指出了「衛生」在民國時期的特殊意義，有意思的是，他已注意到癆病（肺結核）在當時豐富的疾病敘述，正如一位作者李兆璋在一九三六年談到〈吐痰如投炸彈〉時說：「中國人最不良的習慣為隨地吐痰，為著這是個嚴重問題，所以防癆協會每年都舉辦勸止吐痰運動週，並曾請醫師在南京路一帶取痰化驗，竟發現有百分之三十有著癆菌，機關槍、手榴彈可致人於死，但隨地吐痰也不就是等於隨地放機關槍、手榴彈麼？因為同樣都可殺人，可致我們死命。」[18]此論乃基於西醫學對「菌」的認識。[19]

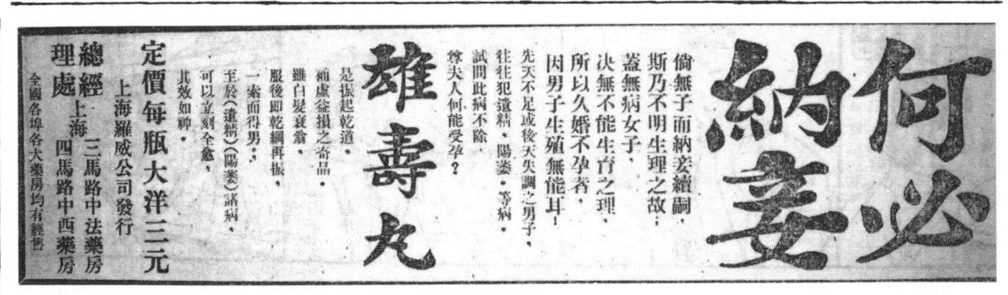

即使到民國時期，不少補養藥品還是會以傳統的「生殖」能力為訴求來販售。

另一點不可忽略的，癆病也沿用或匯通了中醫的「虛」、「勞」、「虧」等概念而存在。[20]甚至，用「腸癆」來說明病人是因飢餓、勞累而死，有些人會和營養不良結合在一起，總之就是身體的虛與勞導致。[21]為什麼各種「癆」會和中國人的虛弱和縱慾連結在一起？雷祥麟的研究已經起了一個很好的切入點，但「癆」與禁慾的關係，還需要再理解。此外，還有什麼跟近代人虛弱、虛勞有關的呢？Hugh的研究同時說明：中國人對於精氣的流失會造成身體虛弱與腎（氣）虧等毛病是堅信不移的。民國初年，「神經衰弱」（此詞約於一八六九年前後出現）傳入中國時，也有醫生從病人的症狀來分析，認為神經衰弱就是中醫說的腎虧，[22]除了吃藥外，民國讀書人更想盡各種辦法來克服該病，包括實行「靜坐」。[23]筆者認為，就語言和身體感之間的互通性而論，衰弱和虛弱幾乎已成為常民描述身體與疾病症狀的慣用話語。早在晚清時期，心智功能障礙的原因，就被認為是身體虛弱或酒類引起；[24]到了民國，情緒性疾病更與神經衰弱結合，這一點本書之後還有細部分析。若僅是憑一、二條史料就來說明這個時代是害怕「虛弱」的時代，恐怕有些牽強。但事實上歷史學界已有許多前人研究可說明此時代的趨勢。

近代中國是一個害怕「虛弱」的時代，這是壯陽方劑得以「推陳出新」的時代背景。虛弱不僅是身體感，也是疾病的前兆或象徵，要如何避免虛弱呢？首先，我們看到的是一連串教育與行為控制的技術。李貞德研究民國時期的生理學教科書，指出在宋崇義的《新中學教科書生理衛生學》中，灌輸學生「生殖器之衛生及疾病」時就強調要「禁慾」。該書警告性交過度和手淫會造成個人身心與社會之危害，建議「每日宜用冷水摩擦身體」，重點不在清潔，而在冷水可以降低性慾。而所謂「生殖器疾病」，就是指房事過度將導致記憶力、判斷力、忍耐力都大減，男子罹患遺精、陽萎；[25]女子罹患月經不調，子宮發炎等病，總結即「性慾」之害，不但連累人生，更造成社會問題。而縱慾不僅是男女之事，也可能在孤獨一人時發生，例如對手淫、遺精的焦慮與防範，常被放在道德教育中被討論，這在當時生理學教科書內是一顯著的現象。[26]我們可以清楚地發現當時的正規教育也是訴求禁慾，而縱慾、房事過度所導致的各種身體虛弱之症狀，更是一連串疾病的起始。

虛弱病在民國時期的表述相當豐富，過度縱慾、房事不加節制，將導致身體虛弱，這在文化上具有特定的指陳。研究民國醫藥廣告的幾位研究者，包括黃克武、張哲嘉、張仲民、張寧、楊祥銀和高家龍（Cochran Sherman）等人，都曾指出這一時期醫藥廣告的特性，特別是當時的中藥與西藥，它們之間的界線是相當模糊的，藥商為了在競爭日益激烈的藥品市場脫穎而出，運用各種已為人知的傳統醫學概念，並參雜新式、新穎的西方身體概念，來說服一切可能的消費人群去購買藥品，而性疾病、腦弱、血虛、腎虧等往往正是這些廣告的大宗，這些病症皆可謂某種程度上的虛弱。[27]吳章（Bridie Andrews-Minehan）也注意到某些補血的廣告，一般都宣稱充足的血液乃是健康之本，太少或是有所虧損的血，會導致身體衰弱，易患疾病。[28]又如張仲民雖然是從近代商人在廣告上的詐騙行徑來分析藥品，但在他列舉的各種藥品中，其實都與補虛、補腎、補血、補精等概念有關，文中所舉華益大藥房的「衛生補元汁」就很有代表性——「能漲腦筋、能強督脈、能濟坎離、能調臟腑」，把傳統中醫能夠補身體的話語全都用上了，這些廣告總是建構一種邏輯——「身體虛弱是將患大病的徵兆」，以遂行其藥物之熱銷。[29]連玲玲還從消費文化中發現，當時「健康」已成為一種審美標準，許多打著可以健身、返老還童，甚至可以萬病回春的運動休閒商品，皆於市面上大行其道。[30]

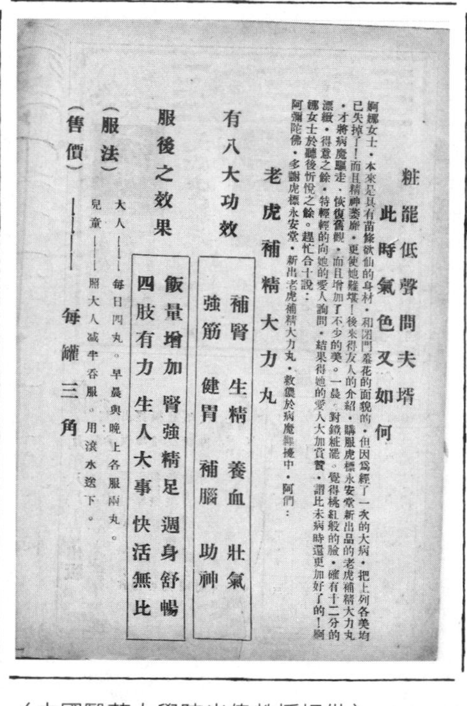

（中國醫藥大學陳光偉教授提供）

這種虛弱的身體觀，可從中醫觀點來解釋為何與本書的主題相關。傳統中醫認為，腎精氣不足時，會出現智力減退、生殖功能衰退、骨骼發育不良等病症；又可說是「精髓不足」、「髓海空虛」之症，亦即腎氣虧虛將導致各種大病發生，而腎氣虧虛又常與男歡女愛、手淫等縱慾行為有關，[31]這就可以解釋為何大宗的補腎、補養的廣告會在這個時代中出現。為此，我們已知道百年前人們對於禁慾和縱慾的一些觀點，也約略知道當時補養類藥品的趨勢。不過，目前研究多是點狀式的，並沒有能將慾望、虛弱、疾病和藥品等四者進行一緊密的結合。在衛生史中，人們為什麼在近代要同時追求身體衛生與藥品科學，本書著重醫療、身體觀和藥品的歷史對話，思想與物質文化史並重，分析當時民眾對身體內在虛弱的恐懼，與外在行為之間的連結。我們需要更深入地以人文歷史的視野來看待性與身體的關係，理解近代人們心態的層面，而不單只是從現代醫學「純科學」的視角來看問題。[32]故本書將會深入分析這些現象，並探討過往學者較為忽略的新式藥品，包括荷爾蒙、鎮靜劑、壯陽藥和一些中醫補藥、食補等技術。其他的研究回顧，不足之處，本書將於各章開頭逐一介紹，俾使讀者能更好地理解相關研究。

三、近代史的小關懷與大視野

筆者在《「氣」與「細菌」的近代中國醫療史：外感熱病的知識轉型與日常生活》一書中曾論及縱慾、男女之房事對發燒、發炎（古代中醫稱「熱病」，包括某些傳染病）等疾病康復的負面影響。包括「陰陽易」、「勞復」等病名，其實都牽涉到罹患熱病後未痊癒就行房、縱慾，將對熱病之調養具有重大的危害；而縱慾將會導致身體虛弱，使腎臟中的精氣流失，古語稱「不藏精」，人類將因此更容易罹患熱病，而且罹患後也將愈發嚴重，難以治療。[33]中國人相當害怕「精」漏失於身體之外，例如中醫何廉臣（一八六一～一九二九）曾說過：「睡宜常屈足側曲睡，不致失精，使不氣滯於百節。」[34]其實，古代所謂的「精」不完全是指「精液」，比較多的是指腎中所藏之「精氣」，而且治療腎臟疾病還有很多面向，並非只有縱慾、虛弱會導致腎病。[35]但在近代縱慾致病的論述中，「精」被形質化且愈來愈狹隘地偏指「精液」，而原本用來藏精之腎臟一旦虛弱，也被認為是許多性疾病的源頭，[36]於是形成了華人社會最害怕的「腎虧症候群」。本書除了梳理這些疾病外，還著重中西醫的近代對比解釋和新藥品的治療策略。[37]不單如此，中醫還有非常多的論述，包括女癆疸、百合病、遺精癆等病，都與縱慾之後導致的「虛弱（勞）」有關，書內都有相關的內容。筆者長期以來關注中醫疾病史研究，從個人日常生活衛生觀談「慾之為病」，此僅舉一例於緒論中簡介。中醫惲鐵樵（一八七八～一九三

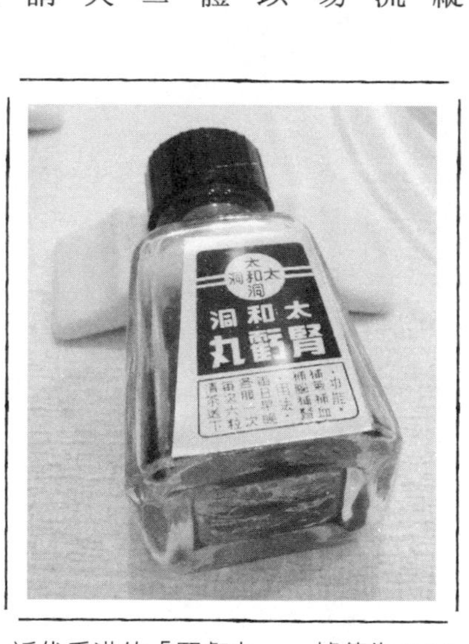

近代香港的「腎虧丸」，據傳為1884年靳肇岐創製，至今仍有販售。

五）談古病名「尸疰」，認為是癆（勞）病的一種，此病未見於西醫病名，初起時容易傷風、久咳不癒，男子遺精、女子多帶下，終致臥床不起。惲氏並言：「直至將死之前數日，面色不變，故又謂之桃花疰，疰字，本是注，去水加疒，此病一人死，則傳染其同血統之一人，六、七年後再死，如此輾轉傳染不已，如一器中水注入另一器。」得了這種病，身體已經很虛弱，故被呼籲絕對要禁慾，不能碰女色。另一位中醫張菊人（一八八三～一九六〇）說，他治療過兩個癆病病人，一死一生；死的那個病人，就是因為不遵醫囑，不斷行房縱慾，終究導致死亡；另一位活下來的病人，乃由於他的妻子聽從醫者建議，必須「分床三年」、勵行禁慾，於是乃獲重生。張不禁感嘆道：「癆症戒色，實為保命良方。」[38]在中醫理論中，影響疾病康復的因子有許多面向，把「禁慾」一事擺得這麼重要，著重虛勞與色慾之關係，怕也是民國時期的重要「衛生」特色吧。在本書中有相當多論述，皆圍繞此範疇而展開。

若擴展到大的視野，「虛弱」不只是個人問題，它還是國家社會問題，更是時代思潮的一種反映。俯瞰整個近代中國，擔心、拯救虛弱的身體與文化，不只是個別的現象，因為「虛弱」是連結個人行為和疾病發生的中介，而一國國民的虛弱和疾病，將影響整個國族，[39]必須用各種方式來強化國民體質，例如透過體育或運用本書的藥品。[40]最著名的是蔣介石（一八八七～一九七五）在民國時期的想法，他曾說：「現在的中國人不僅在精神、智識上不如外國人，一般人的身體也非常衰弱，不能和外國人比較，這實在是我們國家民族最大的根本危機，所以現在我們軍人不僅是要保國，而且要負保種的責任。如果我們要救國，就先要保種，如果要保種，就先要鍛鍊和保重我們自己的身體，注重我們自己的人格。……平時一定要特別陶冶自己的精神、鍛鍊自己的身體，絕對不要有一點驕奢淫佚嫖賭吹吸（按：指吸毒）的行為，將祖宗父母遺下來而為國家民族所有的寶貴身體隨便蹧蹋。」[41] 蔣認為放蕩的行為往往會導致身體衰弱的結果，所以身體不僅與疾病有關，也和人的行為、道德有關。蔣認為，唯有去除人性中的奸偽、奢侈、淫佚、衰弱等劣根性，才能恢復中國傳統的武德，獲得以國家至上、忘私重公的個性。[42]

作為國家領導人會有這樣的想法，其實是反映當時社會的一些狀況。從政治史的觀點來看，當時社會的青年男女困惑於革命與戀愛的無解，一些人追求擺脫束縛，拋棄戀愛神聖，把戀愛當成是性解放，強調性交必須有絕對之公開和絕對的自由，並言性道德的解放就是整個人格的解放，競逐浪漫、開放。[43]

人的身體與慾望，從過去的「為君」、「為道」，轉而成了「為個人」，現代性愛觀塑造了當時「人」的尺規與個性；只是，男歡女愛之事，導致男性的虛弱症和夢遺病，在現代小說中也常被描述。[44] 所以像是蔣介石作為黨國的領導人，他很了解這樣的社會情況，要讓中華民國強大，必須改弦更張，扭轉過於放縱的個人性愛與放蕩自由；他說：「近年以來，一般人放僻邪侈，逾閒蕩檢，纔不注意基本生活，毀棄一切生活的規律。」[45] 他的話也如實反映了當時的社會問題。而縱慾之行為，在當時某些持禁慾論觀點的人來看，是萬萬不可取的，品德不好等同於摧毀身體健康。例如《養生叢錄》記載禁絕淫念淫事，談到淫之為害，超過鴉片之威力，其載：「許多青年偏不知道這利害，間或有明知故犯者。我可以斷言，一百個好淫的人，就一百個的身體不健康。其次應一并提及的，就是我國有一般父兄家長，從不敢在子弟面前提及或勸說淫的利害處。認為說到淫這件事，是一件不名譽的事情。這也是錯誤的。應當在子弟正當發育的時候，就先要說明這種利害，灌入他腦海裡去，使其以後有所警惕，不敢摧殘自己的身體。這才是正當的辦法。」[46] 所以教導禁慾、禁淫，就成了重要的教育宗旨，與現代國、高中教科書內的「健康」表述大不相同。蔣介石也認為近代人們行為浪漫、放僻邪侈，將導致殺身之禍。他說：「如前次美商駕了一駕運輸機，從空中掉了下來，就是因為他在前一天晚上喝酒跳舞，到了飛行的時候，還是筋疲力竭、酒還沒有醒的緣故。又如前年在滬杭間掉下一架飛機，也是因為駕駛的人剛在新婚三天之後，這雖然不是品德不好亂嫖的緣故，但也可見縱慾淫心之奇禍。」[47] 蔣說的事件倒不一定是真實的因果關係，但當時人確實認為縱慾將導致負面的結果和意外。領導人物會有這種想法，難道僅是其個人認知？民初政治人物陳果夫（一八九二～一九五一）認為，人病後最忌性交，他說：「性慾方面，害人最多，不懂事的男或女往往在愛好之中，殺了他的愛人而不自知。」[48] 民國時西醫余鳳賓（一八八四～一九三〇）則謂：「世之最可憐者，為不能自治之人，社會中為非作惡者，即不能自治之人。」自治之能力必須從小培養，待及青年時，志向與行為都要高潔，避免讓卑賤的思想蹂躪；對國家社會，則要對家庭和社會有無限的責任感，再不濟，也要能保重父母所賜與的身體，若讓「斷傷」，即手淫和縱慾的惡習任意發展，則個人將成為社會之蠹蟲，「形神委頓，而瀕於夭折之塗矣。」[49]可見近代「國族虛弱」的層面相當廣泛，已影響到民國的政治、文化、思想、醫療、衛生，才是實情，[50]甚至一九四九年之後臺灣的「文化清潔運動」（一九五三）、「中華文化復興運動」（一九六六～一九九〇），也都延續著民國之風，有著同樣「禁慾」的舉措，持續打擊色情行業與書刊。[51]

若將禁慾與疾病放到整個東亞社會來看，例如日本殖民統治下的臺灣，《臺灣民報》上就曾刊載類似的一篇討論男女結婚年齡的文章，指出：「夫婦間的年齡，不可相差太多，若互相懸隔時，健康也不相配，氣力亦有差異，性情既然不一致，遂成家庭不和合的理由。」老男配少女時，男性不能滿足女子的性慾，若奮力為之，身心必定衰弱，是縱慾而導致衰弱，此乃疾病的另一種表現。丁福保（一八七四～一九五二）也有相關論述，有謂：「發情期如早四年，則壽命必縮短二十年」，[52]說明年齡、性慾、性行為與壽命之間的連結；這些觀念到現在仍有其實用性，不但古今延續，甚至被拿來進行中西對照。不少現代西方的男性藝術家和運動員都認為，射精之後隔日的演出或競賽表現，將會一塌糊塗。[53]至於女子，則多是罹患精神病，包括身體機能不全之「悶鬱症」、難產或罹患「費斯佚里」（按：臺灣漢譯名，即本書所謂之歇斯底里）。[54]同樣是描述虛弱，但男女確實有別，女性比較偏向精神疾病。這些衰弱病、精神症，本書都有討論，是東亞社會一般常見的問題。而縱慾與情緒之間，彷彿也有著一種神祕的連結，本書也希望能解譯這些現象。

回歸本書內容，筆者並非要探討政治史上的禁慾或東亞的身體史，[55]而是藉由這樣簡短地梳理，帶出一些在跨域與政治領域方面大的思考和觀照，來說明本書的微觀史一樣可以作為觀察近代政治、教育乃至社會的一種切入視角。專書的主軸還是必須基於最基礎的扎實研究，而非信筆胡說，故必須透過專題研究，從醫療史的角度，探討縱慾的行為和各類疾病之間的關聯，並論述民眾的日常應對之法。用另一種看待衛生觀的視角，來探索過去無法觸及的近代歷史深處。本書揭露，所謂近代「衛生觀」的建立實有新的存在意義，不僅只於醫學上的防病與防疫，[56]它還牽涉到國族的、民族主義的科技和消費概念，在近代浩瀚的資料當中，要研究出一個具有整體概念的微觀史，難度相當高；必須在較為集中的資料，如報紙或期刊中，研究這一時代「慾之為病」所呈現的各種最重要的大面向，是哪些概念在支撐？然後，才可談細部研究。民國報人戈公振（一八九〇～一九三五）嘗謂：「就國人廣告論，除書籍外，大半為奢侈品及藥品，其中且有不道德與不忠實之廣告，此不但為我國實業界之大憂，亦廣告界之大恥也。」故而「欲得買賣雙方之信託，尤應嚴厲拒絕含有欺騙性質之廣告。」[57]民國時期的廣告確實有不少內容具有誇大不實之嫌，但也正因為如此，身為旁觀者的我們，剛好可以藉此進一步了解近代新藥品和媒體是如何塑造人們新式的衛生觀念至日常生活的實踐中。

談思想史或身體觀，可以導入疾病史的視野來分析。而疾病史研究不能只單方面梳理疾病，必須有大關懷；一時代之疾病，可能共同趨向一個大的時代思想與生活樣態。一個恐懼虛弱、需要壯陽和補養的時代，疾病史正是時代之裝飾，對某些疾病之恐懼，乃反映當時人們對身體的認識與擔憂。正因為「虛弱」有其根源，故需要被控管、治療、救贖。控管乃教育與政治作為，治療則需靠藥品的救贖。讀者將領略，國家、商人、中西醫、民眾等群體，某個部分來說都在消費衛生，購買新藥品，以期待拯救身體虛弱，邁向未來。

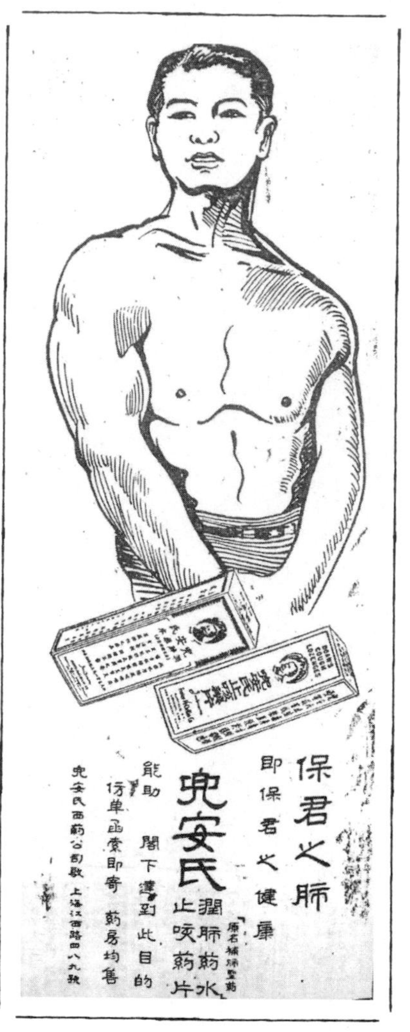

保君之肺
即保君之健康
兜安氏
潤肺藥水
止咳藥片
能助閣下達到此目的
仿單函索即寄 藥房均售
兜安氏西藥公司啟 上海江西路四八九號

各種藥品的廣告喜歡用壯碩的身體來行銷，這是一個害怕虛弱的時代，圖為醫治肺病的藥品。

四、全書章節安排

敘述不能脫離故事。要探討這個時代有關禁慾、縱慾與虛弱之間的關係，還是要用實際的「藥品」與「疾病」這兩個醫療史基本的元素來審視，比較具體。本書即順著前述時代脈絡來展開，主要以當時中西醫學的視角切入，解析當時相關的藥品，要如何救贖、解救慾男慾女、或說虛男虛女的身體困境，並敘述新藥在這個時代和文化中所扮演的角色。在前人研究的基礎上，本書關切幾個問題，將在各章中呈現：禁慾的技術和訴求、縱慾的後果；慾與神經、情緒的關係，例如虛弱、憂鬱等身體表現；而時人如何運用藥物來改善各種性慾的問題，這些新、舊藥物對我們理解近代中西醫的歷史、乃至中國近代史，有何幫助？

第一章論述民國以來，社會變遷迅速，城市化、商業化的結果，促使人們對性的觀念更加開放，也更容易迷失於聲色犬馬、燈紅酒綠的花花世界中。此時，原本應該是站在論爭、對立面的中醫與西醫，卻不約而同地站出來呼籲「節慾」的重要性。在本章中，筆者將探討遺精與手淫的中國身體史，它們如何成為一種行為與疾病的文化恐慌，導致近代中西醫都站在同一陣線，用各種言論乃至教育來建構縱慾、手淫之害。李尚仁曾在《醫學簡史：疾病與醫學的故事，科學醫學體系的困境》（*Blood and Guts: A Short History of Medicine*）中譯本內開篇導讀〈若伊・波特：歷史學家與老師〉一文中，指出一段故事：西方醫學界在十八世紀興起一股反手淫的風潮，許多書籍和小冊子都嚴厲警告手淫將對身體產生重大危害。原書作者若伊・波特（Roy Porter）藉由當時一位老師帶著朋友，在墓園趁著四下無人的環境中，大聲朗誦這些反手淫書籍，卻同時進行手淫的故事，來說明許多反手淫的書籍，反而可以引起讀者的遐想，以致於將它們視為「色情書刊」來閱讀。[58] 這則有趣且荒謬的故事值得從各種歷史角度來探討，但可以確定的是，當時禁止手淫和放縱手淫應是一體兩面，皆為相當興盛的社會現象。到了十九世紀依舊如此，西醫認為手淫比任何戰爭、瘟疫所導致的禍害還要劇烈；甚至發展出利用外科手術或各種器械來降低性慾、預防手淫之技術。[59] 反觀近代中國呢？胡適的好友趙元任（一八九二～一九八二）曾在自己的英文自傳中吐露自己會自慰，他不諱言此乃「青春期的縱慾」、忘情之「手淫」。民國知識分子常會對自己的身體或疾病做出鉅細靡遺的描述，這是一個「對自我、或軀體的暴露不甚禁忌的時代」，[60] 顯示當時某些人不諱言手淫。而西方延續到十九世紀以後的各種研究，包括後來一九四八年知名的*Sexual Behavior in the Human Male*，皆顯示會手淫或是透過手淫來達到高潮的人，比例超過百分之九十以上，可見這種行為在當時西方社會的頻繁。[61] 中國社會雖然較為保守，但這種「孤獨的快樂」，可能同樣興盛。但手淫和禁慾對於身體和疾病的關係為何？則應加以深究。[62] 此外就是當時相關的中西疾病轉化的問題，包括中醫之腎虧、遺精等論述，如何導入新的科學話語，例如泌尿系統疾病、青春期性衝動和精神疾病等方面的知識，它與民國時期出現重要之青年衛生和家庭衛生的內涵連結在一起。本章試圖論述這段中西醫共同營造、建構出二十世紀上半葉中國人在性慾和養生方面的各種內在知識連結，也可說它展現了另一種中西醫身體觀在近代的匯通。

第二章接續第一章的脈絡，持續論述中西疾病的相關問題，但加入一個新藥品——荷爾蒙作為分析主軸。本章以《申報》上的醫藥廣告為主，探討當時人如何建構、相信新藥品與拯救身體虛弱之間的關係。而加入了新藥品之後，能夠被治療的疾病更多元了，幾乎囊括了日常生活所有常見的虛弱性疾病。反觀前述蔣介石的談話：「講到一切行動，中國人格外不成樣子。走路的時候，彎腰駝背、低著頭，頹唐不堪，一點精神也沒有，而一般人起居飲食，統統沒有規律，甚至俾晝作夜，弄得氣弱神昏，面黃骨瘦，如同鴉片煙鬼一樣要死不活的樣子。」[63] 在蔣看來，虛弱是因為沒有規律導致，所以政治上需要一場新生活運動；而疾病就需要新藥品的救贖，此則為醫療史的故事。從這章開始，本書將持續帶出一些極其重要的主軸，例如如前一章所言由手淫、縱慾所導致的疾病，新科技和新藥品都將不斷推陳出新，以解決民眾之隱疾。

第三章可說是延續第二章探討疾病的問題，把「情緒」這個元素拉出來，探討憂鬱症在近代中國之出現。筆者曾經實際跟過中醫診療，在跟診的過程中，與醫師朋友的談話裡，發現許多疾病根源其實與中醫的「七情」有關，情緒的壓抑和低落，也會導致身體的「虛」，讓身體處在一種不舒服的狀態。本章探討民國時人們如何將慾望、情緒等傳統中醫「七情」

視為一類疾病之根源，並與前述神經衰弱、歇斯底里等新興病名相結合，構築一幅豐富的民國疾病圖像。精神疾病如何可能與傳統醫學的虛弱連結在一起？從中醫陸淵雷的話中可以窺知一二：

「今有病腦者，號笑無節，舉措失常，而醫經家指為心病，其持之有故，其言之成理，聞者則以為心病矣；有病內分泌者，肌膚黯淡，肢體罷敝，而醫經家指為腎病，其持之有故，其言之成理，聞者則以為腎病矣。」[64] 故民國時中醫認為，西醫當時所談的內分泌疾病，中醫常講就是腎病；而現代所謂的「性精神官能症」，也常被認為是因「腎虧」而導致。[65] 這就讓本

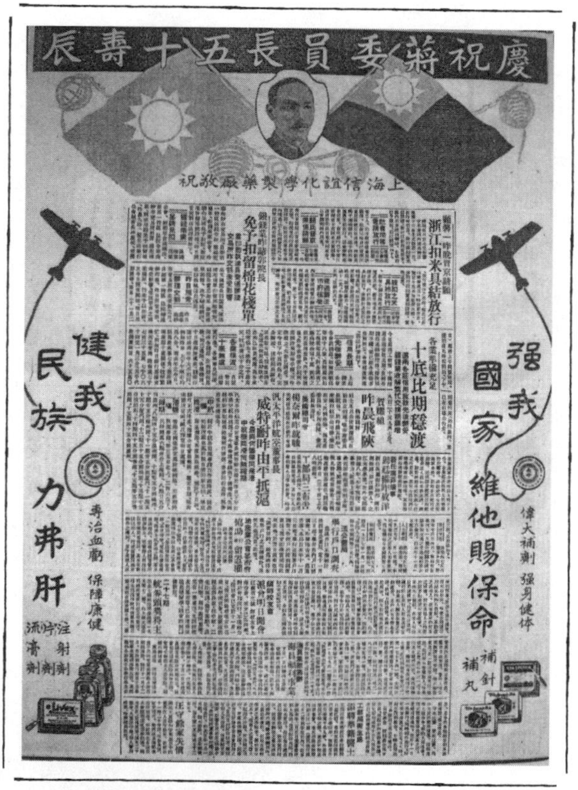

新式補藥也喜歡搭著領導人或政治事件的順風車來行銷，將國家、健康與藥品等幾個元素放在同一層次來書寫廣告文字。

書從第二章所談內分泌和腎病之間的關係，和本章要談的情緒性疾病，有一初步結合之可能，讀者可以慢慢探求。

第四章持續圍繞在醫療史的兩個重要基本元素：疾病與藥品的關係，來探討民國社會中有關縱慾所導致的疾病，有哪些治療方式？在醫書、報刊上有大量的討論文字可供梳理。縱慾是一種危險的行為，它包括了手淫和性行為過度在內，將引發如遺精、陽萎、腎虧、性神經衰弱等疾病，但是這些病名常交錯出現在史料中。透過前幾章論述，讀者已對各種疾病定義有一定的了解。本章將更深入梳理這些名詞的意義和中醫對其理解之概況。去除具傳染性的性病，如淋病、梅毒在內，治療這些疾病的藥物有一些可供歸類的特性，例如它們都建立在對「精液寶貴」這一點認知上；當然，從晚清到民國的過程中，傳統的身體觀還經歷了西方生理學的洗禮，這一點對新藥品在治療策略上的解釋，發揮一定的影響力，其中最顯著的就是「神經」和「內分泌」的機轉。而伴隨這些新觀念出現的藥品，主要是從鎮靜神經和補養精液、氣血兩條路線來建構其治療策略，本章將分析這些新藥在治療縱慾疾病上的角色。最後，這些新藥當然都是以西藥為主，但在正文中又將穿插中醫的視角，來補充說明這些新藥的特色，也可作為中西醫匯通史的另一種觀察。

第五章再將分析焦點轉向第二章談過的藥物「荷爾蒙」，跳出第二章談論較多的廣告，著重該藥在醫學刊物內的角色。過去研究者多忽略荷爾蒙知識和藥品在近代中國的傳播史，其實是一個探究科學、藥品與中西醫學對話的絕佳範例。根據本章所述，在近代中國的荷爾蒙藥品，除了有醫學理論的驗證外，還藉由新式提煉技術和廣告的行銷而大行其道。更重要的是，當時不論是荷爾蒙研究或藥品之生產，都指向了它可以「返老還童」，其訴求就是一般人對身體健康、強壯的最高期待。除作為全書針對新科技、新藥品治療縱慾、虛弱疾病角色的補強外，本章也著重中醫對新科技的回應。緣於西方荷爾蒙藥品多從傳統中國醫學中「臟器」藥物或食物中萃取出來，結合中醫的「補腎」、「補精」、「壯陽」等相關身體觀和話語，更使該藥被塑造成能「包醫百病」。當時中醫對新理論和藥品之回應，借用了古代食療常用的「動物臟腑」，來對照當時西醫視野下被翻譯之荷爾蒙「臟器療法」，這是一段很有趣的中西對話。反中醫的魯迅（一八八一～一九三六）曾說：中國道學先生所謂「萬物旨備於我」的事，中國「目不識丁」的人們都知道，人為「萬物之靈」，故月經、精液可以延年、毛髮爪甲可以補血、大小便可以醫許多病、臂膊上的肉可以養親。[66] 魯迅本來是嘲笑中醫藥物中有許多「吃什麼補什麼」的荒謬論述，不過，透過本章來檢視新科技和古代本草知識中的相關藥物，形塑了中醫依荷爾蒙療病的理論，來重新建構中醫「食療」對身體「補養」合理性的歷程。最後，荷爾蒙藥品雖做為新式的補藥，但當時人們對其缺點和副作用的負面評價也不少，是近代中國新藥品中被討論最多的案例，秉持史家具批判性的視角，本章也將略為分析，作為一種史學工作者對現實健康文化之反思。

經過前面的探索，讀者或許會問，以上這些藥品或觀念，與我們所身處的臺灣社會，或與臺灣史的關係為何？本書突破過往學界一般的中國史、臺灣史二分法，強調疾病和健康觀念的跨區域影響與延續性。因此，這次新書寫的第六章，著重梳理自一九四九年之後中華民國政府遷臺後的壯陽史。讀者將驚訝的發現，前述「荷爾蒙」製劑也隨外省軍民一同渡海來臺，成為臺灣人補身、壯陽的愛用藥品。此外，本章也廣泛考察臺灣社會上常用的壯陽偏方、壯陽技法和各式補養飲食，雖然無法面面俱到，但作為第一本探討華人壯陽的歷史著作，本書已達成了學術上的創新。筆者認為，「壯陽」無論作為藥品還是物質文化、思想概念等主題來考察，皆顯見過去人們視「壯陽」為情色或縱慾之根源，實為君子不語，更難登史學研究的大雅之堂。可是，若秉持將史學視為一門嚴謹的學術，則我們不應該問一個主題的貴賤與價值，而應該秉持求真的態度，動手動腳找材料、追根究底，再請讀者審視這本書呈現了什麼事實、書寫了什麼樣的創新。「壯陽」觀念和背後所牽涉的食藥文化，既在臺灣社會暗處中蓬勃發展，則史家秉持求真求實之天職，就應該把這些故事挖掘出來，揭露鮮為人知的大眾心態，並以之作為全書之收尾。

註釋

1 這段逐漸認識性知識的過程，其實是透過看黃色電影來胡亂學習的。筆者不用詳述，已有專門學術著作進行分析，大概可以綜合反映五、六、七年級生的「情色」成長經驗。參考王向華、邱愷欣，《當日本A片遇上華人慾望：性別、性相、色情品的文化理論》（臺北：華藝數位股份有限公司，二〇一五）。

2 王鶴森等編，《健康與體育》一上（臺北：康軒文教事業，二〇一八），頁三四。

3 曾齡儀，〈頭角「爭茸」：一九五〇～一九九〇年代臺灣的養鹿業與鹿茸消費〉，《新史學》第二十九卷第一期（二〇一八），頁五九～一〇六。

4 蔣竹山，〈非參不治，服必萬全：清代江南的人參藥用與補藥文化初探〉，收入常建華主編，《中國社會歷史評論》第八卷（天津：天津古籍出版社，二〇〇七），頁一一四～一二七。

5 費俠莉（Charlotte Furth）等著，熊秉真編，賈士蘅、陳元朋譯，《讓證據說話——對話篇》（臺北：麥田出版，二〇〇一），頁十、二五一。

6 李貞德，《女人的中國醫療史——漢唐之間的健康照顧與性別》（臺北：三民書局，二〇〇八），頁七三～二〇一。

7 可參考廖芮茵，《唐代服食養生研究》（臺北：臺灣學生書局，二〇〇四），頁。

8 張贊臣，《中國歷代醫學史略》（上海：千頃堂書局，一九五四年），頁七～八。

9 嚴世芸，《中醫學術發展史》（上海：上海中醫藥大學出版社，二〇〇四），頁四二三～四二六。

10 徐靈胎著，〈補藥可通融論〉，《醫學源流論》。收入劉洋主編，《徐靈胎醫學全書》（北京：中國中醫藥出版社，一九九九），頁一四八。

11 嚴世芸，《中醫學術發展史》，頁七〇五～七〇八。

12 上海申報館編輯，《申報》（上海：上海書店，一九八二～一九八七），一九一八年五月三十一日，第四張。

13 胡安邦，《醫學門徑》（臺北：文化圖書，一九六三），頁二三。

14 李尚仁，〈健康的道德經濟：德貞論中國人的生活習慣和衛生〉，《中央研究院歷史語言研究所集刊》第七十六卷第三期（二〇〇五），頁四六七～五〇九。

15 劉士永，〈「清潔」、「衛生」與「保健」：日治時期臺灣社會公共衛生觀念之轉變〉，《臺灣史研究》第八卷第一期（二〇〇一），頁四一～八八。以及劉士永，〈公共衛生（Public Health）：近代華人社會裡的新興西方觀念〉，收入祝平一編，《健康與社會：華人衛生新史》（臺北：聯經出版公司，二〇一三），頁九～四〇。

16 Angela Ki Che Leung and Charlotte Furth（Eds）, Health and Hygiene in Modern Chinese East Asia : Policies and Publics in the Long Twentieth Century.（Durham: Duke University Press, 2011）.

17 梁其姿用痲瘋病的例子，說明了衛生現代性在中國的可能樣貌：Angela Ki Che Leung, Leprosy in China: A History.（New York: Columbia University Press, 2009）.

18 李兆璋，〈肺癆普通講話〉，《申報》，一九三六年九月二十九日，第五張。

19 肺結核在國外的研究，例如David S. Barnes,The Making of a Social Disease: Tuberculosis in Nineteenth-Century France.（Berkeley : University of California Press, c1995）.關於細菌與肺結核關係的討論，中國社會的可參考Bridie Andrews, "Tuberculosis and the Assimilation of Germ Theory in China, 1895~1937," in Journal of the History of Medicine and Allied Sciences 52（1997）, pp.114~157. 雷祥麟則將肺結核與吐痰的關係進行詳細的梳理，牽涉到衛生知識與政治動員之面向，參考氏著，〈習慣成四維：新生活運動與肺結核防治中的倫理、家庭與身體〉，《中央研究院近代史研究所集刊》第七十四期（二〇一一），頁一三三～一七七。

20 雷祥麟，〈衛生為何不是保衛生命：民國時期另類的衛生、自我和疾病〉，《臺灣社會研究季刊》第五十四期（二〇〇四），頁四一。

21 楊靜遠，《讓廬日記》（武昌：武漢大學出版社，二〇〇三），一九四四年五月十四日，頁二二七。

22 Hugh L. Shapiro: "The view from a Chinese asylum:defining madness in 1930s Peking," Ph. D. Harvard University, 1995, pp. 249—250.

23 具體例子可參考陳秀芬，〈治病、強身與改造國民性—蔣維喬靜坐法與民初的身體實驗〉，《新史學》第三十四卷一期（二〇〇三），頁九五～一五二。

24 嘉約翰撰：《論譫語》，《內科闡微》，同治十二年羊城博濟醫局原刻本，第23A—B頁。

25 男女性交、交媾，古人稱「房室」、也稱「房事」，過度者也稱「房勞」，本文除引用原文外，一律以「房事」統一用語。參考謝觀主編，《中國醫學大辭典》（北京：商務印書館，一九九五）上冊，頁一五二四～一五二五。

26 原引自宋崇義，《新中學教科書生理衛生學》，頁七五～七六。參閱李貞德，〈二十世紀前半中國生理衛生教育中的性、生殖與性別〉，收入祝平一主編，《第四屆國際漢學會議論文集‧衛生與醫療》（臺北：中央研究院，二〇一三），頁一〇一～一五五。

27 可參考 Sherman Cochran, Chinese medicine men : consumer culture in China and Southeast Asia（Cambridge, M.A.: Harvard University Press, 2006）. 以及黃克武，〈從申報醫藥廣告看民初上海的醫療文化與社會生活〉，《中央研究院近代史研究所集刊》第十七期（下）（一九八八），頁一四一～一九四；以及黃克武，〈廣告與跨國文化翻譯：二十世紀初期《申報》醫藥廣告的再思考〉，《翻譯史研究》第二輯（二〇一二），頁一三〇～一五四。還有張哲嘉針對女性與醫者在雜誌專欄內的討論，來探討中西醫學概念的融合，也牽涉不少媒體傳播、疾病解釋和性別史的綜合討論，參考氏著，〈《婦女雜誌》中的「醫事衛生顧問」〉，《近代中國婦女史研究》第十二期（二〇〇四年十二月），頁一四五～一六六，還有〈《婦女雜誌》中的藥品廣告圖像〉，收入王淑民、羅維前（Vivienne Lo）主編，《形象中醫：中醫歷史圖像研究》（北京：人民衛生出版社，二〇〇七），頁一一一～一一六。藥品與商業、身體觀之研究，則有張寧，〈阿司匹靈在中國：民國時期中國新藥業與德國拜耳藥廠間的商標爭訟〉，《中央研究院近代史研究所集刊》第五十九期（二〇〇八年三月），頁一一一～一一九。以及張寧，〈腦為一身之主：從「艾羅補腦汁」看近代中國身體觀的變化〉，《中央研究院近代史研究所集刊》第七十四期（二〇一一年十二月），頁一～四〇。張仲民也做了相當多這方面的研究，至少有：〈晚清上海藥商的廣告造假現象探析〉，《中央研究院近代史研究所集刊》第八十五期（二〇一四年九月），頁一八九～二四八。以及張仲民，〈晚清中國身體的商業建構：以愛羅補腦汁為中心〉，收入《新史學（第五卷）：清史研究的新境》（北京：中華書局，二〇一一），頁二三三～二六三。還有楊祥銀，〈衛生（健康）與近代中國現代性：以近代上海醫療衛生廣告為中心的分析（一九二七～一九三七）〉，《史學集刊》第五期（二〇〇八），頁五二～六四。此外，根據Frank Dikotter, *Sex, Culture and Modernity in China: Medical Science and the Construction of Sexual Identities in the Early Republican Period* (London: Hurst & Co., 1995), pp.122~145.馮客在書中指出，民國時期以民族主義為國家建構中心，對於性的態度，還是多主張加強管理與控制，為了國家的復興，個人的性慾是必須加以被管理和控制的，而且融入了新的衛生觀和細菌理論。本文少談國家與國族問題，主要探索疾病和日常生活。在其中，其實中西醫的性別論述與身體觀，還是有許多交會的。葛凱（Karl Gerth）認為：近代中國的消費文化是與民族主義緊密結合的。詳參Karl Gerth, China Made: *Consumer Culture and The Creation of the Nation* (Cambridge: Harvard University Asia Center, Harvard University of Press, 2003).

28 吳章（Bridie Andrews-Minehan），〈「血症」與中國醫學史〉，余新忠主編，《清代以來的疾病、醫療和衛生》（北京：生活・讀書・新知三聯書店，二〇〇九），頁一八五。

29 張仲民，〈晚清上海藥商的廣告造假現象探析〉，頁一九六、二三七～二三八。連同前述研究成果，已集成專書，參考張仲民，《弄假成真：近代上海醫藥廣告造假現象透視》（上海：復旦大學出版社，二〇二三）。

30 連玲玲，《打造消費天堂：百貨公司與近代上海城市文化》（臺北：中央研究院近代史研究所，二〇一七），頁二六三～二六四。

31 馬建中，《中醫診斷學》（臺北：正中書局，一九九九），頁一七七。

32 這種反省和檢討早見於傅大為，《亞細亞的新身體：性別、醫療、與近代臺灣》（臺北：群學出版社，二〇〇五），頁二一九～二八二。

33 請參閱皮國立，《「氣」與「細菌」的近代中國醫療史：外感熱病的知識轉型與日常生活》（臺北：國立中國醫藥研究所，二〇一二），第八章。

34 何廉臣編著、王致譜等編輯，《增訂通俗傷寒論》（福州：福建科學技術出版社，二〇〇四），頁五〇二～五〇三。

35 馬光亞，《中醫如何診治腎病》（臺北：九思出版社，一九九九年），頁四五～六四。

36 其實古代論男性陽萎的因素非常多，而且牽涉的臟腑不單只有腎臟，可參考單書健，《古今名醫臨證金鑒・男科卷》（北京：中國中醫藥出版社，一九九九），頁三～三一。

37 文榮光，〈腎虧症候群：臺灣所見一種具文化特殊性的性精神官能症〉，收入王經綸等著，《文化與行為：古今華人正常與不正常行為》（香港：中文大學出版社，一九九〇），頁三〇三～三一三。

38 張菊人，《菊人醫話》（北京：人民衛生出版社，二〇〇六），頁三五～三六。

39 皮國立，《國族、國醫與病人：近代中國的醫療和身體》（臺北：五南出版社，二〇一六），緒論部分有研究回顧，提及的部分，不在本章重複。此外，有關華語世界「性與身體」的人類學研究，可參考章立明，《文化人類學視野中的身體與性研究》（北京：中國書籍出版社，二〇一三），頁二〇四～二三一。

40 葛綏成，《運動與衛生》（上海：中華書局，一九二七），例言頁一。另可參考游鑑明，《運動場內外：近代華東地區的女子體育（一八九五～一九三七）》（臺北：中央研究院近代史研究所，二〇〇九），第一章。

41 高素蘭編，《蔣中正總統檔案：事略稿本》（臺北：國史館，二〇〇七）第二十七冊，一九三四年七月二十五日，頁十五～一六一。

42 高素蘭編，《蔣中正總統檔案：事略稿本》第二十七冊，一九三四年七月十八日，頁四。

43 柯惠鈴，《她來了：後五四新文化女權觀，激越時代的婦女與革命，一九二〇～一九三〇》（臺北：臺灣商務印書館，二〇一八），頁一七〇～二一一。

44 徐仲佳，《性愛問題：一九二〇年代中國小說的現代性闡釋》（臺北：社會科學文獻出版社，二〇〇六），頁一七一～一七二、二九五。

45 周美華，《蔣中正總統檔案：事略稿本》第二十四冊，一九三四年一月二日，頁二三九。

46 靜觀生編，〈身體要健康（錄《新聞報》附刊《茄音》）〉，《養生叢錄》（上海：上海科學技術文獻出版社，二〇一三），頁一一七。

47 高素蘭編，《蔣中正總統檔案：事略稿本》第二十六冊，九三四年五月二十日，頁一五四～一五五。

48 陳果夫先生獎學基金管理委員會編，《陳果夫先生醫藥衛生思想遺著選輯》（臺北：陳果夫先生獎學基金管理委員會，一九七三），頁一四二～一四三。

49 余鳳賓，《性慾衛生論叢》（上海：商務印書館，一九二五），頁十二。

50 葉維法，《民族健康論》（南京：獨立出版社，一九四八），自序頁一與目錄頁一～二。

51 王向華、邱愷欣，《當日本A片遇上華人慾望：性別、性相、色情品的文化理論》，頁二一八～二一九。以及皮國立，〈一九六〇年代蔣中正與臺灣「現代國民」的身體治理與教育〉，收入《一九六〇年代的臺灣》

（臺北：中正紀念堂管理處，二〇一七），頁二七三～三二二。

52 丁福保，《節慾主義》（臺南：和裕出版社，二〇〇六），頁一九五。

53 李丹（Daniel Reid）著，楊月蓀譯，《性與長壽之道》（臺北：相映文化，二〇〇五），頁十三～十五。

54 鄭志敏輯，〈男子二十四五歲，女子二十一二歲〉，《日治時期《臺灣民報》醫藥衛生史料輯錄》（臺北：國立中國醫藥研究所，二〇〇四），頁四四一。

55 這樣的結合，可參考皮國立，〈一九六〇年代蔣介石與臺灣「現代國民」的身體治理與教育〉，《一九六〇年代的臺灣》，頁二七三～三二二。

56 皮國立，〈近代中醫的防疫技術與抗菌思想〉，《藥品、疾病與社會》（上海：上海古籍出版社，二〇一八），頁二七八～三二〇。

57 戈公振，《中國報學史》（臺北：臺灣學生書局，一九六四），頁二九二。

58 若伊・波特（Roy Porter）著，王道還譯，《醫學簡史》（臺北：商周出版，二〇〇五），頁四～五。

59 蘇上豪，《暗黑醫療史》（臺北：方寸文創，二〇一五），頁四四～四七。

60 江勇振，《日正當中一九一七～一九二七（舍我其誰：胡適第二部）》（臺北，聯經出版公司，二〇一三），頁五七九～五八〇。

61 Jean Stengera、Anne Van Neck，陳姿穎譯，《自慰：恐懼的歷史》（臺北：邊城出版，二〇〇六），頁二二〇～二二一。

62 卜永堅，〈手淫：大成問題？不成問題？——評《手淫：一個大恐慌的歷史》及《孤獨的性：手淫的文化史》兩書〉，《新史學》第十五卷第三期（二〇〇四），頁二二七～二四四。

63 周美華，《蔣中正總統檔案：事略稿本》第二十四冊，一九三四年二月二日，頁二三六。

64 陸淵雷，《傷寒論今釋》（臺北：樂群出版公司，一九七九）上冊，敘例，頁一。

65 王偉驊，〈陽萎之中醫論治〉，《臺灣中醫臨床醫學雜誌》第十五卷第一期（二〇〇九），頁五～八。

66 王莽誅翟義黨的故事：西漢末年王莽篡奪漢朝政權時，東郡太守翟義和他的外甥陳豐起兵討王莽，兵敗後被「磔尸陳市」；隨翟義起兵的人，也被屠殺。據《漢書・王莽傳》記載，翟義黨王孫慶被捕後，「莽使太醫、尚方與屠共刳剝之，量度五臟，以竹筳導其脈，知所始終，云可以治病。」另外，《析骨分經》是明代（文中說是宋代，疑誤）寧一玉著，收入清代陶珽編纂的《續說郛》第三十卷中。最後是關於月經、精液、毛髮、爪甲等入藥的說法，在明代李時珍《本草綱目》卷五十二《人部》中曾有記載。魯迅，《墳・論照相之類》（天津：天津人民出版社，一九九八），頁一八九～一九一。

第一章

性慾與健康

民國時期中西醫「節慾」之身體論述

近代中國國家社會面臨重大危機，民族壓迫日益嚴峻，人民體格與健康往往成為醫藥界關心的項目。隨著這個關懷而產生的現象，是所謂各式衛生書籍的出版，這些衛生書籍內有很大的一部分涉及兩性與生理衛生的知識建構，[1] 也有許多關於兩性衛生教科書的問世，這是非常值得注意的現象。[2] 整個近代中國的性文化研究和與性有關之疾病，如神經衰弱的描寫，已有不少學者進行過相關研究。[3] 我們觀察到：「所謂衛生者，必從身心上著想，乃得謂之衛生。」並言節嗜慾、吸清氣、慎飲食三項，乃當時坊間衛生書常見之要旨。[4] 一九四七年，醫史家陳邦賢寫成《休息與節慾》一書，大力闡揚節制各種「慾望」對衛生的重要性，大體可分為食慾與嗜好慾（煙、酒）和性慾；而丁福保指出：「人之斫喪（按：通「斲喪」），非止一端，即如耳聽、目視、勞神、費力、憂愁、忿怒、思慮、言語過多、飲食男女，皆為斫喪之事，故皆宜有節；然其最要者莫如節慾。」[5] 丁認為，「斫喪」身體之事很多，但最重要的就是男女性慾的問題。陳果夫則認為，人的精力都是從「用腦」和「性慾」兩端來耗損，白天用腦、晚上行房，身體「中間」就會空虛，導致衰病而死；而少年人血氣方剛，手淫傷身，不能自制而導致夭折，是整個社會的重大損失。[6] 據此，本章撇開飲食和空氣、環境、思慮等論述，較為集中的專以「節制性慾」的面向，來談近代中西醫學對這類概念的建構與認識。「身體論述」牽涉到近代中西醫生理學、病理學與日常操作實務等三大塊論述，筆者將在文中一一分析它們與「禁慾」思想的關係。本章關切兩個面向的問題意識：第一、有關這段時期的研究，目前學者多論述相關的西方知識建構，卻較少以傳統中醫的身體論述為主體，筆者將就此探討中西醫知識可能匯通後的面貌。第二，人類有自然之性慾，乃繁衍後代之正常生理本能，但若不知節制、荒唐縱慾，則會導致罹患許多疾病，或讓即將痊癒的疾病再復發，而對養生有害；這樣的想法其實很早就存在於中醫的歷史知識內，而中西醫對於這類知識的解讀，有著什麼樣的異同之處呢？當然筆者必須先說明，當時很多疾病的診斷法不及今日精準，很多症狀都被歸類在縱慾疾病的範疇中，本章將僅就史料來梳理幾種較常見、而時人又以為與縱慾有因果關係的疾病，而不去細論每一種病確切發生的原因。又，在節慾的技術與方法上，本章也將探討中西醫雙方所提的日常技術，凡此類中西文化衝突與融通之面向，必須經過對史料的梳理後才能加深瞭解。[7]

從中西「節慾」的身體觀來出發，本章還必須在一開始先定義清楚。雖然提倡節育者如馬爾薩斯（Thomas R. Malthus）也主張透過「禁慾」來達到目的，但畢竟限制生育（民初有說制育、也有說節育者）為另一問題，牽涉範圍頗廣，與「節慾」的身體觀或疾病觀牽涉較少；[8] 節慾只是作為一種目的，限制生育還牽涉更多的社會文化、經濟政策之討論，所以正文不涉入相關論述，以避免失焦。[9] 其次，取締娼妓問題，[10] 也是節慾的重要事項，西醫余鳳賓指出：「近代衛生思潮中，對於娼妓，惟有用高壓手段，法律上不認其存在，苟高張豔幟，以賣淫為業，則勒令閉歇，而以刑事處分之，使一般人民，不敢為傷風敗俗之營業，老子云，不見可欲，使心不亂。故英美各國，已實地禁止娼妓，雖私娼難保其必無，而公然賣淫之家，已聞無其人矣。」[11]但本文主要以中西醫學的身體觀乃至疾病論來加以分析，所以將會牽涉到法令、城市史的禁娼問題，也並非本章所設定要探討「節慾」的重點，故僅會在談論相關疾病，如性病時，才加以論述。

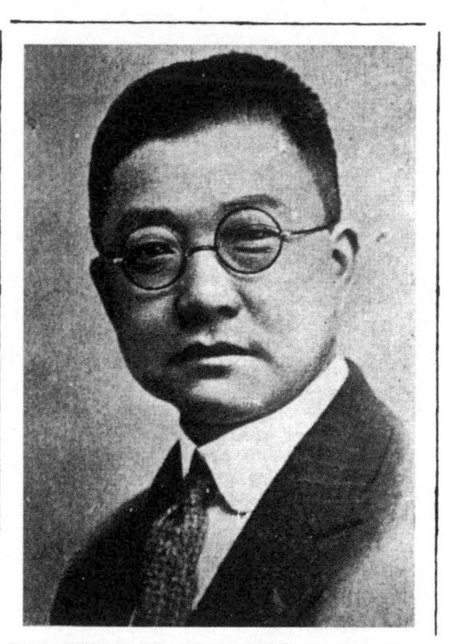

常對性慾問題和性疾病發表議論的余鳳賓醫師，是中華醫學會的發起人之一。

一、中西醫文化對「節慾」身體觀建構的異同

身體觀的研究在史學界方興未艾，觀點各有不同。[12]但談論節慾的身體觀，本章主要先從醫學和生理學的視角談起，說明該觀念之重要性是如何被建構出來的。上古醫學知識，分

醫經、經方、房中、神仙四大家，上古之人認為男女過度的性交會導致疾病，但其實適度或有技巧的性交，卻也能達到養生延年之功。古人論述這個部分的知識，多被歸在「房中」一系，也有許多涉入求子、生育的技術當中；[13]而在魏晉以後，更多原本在這類知識中的內容，與「神仙」一系的知識，被道教的知識系統所吸納，道教理論吸收了這兩派大量的知識，成為新的養生理論。[14]相對的，上古醫派中的「醫經」或「經方」系統，則占據了正統中國醫學知識的主體，當然不排除已吸納了上述兩派的某些知識，但是，有關透過性交來養生的知識，卻不為正統醫者所信奉，反而是節慾觀念，成了後世醫者所奉行不移的養生方針。

「節慾」的論述，在中國養生文化中是非常容易見到的。相傳唐末的呂純陽曾做詩云：「二八佳人體似酥，腰懸利劍斬愚夫；雖然不見人頭落，暗裡教君骨髓枯。」又警告說：「女色多迷人，人惑總不見，龍麝暗薰衣，脂粉豔敷面；人呼為牡丹，佛說是花箭，射人入骨髓，死而不知怨。」[15]充分展現縱慾的惡果，正所謂「縱身情慾，即是自殺。」[16]古代尚有許多故事在說明壽命與性慾的關係，例如薛瑄（一三八九～一四六四）言：「人素羸瘠，乃能兢兢業業，凡酒色傷生之事皆不敢為，明其壽固可延永矣。如素強壯，乃恃其強壯恣意傷生之事，則其禍可立待也。此又豈非命雖在天，而制命在己歟？」[17]此言除講出色慾之害，也說明自我可以控制慾望的可能。而「嗜慾之中，以色慾為最傷身，人之早婚及多姬妾者，鮮克享高壽。」顯見色慾傷身之嚴重。民國以來，更有舉晚婚有益健康者，例如余鳳賓即言：「文明國家，婚姻大抵皆遲，故歐洲有年三十而未娶者，至於印度，十五歲而生子，有識者譏之，吾國有早婚之風，斲傷青年元氣，為害靡窮，蓋生理結構，尚未成熟，更以此學業無成，治家乏力之身，而使之子息滿堂，不但弱種流傳，恐亦無以自決，是概違生計之要道，又背優生之學理，家庭社會，俱蒙其弊。」[18] 又，民國時一位名為靜觀生的養生家指出：富貴之人多置妻妾，就叫飽暖思淫慾。淫慾傷身而敗家，聚集錢財後又被耗散。如果能看破此處，體驗「凡耳目口鼻所起不正之念，俱謂之慾」，力行「節慾」以後，自無貪虐之行，而慈善之心生長，則子肖孫賢，財富永保，乃節慾之益處。[19] 甚至，節慾還能「得男」，例如「諺所謂寡慾多男子也。夫娶妻本為生子，人顧徒思淫慾，豈知姬妾滿房，莫延宗祀；寡妻是守，多獲佳兒。」[20] 古代還有許多相關房事禁忌，例如大風、大雨、雷電、月蝕、大寒大暑等，都不可以行房。靜觀生認為這不是迷信，而是經驗之談。又，病中與病後、悲憤、恐怖、大飢大飽、大醉、口渴之時，也不可行房，這些限制是將禁慾觀融入日常生活的現象中。[21] 傳統養生學是著眼於外界與身體之間的連結，例如惱怒會帶來神疲，若再加淫亂而「精竭」，則無異於雪上加霜；喝酒則會擾亂血脈、神氣昏敗，這些都是考量身體狀況而後奉行節慾的道理。[22] 更有用妖魔鬼怪故事嚇人以達到節慾的故事，例如：「吾人一室獨居，或遠遊旅館，尤不可邪思淫想。彼妖魔鬼怪，往往變女迷人，令人喪命殺身。」[23] 在醫書方面，東漢《金匱要略》記載人會發生疾病的原因，以「風」為主，但「千般疢難，不越三條」，其中就包括了「房室、金刃、蟲獸所傷。」[24]足見男歡女愛之「房室」歡愉，可能會傷害身體並導致疾病。其他還有許多有關節慾的知識與日常叮嚀，不勝枚舉。

那麼，色慾為何傷身？其實跟「失精」的身體觀有密切關聯。在中國醫學的論述中，若發生「失精」情況，非常傷身。清代唐彪的話顯示出這個道理：「養生者宜遠色」、「人之生死，由乎精氣。」他說有一杭州郡守年將百歲，臉色豐潤如同嬰兒，鄉紳問其術，答曰：「術最簡易，惟少年不放縱，將老絕慾早，無他術也。」[25]節慾可以「保精」，保精則可延年益壽，這在中國養生書的脈絡中，是一項被普遍公認的道理。明代方以智曾在《物理小識》中考證：精與神都是一種「氣」，他說：「精、神皆氣也，精足乃氣足而神足。」[26]可見「精」之地位不下於人體其他的氣。而精、氣、神本為養生家「三寶」，可視為是一個整體；[27]丁福保也說：「人之所以生者，惟精、氣、神，謂之內三寶。」其中，能寡慾就能養精。[28]精氣為腎臟所生，精也可以補充腦髓，以實質來看，也可以看成食物營養的精華，對身體健康而言是非常寶貴的。[29]

中國人普遍相信腎臟中藏有精，腎乃「藏精」之所，故言「醫家明堂圖，載腎俞為藏精穴，與心包絡相系。上透泥丸髓海，乃人生安生立命之本。」[30]而連結腎臟之督脈，則成了養生觀念中的重要經脈，這在很早的時候就被建立起來。[31]即使經過近代解剖學的檢驗，證實腎臟中並沒有「精」，但並沒有抹去民國時期民眾對「腎精」的信仰。[32]而近代醫家唐宗海、曹炳章等人也透過西醫的生理學，來說明精的可貴；他們認為，「慾念一起，心火熾甚」，就會推動精氣「從命門之腑」洩出，精液出來後，就不能在體內「榮養肢體百脈」，外界的風寒暑溼「得各從其類而侵襲之。」[33]這是將失去精液、腎虛和抵抗力虛弱的身體觀結合在一起，[34]提供一種形質證據。清末劉鍾衡也指出：「蓋腰為腎系所貫，脊為髓筋所通，腎精足則入脊化髓，上循入腦而為腦髓。髓足則精氣能供五臟六腑之驅使，故知覺運動無不捷應。」可見「精」與腦、思考、運動都有關係，一直延續到民國時期，可供反推，很多腦與神經的疾病，同樣皆與「失精」有關。[35]男女之慾，將導致精液遺瀉於外，故節慾就成了一件非常重要的日常保健事項。如丁福保所說：「病有十不治：縱慾慆淫，不自珍重，一也。」[36]而且「虛」與「病」還會相互影響、或言惡性循環，這在後面談縱慾之病時還會論及；但其根源還是在精氣，故養生家每每不厭其煩地指出：「精液之可貴，非特錢財也。」[37]

近代以後，西方生理醫學的概念重塑了舊有的身體觀，這個過程中將舊有的身體觀做了一個新的轉化，也有新的社會文化因子被帶進來，一起建構了一個「節慾」的思想。在因襲轉化部分，民國時《卻病延年長生術》就指出：西方有報導曾說多妻者多壽，言此即中國古代房中術採補精液之理論，[38]該書作者卻抨擊此為「邪說」，近代已不為正統養生書籍所採信。[39]一位報刊文章的作者指出：「人生行樂耳，行樂之地，房中為最，惟言養生之學，則又有二說，一曰遠色，二曰近姹。其為遠色之說者，蓋本於廣成子之『杳杳冥冥，無搖爾精』

二語。以精藏於腎，為人生三寶之主，動其中、搖其精，是拔其根本。但看世間內傷之病，十九由於腎虛，而腎虛之因，又多於溺色過度，精耗血枯，命隨之絕。」但是，言「近姹（姹通「奼」，指少女）」可養身者，多崇拜「黃帝御女三千」、「採陰補陽」可以延壽之「房中術」舊說。這種說法很容易打動人心，「房中之術，遂為遊士之捷徑」。可惜，作者認為此說多為古人依託偽造，因為歷代講究房中術之人，在真實世界中從來沒有一人成仙的，故「近姹養生之說」，根本不是養生正道。[40]

而這個時代也沒有所謂「正統」的禁慾養生知識，過往談禁慾的文字多從宗教理論或醫書敘述出發，很多知識分子不敢公開談論。而且，在傳統醫學的論述中，限制性慾往往和道德、善惡、德性無關，反而是在宗教文獻中還比較容易看到戒淫的內容。蕭屏指出，中國衛生書或果報書，多附有〈閨房容止〉一篇文獻，指某天為某神某菩薩之生日，夫婦必須齋戒禁慾，其實就是「假神道以警眾，亦是勸人寡慾之意。」[41] 這類論述多牽涉不節制淫慾所導致的疾病，像是「精神竭、骨髓枯」或「勞瘵死、惡瘡死」等疾病，很多還與鬼神有關，[42] 不過本章也不細論。那麼，為什麼要用宗教的力量來說明節慾呢？因為禁慾是非常隱晦的，知識分子不敢多講，怕被旁人說是散播淫說，故「縉紳先生，難言之矣」，一般人「僅知縱慾之害，而不知所以為害之理由，此皆醫家立言過慎之所致也。」[43]

轉變的時刻來臨，當西方衛生教育傳入中國後，不能節制性慾的人，多被指為沒有道德、沒有智慧或沒有高尚的德性或意志，這使得「禁慾」成為一種教育宗旨、人生信條，終於可以公開談論了。醫者持續扮演重要的角色，訴說染上性病之可怕，例如余鳳賓言花柳病容易養成、造就出低能兒、歹徒、賣國賊、漢奸、奸商等人士，這都是因為「濃於聲色」而喪失天良，已建構出縱慾和心理疾病、個人道德之間的相關性。[44]他還說：「凡勾欄中人，百分之九十五，乃已病之人」、「即婦女不列花叢，而其人輕狂戲謔，願為苟且之事者，大都已沾疾病。」[45]即懷疑行為放縱、不檢點之人，多已是性病患者了。余認為可以靠禁慾來陶冶高潔的道德和行為來加以改變社會，達成整體社會之衛生，促進社會進步。

要建立禁慾的合理性，必須要開口說，才能進行教育。民國時西醫范守淵指出，人生不管哪個時期都有衛生的知識是需要被關注的，但特別是青年時期，性的生理衛生應該被強調。關於性的生理衛生，有人視為是猥褻神祕知識而不談，范認為站在醫學的立場，這是偏頗的，應該把性當成生理衛生的一般知識來正常看待。[46]余鳳賓也說：「吾國社會中，關於性慾之衛生智識，允宜傳播，傳播之法，不得不加考慮，苟未得其當，即有誨淫之嫌，幼年宜知斷傷之害，壯年宜知花柳病之危險，中年宜戒娶妾之頹風。」[47]而衛生知識中的禁慾呼籲，通常更針對青少年而言，范氏言：「說起了性的衛生，我便有千頭萬緒，不知如何說起之概。因為這一個問題，對於青年人的健康，甚至對於社會的健康、國家民族的健康，關係太大了。」[48]而禁慾不僅是一種思想，還被塑造成一種「衛生」要目，小至與個人道德、大至連結國家發展，都產生了密切的關係，此即「性慾的衛生」在新時代的重要性。余鳳賓在一九二五年指出：「國家之命脈，繫乎青年，青年之強健，在乎保衛。然而人人能知之，人人易忘之，故端在提高警覺耳。」他在診務之暇，常常寫些警告之語，後來集結成書，名為《性慾衛生論叢》。他說，希望該書「以為青年衛生之一助，冀其明哲保身，免冶遊，防傳染，無則益勵，有則早醫。」而早日達到卻病強身、保種衛國之要旨。他也呼籲，中國青年不瞭解「節慾」，是因為「父母師長，對於此道，恆祕而不宣，即欲宣之，亦缺常識。」相反的，在西洋學校則是將節慾的教育思想傳播給學生，中西之間有如此之差異。[49] 范守淵還以抗戰結束、國家的重建正要靠青年來開展為基調，呼籲青年的品格、智力、技能等，都和身體與精神之健全相關，不正常的墮落、變態，只會影響身體健康，這是青年衛生與禁慾必須大力宣傳的關鍵。[50] 當然，也不是只有青年必須節慾，老人也應身體力行，現代作家張戎，在回憶她爺爺夏瑞堂時說：爺爺和姥姥結婚時已超過六十五歲，最終膝下無子，原因無他，因夏本身是一位中醫，他很少生病，而且信奉一些個人的養生之道，例如「守精」的理論，他認為人過了六十五歲以後，就不應該讓精液外洩了，這對男人的健康極為關鍵，[51] 可見近代「保精」對於人體健康之重要性。

民國時期對節慾的呼籲，也進入性教育的範疇之中。該趨勢其實最初與基督教的教義，要求家庭、個人之間的道德高尚有關。一九一八年至一九二四年，上海公共租界以西人基督教和道德改良人士為主成立了進德會，發起為遏阻性病蔓延並改良上海道德風化的禁娼宣傳運動，[52]當時報導進德會勞令生博士，受邀欲刊行警世文，余鳳賓幫他解釋：「惟抱高潔主義者，可以超出世界，守道德行為者，足以表率人群，誠以卑鄙齷齪之流，足為害群之馬，而伐性戕生之事，等於催命之符，世之最可憐者，莫如年富力強，而身染隱疾，燈紅酒綠，而墮入情魔。所謂兒女情長，英雄氣短者，古今同慨。」一個人行為、道德會影響身體，而遺傳又將虛弱疾病傳至下一代，負面影響及於個人、伴侶、家庭乃至國家民族，而花柳病也為其中之一。[53]牧甄克樂牧師指出：家庭中的性教育，要提早開始，父母千萬不可因為覺得羞恥，而採取避而不談的態度，這樣反而易使青少年直接接觸到不好的性知識，若受到不良影響就後悔莫及了。他說：「一般少年男女，有許多機會在同學中得著不正當的見解，或由活動影戲，或在報紙上有不正常社交的記載，就是看見淫書、淫畫，亦在所不免。」[54]《中國養生說輯覽》指出：現代人心思伶俐，十四、五歲已無所不知，「每每破身早、其弱根即伏」，就好像樹木根本已被掏空，只靠外界（食物）的栽培度日，焉能不敗？[55]故節慾教育要趁早施行。

其實，把節慾的知識放在性教育中來詮釋，不僅是中國的專利，似乎當時東亞的知識體系中，都發生了類似的變化。例如日治時期臺灣的狀況，當時報紙有報導指出：「關於性的衛生問題，若讓那些遵古法制的衛道先生們說，必定大起驚惶曰非禮勿言罷了。但是這是何等的錯誤呀！因為被這般不合理的因襲鎖閉，不知誤了幾多的青年男女？現代的日本國的學校教育，這個關於性教育的一門，若在中華民國則老早就設專科，指導思春期少年男女的性教育，尤其關於性衛生一方面，特別注重。」[56]最終目的，就是希望藉由性教育來帶出「禁慾」的知識和結論。而青年之墮落，就好像是「蠅類之就香甜膠質以自殺耶？」明知黏蠅紙香甜有毒，也要撲上去自找死路，這就是慾望太深所致。[57]

透過性的教育，新的「禁慾」知識超出了過往的範疇，因為在禁止之前，還要解釋「慾望」為何而來，為何要禁止，這就牽涉到不少西方生理知識的內涵。例如余鳳賓指出：「自孟特爾氏（Mendel）之遺傳論出，遺傳病之代代沾染，始得大明於斯世，疾病如神精衰弱、精神病、蒼白（又名天老，即天生毛髮俱白者）、羊癇之類，皆能傳及後裔。」這個道理，明白揭示了上一代的健康對後人的影響是非常巨大的。他說，像是纏足，至少不會影響下一代健康，但是像癆病、梅毒、煙毒、酒毒、早婚所帶來的細胞損害，卻會傳染給下一代，「故吾人欲享健康家庭之幸福者，亟當戒除惡習，而慎擇婚姻也。」[58]節慾就此也和遺傳的知識結合在一起。余鳳賓又說，家庭是社會的起點，而家庭的開端，就在於「夫婦之倫」。他說：「近年優生學（Eugenics）發軔以來，婚姻問題，常為文明諸國學者所倡道，其主旨在改良配偶，以促進優種之蕃衍，亦所以為國家存健全之國民，為人類留優秀之種子。」[59]青年對性的知識有所瞭解，才不會做出越軌的行為或違反性的衛生，而造成種種疾病。[60]西醫多是透過類似生理衛生與性別衛生的知識框架，來解釋這些身體與病理因子，進而宣導節慾；中國近代的養生書，則較少從生理解釋這樣的慾望，而多在節制的故事和方法上做論述。例如一九二九年，沈宗元指出：南宋有一人名包宏齋，已八十八歲，擔任樞密，精神非常好。宰相賈似道看到了，認為他必有很好的養生之術，就問他，結果包氏言：「有一服丸藥，乃是不傳之祕方。」賈似道再問，包回應說：「老漢全靠吃了五十年獨睡丸。」結果滿座皆大笑。沈認為：「服藥千朝，不如獨宿一宵，真至言也。」[61]同樣是談節慾對健康的重要性。以下再針對個人「不節慾」的行為，來說明中西醫對身體的理解。

二、手淫、遺精之害的身體建構

美國作家 Michael Largo 在二〇〇六年發表了一本新書《最後的出口：死亡大百科》（*Final Exits: The Illustrated Encyclopedia of How We Die*），介紹美國人的多種死法，其中最令人驚訝的，是每年平均有三千多名美國公民因自慰而死。且書中說明，自慰而死的人並非因自慰過度而「精盡人亡」或心臟病發，而多是誤用道具助性，如一名中年男子用吹風機自慰，因此觸電而死。[62]而在民國的禁慾思想中，手淫會導致許多疾病爆發；亦即精盡未必人亡，但罹病則不可免。縱慾的各種行為中，除去男女情慾之傷，自己主觀的自發行為——手淫，將造成同樣、甚至更嚴重的傷害。關於民國時期手淫之定義，和「遺精」略有不同。丁福保指出：「青年男子，在春情發動之時期中，每有遺洩與斷傷之患，然精液乃男兒之一種分泌，為至可寶貴之一物，可以保健康而綿延人類，不可使之妄出，若謬加刺激，使之妄出，是謂斷傷，亦稱斷伐，俗所謂手淫是也。若在睡夢中自洩者，為之遺洩，亦稱夢遺，俗所謂遺精是也。」[63] 精自體內流出，都是不對的。遺精多了就會遺血，因為血來不及化成精，即導致精液枯竭。[64] 但遺精畢竟還有「正常」的可能，只要青少年思慮清淨、意志堅強，西醫認為雖遺洩也不足為憂，甚至「一星期或旬日間，遺洩一次」，也屬青年正常生理現象。這裡指的應該是較為正常的「夢遺」，但若是三到五日就一次，亦屬病態；但手淫不管幾次，卻都被視為「病態」。[65]

范守淵認為，宿娼、嫖妓的人畢竟還算少數，但是會手淫的人就比較多了，成了「公犯」惡習，手淫的青年在求學時不上進，學業沒有成就，就算是將來結婚以後，也常使家庭不合、妻子不快樂。[66] 手淫是男女青年最易犯的毛病，[67] 民國時的中醫陳存仁也認為，一旦染上此惡習，滑精、陽萎、早洩等症狀必相繼而起。「手淫」傷身的程度為任何大病所不及，使人衰弱不振，一輩子無法自拔；故其言：「少年夭折及一切致命之病，幾無一不由此種惡習而成。」所以可以說手淫是「中國青年最大之問題」。[68] 而且，民國時敘述手淫之害，有時比談男女房事之害更具故事性，很多手淫故事都是有「實例」的。余鳳賓在書中揭露一則友人所說的故事，他說：「某，童年入校，至十四歲，因迫於家計，改業絲商，市廛沉浮，忽已十三年矣，追憶初學商業之時，得暇除讀報紙外，每閱不正當小書，而年纔十四，正情竇初開，一經邪書引誘，有如春日萌芽情不自禁，至十六歲，即犯斷喪之害（手淫），從此發育不全，腎虧、陽萎、遺精等症，逐漸而成。」[69]有關「縱慾」之病，本章會在下一小節分析。不過，從上論來看，似乎手淫是導致許多性之疾病的根源。余鳳賓更說明自己的例子，言：「回憶鄙人十四齡時，寄宿於校，放假歸省，輒聞吾父喃喃訓誡，謂嫩芽初放，觸之易傷，伐之則萎，又嘗以花蕊（生殖器）為譬喻，須任其長成，不可玩弄，恐中途夭折也，當年既受此教，猶聞清夜之鐘聲，即深自警惕，以為若不能對衾影而無愧，何足以盡孝道。」[70]可見當時專業醫者皆認為手淫危害甚巨。

那麼，人為何會手淫呢？丁福保提供了一些可能：一、乳母常與兒童接吻，或玩弄其陰部，幼時已受一種感覺，長大後就容易手淫。二、兒童攀樹木、登山，衣服摩擦其陰部，有一種感覺，遂養成手淫惡習。三、兒童伏身而臥，陰部接觸床褥。四、直腸生蟯蟲，刺激陰部，或陰部不潔，有黏稠物蓄積發癢。於是以手搔之、摩擦之。五、乘騾馬摩擦。六、獨居而無父母監督。七、大便不通利，肛門作癢。八、衣服被褥過於溫暖，刺激陰部。九、身體早熟及虛弱。十、刺激性飲食。十一、神經衰弱症。十二、不眠有妄想。十三、家庭不良，無善良之訓導者。[71]以上分析得極為細密，有病因性的，也有因家庭或教育、環境不良引起的，似乎一不注意就會罹患手淫惡習，顯見當時社會對手淫一事之注意。民國時期的醫者，往往會呼籲家人、師長刻意注意晚輩有沒有手淫之行為，一經發現，必須立刻糾正。陳存仁認為，一旦發現自己的孩子或學生有記憶力缺乏、神經衰弱，常感頭暈頭痛、陰莖軟弱無力、精液稀薄、滑精、四肢無力、眼中無光、目力衰減，眼窩陷落、耳鳴重聽、面如土色、皮膚蒼白、睡眠不寧、心跳驚悸、腰部酸痛、終日昏懵如墜五里霧中、思想減退、悲忿易怒、自作聰明、關節疼痛、消化力衰退、神氣如蠟人院蠟偶、常有自殺之念等症狀，只要符合三到五項，一定就是手淫過度，必須加以訓導。[72]丁氏則指：「視察其衣衾上有黃色之斑點，此即手淫之據。」[73]不管如何觀察，手淫都被賦予是一件極度危險的行為，需被教育與禁止。若細究因果關係，很多疾病根本就是手淫造成的。范守淵認為，中國社會上最常見的一種性病就是性神經衰弱，包括遺精、早洩和陽萎，這些病多由手淫導致。他認為正常性生活可以調節身心、有益衛生，但手淫則完全是負面的，他說：「現在中國青年一般體格的不健全，精神的萎靡不振，這種不良的『手淫行為』是應該負極大責任的。」[74]

西方醫學的觀念，此時與傳統中醫的理論有許多符合之處，特別是許多人用西方的知識來解釋「精液」的可貴，最為突出。一本流傳甚廣的，由丁福保寫就的《節慾主義》，據其言乃收錄了《少年進德錄》、《青年最危險之一問題》、《結婚與衛生》等三本他所寫的書中，有關禁慾的大量文字。丁福保解釋，正常的「精」製造，乃一種膠性之蛋白質，為精蟲之養料。精囊之精一旦儲滿，就會刺激腦腺，使色慾旺盛，如果不能克制慾望而進行手淫，就會嚴重傷身，但如果忍住了，最後是透過「夢遺」而排出體外，則屬於正常之狀態；精液為腦和神經的滋養物，精液中有「曰斯丕爾明（即荷爾蒙）Shemin，曰蛋白質，曰磷酸鹽類」，這些都要靠「多量純良之血液補給」，所以丁說根據科學家研究：「欲得一滴之精液，須耗四十滴之血液。」丁還指出，失血一杯，無甚感覺，但失精數滴，則感覺疲勞，所以「以精液比血液為尤要也」。[75]而精液是神經的滋養物這一知識，也形塑了性病或縱慾會導致神經性疾病，如神經衰弱、癲狂的理論根基，例如近代臺灣也有：「少年男女因為自瀆（手淫）的遂情行為，或是在身體發育未然就實行性交，結果雖不染受花柳病毒，對於神經能力則起了直接的破壞。」[76]在持節慾觀念的人士眼中，生殖器絕不僅只是用來生殖而已，丁福保說：「生殖器具之功用，不限於生殖一部，乃廣及於全身；身體之膂力，心思之能力，俱與之有至密之關係焉。生殖於所分泌之元液，散布血中，所以使我人剛健壯偉，助我成高尚光明之人格。」[77]故身體的健康、力量和內在高尚的道德，都仰賴於精液的充足，故需要克制性慾。

在傳統中醫概念中，「精」被任意地排出體外，即對養生有害，但此時西醫還補上了傷身程度的區別，手淫最傷身之概念，是傳統中醫比較少強調的。跟遺精、遺洩比起來，「斷傷」（手淫）更加嚴重，因為後者是透過人力強行使精流出，故最傷身。[78]丁氏則用實際的生理知識來說明，同樣是將「精」排出體外，為何手淫會傷身而夢遺不會？原因就在於「夢遺所洩者，純為精囊所貯之蛋白質，及數個精蟲耳；若夫手淫所洩者，則此蛋白質之外，有數百萬新鮮精蟲，由睪丸而出，且有寶貴之元液若干，與之同洩，故二者實有天淵之別。」[79]也就是說，手淫所排出的精蟲數量要比夢遺更多，所以更加傷身，這時定義傷身的標準，已不單是喪失「精氣」，而是喪失「精蟲」，顯然加入西醫的解讀元素，但指陳上仍與中醫有許多相通的地方：精液的排出對身體大多是有害的。

三、中西「慾」之疾病觀點

本節主要探討近代「不節慾」所導致的疾病有那些，重要的意義在於「節慾」觀念，除去宗教與道德因素外，其目的就是在預防某些疾病的發生。縱慾之害，被談論最多的照理來說應該是性病、花柳一類的疾病；但是，近代所論的縱慾之病，五花八門，性病只是其中之一而已。例如清末的《李鴻章家書》就已有：「看淫劇犯手淫，以致神經衰弱；其餘有礙風化之事，悉能挑動色慾之端。……宿娼買妾無不有發生花柳者，幸而免焉，則事過度，旦旦伐之，生健忘、心跳、不消化等，繼則陽萎、血薄、肺癆而大命乃傾。」[80]得花柳是很明顯的悲劇，但即使得免，還有更多疾病等著爆發，而且皆指向手淫之害。丁福保曾列舉手淫將導致的各種症狀，包括：發育不良、多夢、煩擾、眼痛、疲倦、血虧、大小腿肌肉無力、手易發抖、健忘、頭暈目眩、面白而瘦、口吐白痰、漏精、消化不良等，當然生子也容易成病夫，因「精蟲弱小，異日所生子女。不克強壯。」[81]手淫也會導致疲勞，使精神能力衰竭，生子容易虛弱夭折，遺害後代，已不在話下。此外，縱慾也會造成腎虧，腎虧還會導致背痛、背冷，[82]這些經常被放在醫藥廣告中陳述。

傳統中醫以「腎虧」為病名，至少在明代已經開始，但被大量地描述為各種「縱慾」症狀的疾病，卻是在民國時期才開始。[83]一九三九年，陳存仁寫成《通俗醫話》，希望人們重視膏方的滋養法，他認為膏方雖療效慢，但最適合治療各種虛弱病。其中他把神經衰弱、青年惡習、遺精、白濁、腎虧損等症，都歸於「青年病」當中。陳存仁認為，青年好慮、疑念多憂、夜眠不寧、意志薄弱、多言無斷等症狀，西醫稱神經衰弱或性神經衰弱，中醫就叫「腎虧」。[84]不過，中醫說腎虧、西醫說神經衰弱這樣的分界，其實並不是涇渭分明的，身為西醫的余鳳賓，也用「腎虧」來描寫縱慾導致的各種症狀，他說：

患者更因腎虧而引起面虧，故頭髮僅在春季三月生長不脫，一至夏初，即時常萎脫，須至明年初春方罷。面上則或起紅瘰，痛而有膿，或生面皰，癢而擠之，細粒如黍，頦下頸間，細核隱然，想此又為虛火上升也，總之，腎病而已。故一切由腎虧而生，如溼熱、血虧、骨蒸、夢洩、陽萎、早洩、發育不全、股瘦背痛、頭痛足腫，且外腎溼熱，甚或褲襠亦覺潮溼，大便則溏，有時先鞕後溏，小便至末後，有如淡豆漿之尿漬，而目部紅筋淚背，手帕時拭，雖欲帶鏡，而不便，惟平日食量，尚佳，更幸未入花叢，亦無外遇，否則殆矣。為今之計，惟有保腎壯陽，以固其本，庶其他一切疾病，或可迎刃而解也。[85]

西醫用大量的中醫疾病語彙來描述腎病、腎虧之症狀，甚至用「保腎壯陽」這樣的術語來解釋治療的方針，確實非常有意思。另一種西醫的聲音，舉丁福保為例，在與中醫學的連結上，手淫容易造成的許多「症狀」，過去常被以「腎虧」視之；但在丁的解釋中，手淫所導致的疾病都有確切的病名，而非羅列一串症狀來說明，例如手淫將導致睪丸病、癲（即瘋子）Insanity、目盲 Blindness、食不消化 Indigestion、悒又名抑鬱病（瘋病之一種）Melancholia、憂鬱病

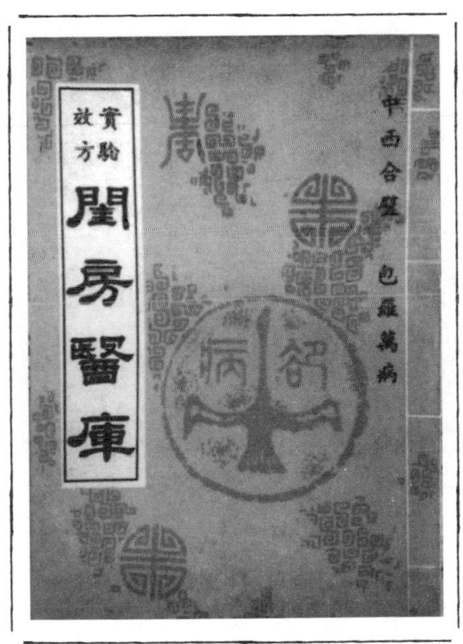

1949年後，臺灣出版社常會翻印民國時期的醫書再出版，這本討論夫妻閨房性事和性疾病的小書就是一例。

（瘋病之一種）Hypochondriasis、斜眼Squint、不能睡眠（腦神經衰弱）Sleeplessness、頭痛、心跳、乾咳（此種乾咳最易誤認為肺癆病）、手腳酸痛、陽萎不舉等等。[86]還包括夜盲症、心臟病、脊髓癆、腦脊髓散在性硬化、進行性麻痺、腱反射亢進、中風等等確切的疾病，範圍非常廣，[87]甚至包括貧血、肺癆和神經衰弱。[88]

在論述縱慾疾病時，還有一個傾向是容易罹患精神上的疾病，但它有時又和器質性的「神經」疾病混在一起。范守淵認為，性慾的節制和飲食的節制是一樣的，食慾不加節制而恣意飲食，有害衛生；相同的，若性慾不加節制，也會導致「疲勞性的疾病」，如陽萎、遺精、漏瀉等「性神經衰弱現象」。更擴大不加節制的話，就會有宿娼行為，導致更嚴重的梅毒、淋病。[89]有關神經衰弱的研究，王文基指出：「民國時的相關論述顯示該病成因複雜，療治困難，相關論述各異，個人病況不同，又使得罹病與診治的過程充滿高度的不確定性。」[90]而上例范守淵之言，還加上了「性」於神經衰弱前，成為一新病名，論病更加專一。另外，由於縱慾會導致疲勞和虛弱，除言神經衰弱外，也將傳統中國許多疾病納入其中，甚至還把「虛勞」這個涵蓋多種身體症狀的疾病，一併納入神經衰弱中，更增加了辨識疾病的困難。身為西醫、同時也是反中醫的余巖認為，古人審證，界線極不嚴謹，他說：「所謂虛勞者，皆屬慢性衰弱病，如結核、如神經衰弱、如臟躁病、如慢性胃腸病、如慢性消化不良，如萎黃病、如貧血等，皆互相混淆，不能分別，故其敘述證候，亦多相蒙。」[91]可見傳統「虛勞」

所囊括的疾病是相當多的，神經衰弱只是其一。余巖又認為，張仲景《金匱要略》內所論之虛勞，即是「慢性衰弱病」之總稱。但真的談到與縱慾相關的疾病，例如「精遺」、「虛煩不得眠」、「精自出」等症狀，則應該是「生殖器性神經衰弱病」（Neurasthenia sexualis），比較正確。[92]

不論是將古代的縱慾疾病「部分」歸入比較廣泛的神經衰弱，還是專稱的「性」神經衰弱，終究都與「神經」有關，醫者紛指縱慾會傷害神經健康，陳存仁指出：「近世社會生活日形複雜，一身數職，猶復日夜酬應，舞場酒榭，一方極聲色之娛，一面極籌算之繁，神經之施用過度，神經衰弱由此而起。其初心神不安，疑慮猶豫，精神恍惚，意志懈怠，倏然奮起，倏然百念俱灰，頭目暈眩，不眠怔忡，常抱悲觀，甚至恆懷自殺之念，且樂於狂嫖濫交。一面自悲環境之不良，恆求戒絕，一面樂此不疲。」[93]以上所說的症狀，都與「神經」的失調有關，陳氏也很自然地用中醫的「經脈」來解釋神經之病，他說：「中醫書中有經脈二字，總稱經者，即神經；總稱脈者，即血脈。國醫書屢屢言此。」神經衰弱或由於先天不足，稟賦薄弱，或思慮操勞過度，也有可能是縱慾過度、手淫、花柳病、煙酒刺激而引起的；[94]至於前文曾談到：精液是神經的滋養物，所以精不足會讓神經「衰弱」或「失調」，是可以合理推斷的。

換個角度來看，當時也有一種論述，反過來說罹患縱慾疾病的人本身就是「神經」有問題或意志薄弱的，這類人本來就容易染上手淫惡習。而縱慾又使得神經受損，進一步讓精神更虛弱，危害精神健康，[95]惡性循環；甚至有關神經運作的記憶、思考都會退化。此觀念一直延續到現代，例如言：「大約手淫遺精之人，多為神經質，易悲觀、多幻想，往往有一肚皮不合時宜之牢騷，且不喜交友、亦不善交友。」[96]余鳳賓還曾舉一例來說明，他說曾收到一封患者的「陳情信」，指出：

> 某，一失足人也，幼不自慎，斷伐無已，今已長矣，悔之奚及，前一年時，已靜心養性，乃時時夢遺，近則不知何故，變本加厲，小便時竟有精液隨之而下，得此病後，記憶力驟減，即悟性亦大見退步，目力亦耗損，校中功課繁多，安能造其精境，清夜捫心，悔甚愧甚，雖然，少年之人，從未受長者之勸導，未知斷伐之害，圖一時之樂，而誤及終身者，當不乏其人。[97]

足見身體失去精液，會導致目力、悟性、記憶力都發生退化的現象。丁福保也舉一個類似的例子，說某位病人，幼年時在學校讀西文，成績都名列前茅，後來犯了手淫的毛病，竟發生「讀書遍數，十倍于昔，常不能背誦，記憶力盡失，今昔判若兩人。」其處境之悲哀，皆為手淫所害。[98]

為什麼縱慾會導致腦所主管的功能，如神經、思考、記憶等功能的退化呢？其實中西醫對此之解釋有非常多能匯通之點。就近代中醫而言，所謂「腎藏志，志定則足以御腎精、御心神，使不得妄動。」[99]腎與腎中之精本來就與安定精神的作用，而「御」字之義，其實是在說明腎的健康，能夠使腎精不「妄動」，隨意流出人體。同樣，如清末中醫唐宗海強調的：「心神不與腎精交合，精離神散，不能御魂魄，以致魂魄妄行，不安其宅。」[100]也是說明腎精會與心神相合，起到安定精神魂魄的作用，這種論述一直延續到民國，並無太大改變。而西醫所論，與中醫更能對照，而且多能發揮互相補充、匯通，而非衝突與論爭。「神經」健康與「精神」健康是一致的，一位作者平心於抗戰時指出：「精神衛生和身體衛生只是統一物之兩面。」只鍛鍊身體是不夠的，「精神的健康狀態決定於神經的強弱。」近年來神經衰弱症在青年中特別流行，就是因為青年在主觀上不知道保護自己的神經健康。[101]余鳳賓也說，「神經過敏」之症，可能引發遺洩，例如學生太過用功，心思變得較為敏銳容易為事所感觸，若忽略體育活動，則更容易遺洩。要避免這種現象，就是要多運動。[102]又，范守淵強調心理健康的重要性，不下於身體健康；他認為，性慾若不加節制，就會禍及心理，導致精神萎靡或心理變態。因為腦為全身最重要的神經器官。身體的虛弱疾病會影響到主管精神的神經系統，故「精神變態的精神病人，他們的神經系統多數亦不健全。」許多腦傷的人、腦血管硬化的人，也大多是精神病人。[103]丁福保同樣認為，縱慾讓「腦筋」受到嚴重影響，導致「終日昏睡，如在霧中，如患神經病人。」[104]丁甚至說，有一二十五歲成年人來找他診治，丁記載這位病人十三歲開始手淫，「屢犯不改，致全身衰弱，變成白癡，又得陽萎之症。」結婚後因不能交合，他的妻子最後也因憂鬱而死，又可見手淫縱慾之害人匪淺。[105]

縱慾導致第二個容易罹患的，就是生殖器本身的疾病，比較常見的還是陽萎。扣除因先天構造畸形而導致的陽萎外（按：只能冀望外科改善），不少疾病，如腎臟炎、糖尿病、神經受損或煙癮、酒毒、中毒等因素，也會導致陽萎。而與慾望最有關係的，則為房事過度所導致的「神經性陽萎與精神性陽萎」，前者乃針對房事而言，後者則是指腦力運用過度、憂煩過甚或工作過勞等也都會導致陽萎。[106]更可怕的是「陰莖忽然攣縮，陷沒無餘，而呼痛不止者」，縮陽或脫陽而死，都是重症。[107]至於婦女的部分疾病，如白帶、月經不調等，很多也和縱慾有關，例如陳存仁謂：「白帶有因房事過度而起者。神經衰疲，白帶紛下，縱慾過度，慾火更熾，逼灼愈甚，帶下愈多。此類白帶傷身最甚，能致月經銳減、新血不增、皮色萎黃、面斑滿布、神氣灰滯、意志薄弱、舉止輕暴，每不數年而衰老不堪，或成萎痺拘攣、風癱痙厥之病。故一有此類白帶，即宜決心節慾，並從事醫治調養。」如果一直不管此症狀，最後可能就會發展成嚴重貧血虛弱，對身體造成損害。[108]

第三種縱慾容易罹患的疾病，就是感受各種外邪所導致的外感疾病，一般認為，身體狀況不好時又加上縱慾，將導致各種病氣感染，就會有死亡的危機；又，在外感熱病的康復過程中，房事也將導致疾病反覆發作，引發更為嚴重的併發症。這些都不是民國以後才有的論述。清代《溫熱經緯》內記載了一則有趣的醫案：

> 總帥相公年近七旬，南征過揚州，俘虜萬餘口，內選美色室女近笄者四，置於左右。余曰：新虜之人，其驚憂之氣蓄於內，加以飲食失節，多致疾病，近之則邪氣傳染，為害最大，況年高氣弱，尤宜慎也。總帥不聽，至臘月班師大雪，新虜人凍餒，皆病頭疼咳嗽，自利腹痛，多致死亡。正月至汴，相公因赴賀宴，痛飲數次，遂病，脈沉細而弦，三四動一止，見證與新虜人無異，三日而卒。《內經》云：乘年之虛，遇月之空，失時之和。因而感邪，其氣至骨，可不畏哉！[109]

這則故事最主要雖然不是在講縱慾之害，但「美色」無疑是導致疾病的媒介，是觸動各種外界的邪氣、身體（年高氣弱）等不利因素的開關。至民國時期，縱慾、手淫等行為會引發的外感疾病，也不斷被強調，例如丁福保謂：「身體孱弱，易染風寒瘟疫肺癆等症，以致夭折。」[110] 陳存仁則言：當今淫風熾盛，人慾橫流，尤以上海之青年環境為甚。青年們面目衰頹，思想委頓者，觸目皆是。這些人偶患傷寒溼溫，無一有抵抗能力，往往病方二三候，即已悠然長逝。能夠勉強支持者，則罹患陽萎早洩，一切不健全之病症都會爆發。[111] 外感熱病，如感冒，也跟「虛勞」一樣，容易導致腎虧；[112] 或成肺癆，如：「少年興高力旺，往往恣情無度，漸成癆怯，甚者夭亡，累婦孀苦。」[113] 甚至腎虧者，若再「嗜酒好色，時進油膩之品」，則容易罹患「雞鳴洩瀉」，日久常人轉為消瘦，傷身至為劇烈，「一經患外感病症，每易沉重內陷，致於不救。」[114] 好色易致重病，由此知之。

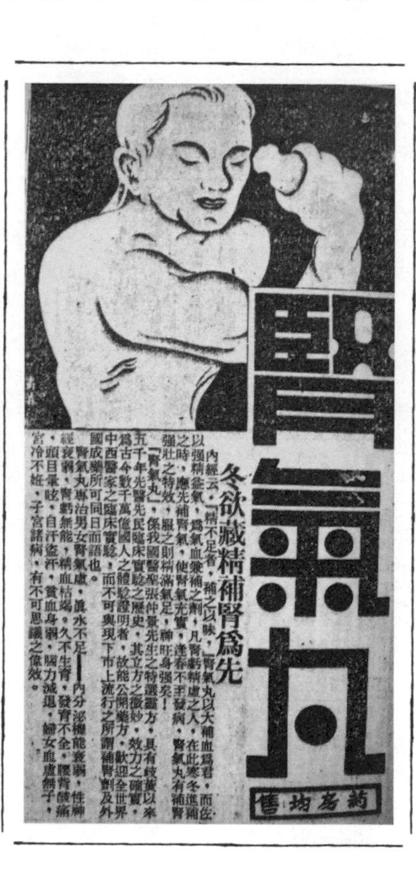

縱慾使「精」流失，容易導致罹患外感疾病，換個角度反過來看，補充「精」則可以預防外感疾病。「補腎」以防外感熱病的思維，和古典醫學「勞復」有關，可以從較多的日常藥品廣告中找到更多線索。例如一九三七年，一則佛慈國藥廠出產的「腎氣丸」，就充分運用古典熱病之身體理論，強調冬天正是補精的大好時機，春天一到，腎氣充足，身體與精神同臻於康健，抵抗力變強，自然可免「春必病溫」，達到「百病自然退舍」的功效。[115] 又，罹患外感熱病而又去縱慾，無疑是自殺的行為。對罹患外感病的患者而言，各種「復症」是必須注意的，它指的是生活上調養不周而導致的疾病復發或爆發更嚴重症狀的機轉，不知節慾而犯房事，絕對是非常嚴重的行為，[116] 故丁福保才說：「男女熱病未好，陰虛等疾未愈，俱不可交合。」[117] 大體揭示了中醫外感熱病之保養與禁慾理論的關係。

四、節慾的中西日常技術

有關節慾的方法，古人多以修養心性、讀書反省為主，但至近代以後，多增加了教育的內容和直接陳述之日常可行的做法，這在古代是比較少見的，分項整理如下。

在去除外界誘惑，轉移情慾之注意力方面，像是丁福保認為：比較激烈如「男則摘去睪丸，女則摘去卵巢」實在不可行，但可透過洗冷水浴以強身，屋外散步以陶情；每日朗誦古昔聖賢、偉人之傳記或佛經、聖經及戒淫文一、二遍，收束身心，同時練習體操，或力行戶外運動等方式來節慾。[118] 牧甄克樂牧師指出：「兒童到了十六歲至十九歲，須用間接的引導，不應當直接的教授，使他們的意向離開性的問題。兒童到了這個緊要的時代，應該讓他們愛遊戲，做體育的運動，這些都能造出興趣和熱忱，就能減少屬性不正當的行動。」也就是透過運動，培養高尚的興趣與冒險奮鬥的情操，就能減少不正當的性慾。他說：「總而言之，要兒童能參與不自私，而又奮興的活動，忘卻他們自己的本身，激起利他的精神，是在這時期中最有價值的工夫。」[119] 非常類似的論述是防止手淫的方法，包括平時運動、鍛鍊身體；多看偉人傳記、事蹟；睡前不要多喝茶，睡覺時雙手遠離生殖器，兩腿不要併攏或相交，以免刺激性慾，如此也可以預防夢遺。一旦有手淫邪念，最好可以出外散步、運動或用冷水澆下身，或是靜坐默念課本、詩書也行。還有，可以對著鏡子自照，不要移開目光，也能消除慾念。[120] 多鼓勵運動的原因乃在於「使血液運用於他部，不積於生殖器」，慾望即可自然消除。[121]

西醫指出，最好睡覺前能大便一次，因為「大腸中積聚糞塊，生出壓力，使一部分生殖器之溫度增加，或血液鬱阻，至熟睡時，波動慾性，而得遺洩之患。」被褥過暖或衣裳過多，也會刺激性慾，所以日常必須穿著合宜；另外，「頻患遺洩者，宜側睡，兩腿稍曲，最得其宜」，也是為了避免刺激性慾。[122] 要避免手淫這種不正當的性行為，方法不外是：一、多運動讓體力感到適度疲乏，晚間容易入睡；二、少接近足以挑起性感事物的書畫；三、將過剩的精神轉移到學術研究或事業上去，啟發後者的濃厚興趣；四、睡眠時棉被不可過暖；五、習慣冷水浴；六、大便有秩序；七、做各種高尚的娛樂。若犯有此病症的青年，須下決心依照以上方法痛戒，未犯的亦須極力預防，不可隨意玩弄自己的生殖器。這關係到一個人畢生之幸福，是絕不能等閒視之的。[123] 至於范守淵則認為，避免性的刺激，就是節制性慾的方法。包括春宮圖、性愛小說、或不良的朋友、淫穢的話語、電影、舞場等，青年們都要小心。而「酒能亂性」，他認為千真萬確，所以盡量不要喝酒。[124]丁福保也有類似的呼籲，如：酒能引起性慾，故青年宜遠避之。[125]還有像是少看四十歲以下之女性、遠離談論婦女容貌與穿著的場合等等，以減少一切慾望萌發之可能，可謂禁絕慾望、無所不用其極了。[126]

由於性慾難以控制的大眾，多是青少年，這類人自我節制的力量較差，有時很難自發的「轉移注意力」，此時就需要一些父母、師長輩的監控來加以輔助。牧甄克樂指出：兒童因生殖器受激刺，將養成未來手淫的習慣，甚至影響成年後的生活。為人父母應該時常注意子女的生殖器，若見有特殊的情形，而自己不清楚，應該找醫生商量，必要時要用手術，如減去包皮，或女子生殖器周圍贅物的除去，就能幫助兒童免去許多危險。還有兒童下體的衣服若太緊，易受刺激而產生手淫的意向，故穿衣服也要注意。[127]丁福保更說，在德國某學校，為了防學生犯手淫，褲子之型制有所規定，「坐椅虛其一面，可使教師窺見學生之兩股，不幸發現疑似神經衰弱之狀，隨命校醫診察，通知家庭，監視其寢室。」這段話很有意思，窺見兩股如何判斷神經衰弱呢？為什麼判斷者又是教師？實在不清楚，但若丁氏所言不虛，則可見西方管制手淫也相當嚴格。[128]

余鳳賓認為，從青春期開始，就要抱著清心寡慾的宗旨，他說：

舉凡卑劣文字，有導淫敗俗之性質者，不可寓目，不正當之戲劇圖畫，不可摻入高潔之眼簾，若同伴中有穢褻之閒談，不妨離座散步，亦不可留之於耳。所謂毋友不如己者，恐沾染惡習也，諺云：日有所思，夜有所夢，故日間一念之邪，往往足以引起夜間之遺洩。倘在轉輾牀褥之際，不能懷抱高潔之觀念，而徒縈思於聲色場中，則夢寐之間，更多遺洩之患，此猶影之隨形，回聲之反響也。[129]

在同時期的臺灣，也有類似控制與禁止性慾的呼籲，對性的教育與衛生，似乎在當時整個東亞世界都非常重要。臺灣的報紙記載：「對於在學校的學生，勿論是男女，非到二十歲不准其性交，用了性的衛生知識制止其性的活動，如有自瀆遂情的畸形慾學生，則嚴重處罰，以期絕對的禁止。」[130]性的教育不只是知識，也發揮了「禁止」的功能。余鳳賓還說，中國的家庭最沒有美感，男子辛勞工作一回家，「舉目所見，塵埃積聚，物件亂抛，甚至小兒啼哭聲、婦人喧擾聲、僮僕呼詈聲、聲聲相應，振擊耳鼓，食無甘味，聽無好音，嚴寒無暖室，盛暑不通風，使男子在家，如居囹圄，求其不另圖娛樂者，鮮矣。」余的呼籲非常有趣，女子要將家庭治理好，則可減少男子出外縱慾的機會。[131]

另一種節慾方法是靠自己身體與心靈的控制與鍛鍊，包括冥想和靜坐，可以強化自我意志，對抗慾望。當色慾心一起，難以遏制，沈宗元指出三法，堪稱轉移情慾的方法：一法，回想自己曾經患難之事或疾病之苦，心懷憂慮後，慾念就會停止。二法，幻想要過一座危橋或斷崖，心懷畏懼也能止住慾望。三法，想著婦女的汙穢皮囊或其疾病衰老，以及婦女死後屍骸骷髏之狀，心生厭惡，也能打消性慾。沈並說：衰老病弱之人，更當學習這些技巧。[132] 丁福保所言更是簡單明瞭，例如：「戒色有神方，惟聾耳、瞎眼、死心三味。」[133] 就是將日常生活中對慾望的可能感知，降到最低。而傳統消除慾望，求得心靈澄靜的靜坐法，早已成為傳統士人修養的方式之一，這時也被拿來作為節慾的方法之一。一九一七年，推行靜坐法相當有名的因是子，自言他在二十二歲娶妻後，不知節慾，結果諸疾爆發，其自言包括怔忡、耳鳴、目眩、頭暈、心悸等症狀，其實與傳統的腎虧論述非常有關。後來他還咳血，於是「隔絕妻孥」，力行靜坐法，而且抱定禁慾以養精、少言以養氣、少視以養神的三主義，於是身體漸漸康復。[134] 這種靜坐技術牽涉到道家「培養丹田、開通三關」之身體觀，與中醫理論或有互涉，但道家養生理論牽涉很廣，本章不宜過多的參入，但可以證實當時消除性慾和養生的方法還有很多，他們之間有時具有互涉的現象。

另外，就是要時時鍛鍊自己的意志力，丁福保指：「人慾中以性慾為最難制，固矣。然此亦志行薄弱之人為然；若克己自制之心強者，則不難制之。」[135] 還有類似如前述轉移注意力的方法，透過思考、冥想將驟起的性慾壓制，余鳳賓說：「若在睡眠之際，性慾突起，宜速將思想移諸高等觀念之上，如救國之策應如何籌措，科學之理當如何研究，或背誦格言以及心中所愛之詩文，或將東西偉人之言行，加以思索，倘能賢賢易色，自能高枕無憂。」[136]不管何人提出的方法，都可以見到閱讀偉人傳記這一項，可見教育的手段漸漸成為制約身體行為的一種方式。余氏還言：除了讀名人傳記外，也要牢記父母師長的訓話，常常看一些關懷社會之文章或正當的報紙，「使獸心慾念，常為高等智識所控制」，最後就會擁有堅強的意志。[137]

本章此處省略藥物不談，留待書內其他章節探討。但日常生活中還是有很多自己可以操作的技術，可供消除慾望或治療縱慾過度之疾病。丁福保還曾指出：用冷水來洗腰部和陰莖，被外國人認為可以使人呈現短暫「陽萎」，減低性慾。在丁福保的醫學語言中，我們今日之陽萎，乃稱「陰萎症」，與今日略有不同。[138]一般所謂的陽萎、早洩、手淫等病症，除了注意個人衛生之外，可以使用「冷水浴或電光浴，並行電氣按摩，至於遺精一症，余恆用高密電中之自固電流，運入腰背四肢而治癒者，已不乏人矣。」[139]指出了用電、冷水的效益。余鳳賓也說：當慾望無法自制時，「可飲冷開水少許，或用海棉，或棉浸以冷水，拂拭生殖器之四圍，即可減去熱度，或將此勃起之物，插入一杯冷水中，使其軟化，亦為善法。」或者在睡覺時有突發性的性慾起來時，可以「披衣起坐，作盤膝式，靜坐五分鐘十分鐘或稍久，使頭腦清淨，性慾消除後，再行靜睡，或起坐片刻，讀書數頁，將平日所愛讀之著作，稍加瀏覽，亦甚有效驗也。」[140]與前面所談的內容也有所交集。至於其平日所食之物，酒或刺激的食品當然不能食用，例如丁福保謂：「節減飲食，不飲酒類，不食芥子、辣椒、咖啡、濃茶等有刺激性、興奮性之飲食物，少食肉類，多食新鮮之蔬菜及豆腐等。」[141]特別是抽煙，除了刺激性之外，還因為它會破壞神經，引發與縱慾相同的遺精病，余鳳賓謂：「童年燃吸捲煙，乃傷身之一事，以其消耗神經部之能力，故染此癖者，亦易得遺洩之病。」[142]其他比較特別的，還有寢具宜用堅硬之木板，也可降低慾望。[143]

當然，節慾太過也並非百利而無一害，過與不及對健康都有妨害。例如談論遠離色慾為養生大法，只有大智慧的人才能夠遠離色慾，若是強忍慾望達到完全無慾，很容易一發不可收拾，更加危險。例如丁福保說：浙江省有一當鋪老闆，自從喪妻後遂不接近女色，「身體日強，深自喜悅，以為遠色之功也。」沒想到六十歲時忽然患病，症狀是：「眼紅、面戴陽、身灼熱，遍身作痛如刀杖，晝夜不眠，陰莖強硬不倒，群醫治無效。」不過，神奇的是，後來他和一個壯婦人性交，所有的病就都好了，這就是禁慾過度導致「亢陽」。又有一老僧，修行持戒、不碰女色已四十年，一日忽然頸項腫痛、脊骨紅腫疼痛，經過中醫診治，也是「亢陽」，查驗他的陰莖「翹然如石」，趕緊叫人用口吸之，最後「精數瀉而癒」，此即「徒言遠色，不足以養身」之理。[144]太過禁慾，足以傷身，古也有明證，要採取一種中庸之道，適可而止就好。[145]當然，這種文字畢竟較少，而且西醫也比較缺乏相關論述，大部分書籍或報刊還是以呼籲禁慾的文字為多。

五、小結

本章主要運用幾本民國時期的專著，挖掘中西醫對禁慾的各種想法，包括禁慾思想、生理學之中西匯通、疾病的可能解釋和禁慾的日常技術等方方面面之觀照。民國時期禁慾論述之延續，呈現的內容與傳統觀念不同。近代多了教育、青年之青春期性衝動、身體觀，如神經、「精」的形質建構；還有「精」的化學組成和生理學意義，諸如它如何滋養神經、如何影響腦的運作等，其中含有大量的中西醫匯通知識。職是之故，很多關於縱慾之害的論述，並沒有發生中西醫論爭的情況，反而很多論述是作為一種互為補充的知識建構，是呈現匯通且逐步擴張的。所以可以發現中西醫的相關症狀描述，雖五花八門，但像傳統中醫論述之腎虧、虛勞、陽萎等觀念，依舊延續至民國時期，且為西醫解釋時所運用；同樣的，「神經衰弱」一詞，也成為中西醫皆朗朗上口的病理學名詞，一同成為縱慾後疾病解釋的要角。

這當中也有一些值得注意的變化，「不節慾」所導致的疾病，其實是融入個人於生活中的體驗，對「不衛生」的種種懺悔，即類似雷祥麟所論的另類「衛生」；[146] 懺悔來自於縱慾、手淫與不道德、心理有病的種種負面連結，這使得「禁慾」變得不但有病理的意義，也具有教育和社會意義。此外，醫界對於論病的單一性實有所加強，例如指出縱慾會導致的單一疾病，如精神病、泌尿系統疾病等等，不單純論「虛弱」而已；又，雖有人使用神經衰弱，但已有如余巖提出「生殖器性神經衰弱病」等詞來專門指陳。而除了正文談及的傳統健康、道德外，民國時還加入了新的元素來禁慾，例如控制意志和各種外在制約，包括教育、長輩監控、家庭功能、運動、靜坐等等，無不在訴說各種禁慾的重要與日常叮嚀。而這些「禁慾」的呼籲，在論述婦女病上，內容還是相對較少的，顯見男性較容易為縱慾所苦。至於藥物治療的部分，由於牽涉層面比較廣，則須另章探討。

註釋

1 張仲民，《出版與文化政治：晚清的「衛生」書籍研究》（上海：上海書店出版社，二〇〇九），第三、四章，有較完整之論述。

2 李貞德，〈二十世紀前半中國生理衛生教育中的性、生殖與性別〉，收入祝平一主編，《第四屆國際漢學會議論文集‧衛生與醫療》（臺北：中央研究院，二〇一三），頁一〇一～一五五。初步的背景介紹，還可參考葉秋妍，《民國時期對於性與性教育問題的探討（一九二〇～一九三七）》（桃園：國立中央大學歷史研究所碩士論文，二〇一三）。

3 王文基有不少關於這個疾病的研究，可參考氏著，〈心理的「下層工作」：《西風》與一九三〇～一九四〇年代大眾心理衛生論述〉，《科技，醫療與社會》，第十三期（二〇一一），頁十五～八八，以及〈預防、適應與改造：民國時期的心理衛生〉，祝平一主編，《健康與社會：華人衛生新史》（臺北：聯經出版公司，二〇一三），頁二三七～二五七。個案的實證研究，參考王文基，〈知行未必合一：顧頡剛與神經衰弱的自我管理〉，祝平一編，《第四屆國際漢學會議論文集：衛生與醫療》，頁六五～九九。又如民國時期，「神經衰弱即腎虧」，幾為定論。一直要到一九四九年以後，中國才將神經衰弱視為心智或精神的疾病，而非將之歸類為「腎虧」。參考Hugh L. Shapiro, The view from a Chinese asylum:defining madness in 1930s Peking, Ph. D.（Cambridge: Harvard University, 1995）, p.376.

4 靜觀生，〈參證《曾文正公日記》〉，收入蕭屏著，靜觀生編，《卻病延年長生術‧養生叢錄》（上海：上海科學技術文獻出版社，二〇一三），頁五八。

5 丁福保，《節慾主義》（臺南：和裕出版社，二〇〇六），頁一九一。

6 陳果夫先生獎學基金管理委員會編，《陳果夫先生醫藥衛生思想遺著選輯》（臺北：陳果夫先生獎學基金管理委員會，一九七三），頁一二四～一二五。

7 本章先以中西養生、衛生類著作為主，報刊部分牽涉更廣，礙於篇幅，另章再探較為適宜。

8 也不是完全沒有，例如余鳳賓就曾指出一位本身體質就很虛弱的女學生，生了很多小孩，後遂「以多產而成癆瘵，今逝世已逾年矣。」或許仍是間接的「慾」所導致的。參考氏著，《性慾衛生論叢》（上海：商務印書館，一九二五），頁四七。

9 呂芳上，〈個人抉擇或國家政策：近代中國節育的反思——從一九二〇年代《婦女雜誌》出版產兒制限專號說起〉，收入氏著，《民國史論》上，（臺北：臺灣商務印書館，二〇一三），頁三五八～三九五的相關評述。以及李伯重，〈墮胎、避孕與絕育：宋元明清時期江浙地區的節育方法及其運用與傳播〉，收入氏著，《多視角看江南經濟史（一二五〇～一八五〇）》（北京：生活・讀書・新知三聯書店，二〇〇三），頁一七一～二一二。或如陳玉女，〈明代墮胎、產亡、溺嬰的社會因應：從四幅佛教墮胎產水陸畫談起〉，《國立成功大學歷史學報》第三十一號（二〇〇六），頁六五～一一二。

10 關於民國時娼妓問題的研究，可參考Gail Hershatter, *Dangerous Pleasure: Prostitution and Modernity in Twentieth-Century Shanghai*（Berkeley: University of California Press, 1997）. Christian Henriot, *Prostitution and Sexuality in Shanghai: A Social History, 1849~1949*（Cambridge: Cambridge University Press, 2001），原為法文，此為英譯版。

11 余鳳賓，《性慾衛生論叢》，頁七三～七四。

12 歷史學界有關身體的研究回顧和介紹，參看黃克武，《言不褻不笑：近代中國男性世界中的諧謔、情慾與身體》（臺北：聯經出版公司，二〇一六），頁六～二四。以及皮國立，《國族、國醫與病人：近代中國的醫療和身體》，前揭書。

13 李貞德，〈漢唐之間求子醫方試探：兼論婦科濫觴與性別論述〉，《中央研究院歷史語言研究所集刊》，第六十八卷第二期（一九九七），頁二八三～三六七。

14 考林富士，〈略論早期道教與房中術的關係〉，《中央研究院歷史語言研究所集刊》，第七十二卷第二期（二〇〇一），頁二三三～三〇〇。

15 丁福保，《節慾主義》，頁二一四。

16 靜觀生，〈參證《曾文正公日記》〉，蕭屏著，靜觀生編，《卻病延年長生術・養生叢錄》，頁五七。

17 丁福保，《中國成功家庭教育讀本》（北京：新世界出版社，二〇〇八），頁三四六。

18 余鳳賓，《性慾衛生論叢》，頁二～三。

19 靜觀生，〈參證《曾文正公日記》〉，蕭屏著，靜觀生編，《卻病延年長生術・養生叢錄》，頁五九。

20 丁福保，《節慾主義》，頁二一四。

21 靜觀生，〈參證《曾文正公日記》〉，蕭屏著，靜觀生編，《卻病延年長生術・養生叢錄》，頁五七～五八。

22 沈宗元輯，《中國傳統養生學二種・中國養生說輯覽》（北京：書目文獻出版社，一九九三），頁一四七～一四八。

23 靜觀生，〈色戒錄養生篇〉，蕭屏著，靜觀生編，《卻病延年長生術・養生叢錄》，頁八七。

24 曹家達，〈臟腑經絡先後病脈證第一〉，《金匱發微》（福州：福建科學技術出版社，二〇〇七），頁十五。

25 靜觀生，〈攝生消息論〉，蕭屏著，靜觀生編，《卻病延年長生術・養生叢錄》，頁七二。

26 方以智，〈亢制〉，《物理小識》第三卷（臺北，臺灣商務印書館，一九七八），頁七三。

27 陸九芝、傅青主、戴天張原著，秦伯未、林直清校定，《世補齋醫書全集》（臺北，五洲出版社，一九九九六），頁七五九。

28 丁福保，《中國成功家庭教育讀本》，頁三四八

29 周振武著，楊維益點校，〈腦髓〉《人身通考》（北京：人民衛生出版社，一九九四），頁四。

30 靜觀生，〈與善堂保元獲命根本說〉，蕭屏著，靜觀生編，《卻病延年長生術・養生叢錄》，頁九二。

31 李建民，〈督脈與中國早期養生實踐：奇經八脈的新研究之二〉，《中央研究院歷史語言研究所集刊》第七十六期第二期（二〇〇五），頁二四九～三一三。

32 夏互輝（Hugh L. Shapiro）的博士論文，相當具有開創性，關於許多遺精與神經衰弱討論，此處就不贅敘："The view from a Chinese asylum:defining madness in 1930s Peking," Ph. D. Harvard University, 1995, pp.246～250.另外，「腎精」的近代身體形質轉化意義，可參考皮國立，《近代中醫的身體與思想轉型：唐宗海與中西醫匯通時代》（北京：生活・讀書・新知三聯書店，二〇〇八），第八章的討論。

33 曹炳章，〈暑伏三焦膜原考〉，《暑病證治要略》，收入陸拯主編，《近代中醫珍本集・溫病分冊》（杭州：浙江科學技術出版社，一九九四），頁六九〇。

34 皮國立，《「氣」與「細菌」的近代中國醫療史：外感熱病的知識轉型與日常生活》（臺北：國立中國醫藥研究所，二〇一二），頁二八〇～二八七。

35 劉鍾衡，《中西匯參銅人圖說》（上海，江南機器製造總局本，一八九九），〈例言〉，頁1B～2A。

36 丁福保，《中國成功家庭教育讀本》，頁三五一。

37 靜觀生，〈色戒錄養生篇〉，收入蕭屏著，靜觀生編，《卻病延年長生術・養生叢錄》，頁八五。

38 晉・葛洪著、胡守為校釋，〈彭祖〉，《神仙傳校釋》（北京：中華書局，二〇一〇），頁十五～三三。

39 蕭屏著，靜觀生編，《卻病延年長生術・養生叢錄》，頁二六。

40 春草，〈色欲問題〉，《衛生報》，第二十一期（一九二八），頁一六二。

41 蕭屏著，靜觀生編，《卻病延年長生術‧養生叢錄》，頁二六。

42 民國時期頗具代表性的是一九二七年釋印光所寫就的《壽康寶鑑》，參考三寶弟子印贈，《延壽保健之道》（臺北：沅立彩色製版印刷，二〇〇一），頁五八。

43 丁福保，《節慾主義》，頁二〇九。

44 余鳳賓，《性慾衛生論叢》，頁二〇～二一。

45 余鳳賓，《性慾衛生論叢》，頁十五。

46 范守淵，《青年衛生講話》（臺北：正中書局，一九四七），頁四〇～四一。

47 余鳳賓，《性慾衛生論叢》，頁四一。

48 范守淵，《青年衛生講話》，頁四三。

49 余鳳賓，《性慾衛生論叢》，序，頁一、頁六。

50 范守淵，《青年衛生講話》，頁一～二。

51 張戎著，張樸譯，《鴻：三代中國女人的故事》（臺北：日月文化，二〇〇六），頁五一。

52 胡成，〈上海禁娼與在華西人的道德焦慮：以上海進德會為中心的觀察（一九一八～一九二四）〉，《新史學》，第二十二卷第一期（二〇一一），頁五九～一〇三。

53 余鳳賓，《性慾衛生論叢》，頁十四。

54 牧甄克樂著，韋增佩譯，〈家庭間簡要的屬性教育〉，收入余鳳賓，《性慾衛生論叢》，頁七六～七八。

55 沈宗元輯，《中國傳統養生學二種‧中國養生說輯覽》，頁一四六。

56 鄭志敏輯，〈性教育的必要，在春機發動期，要教以性的衛生〉，《日治時期《臺灣民報》醫藥衛生史料輯錄》（臺北：國立中國醫藥研究所，二〇〇四），頁四一二。

57 余鳳賓，《性慾衛生論叢》，頁三二～三三。

58 余鳳賓，《性慾衛生論叢》，頁四～五。

59 余鳳賓，《性慾衛生論叢》，頁一、三～四。

60 范守淵，《青年衛生講話》，頁四二。

61 沈宗元輯，《中國傳統養生學二種・中國養生說輯覽》，頁一四六。

62 引自http://tw.news.yahoo.com/精盡人亡-作家揭密-美國1年有3千人自慰而死-115442228.html，二〇一二年九月九日，NOWnews新聞網。

63 余鳳賓，《性慾衛生論叢》，頁七。

64 丁福保，《節慾主義》，頁二一二。

65 余鳳賓，《性慾衛生論叢》，頁十。

66 范守淵，《青年衛生講話》，頁六二～六三。

67 平心，《青年的修養與訓練》（重慶：學藝出版社，一九四二），頁三三六。

68 陳存仁，《通俗醫話》，收入陸拯主編，《近代中醫珍本集・醫話分冊》（杭州：浙江科學技術出版社，一九九四），頁一〇〇六。

69 余鳳賓，《性慾衛生論叢》，頁三八～三九。

70 余鳳賓，《性慾衛生論叢》，頁六。

71 丁福保，《節慾主義》，頁一九八～一九九。

72 陳存仁，《通俗醫話》，收入陸拯主編，《近代中醫珍本集・醫話分冊》，頁一〇〇七。

73 丁福保，《節慾主義》，頁一九三。

74 范守淵，《青年衛生講話》，頁四五。

75 丁福保，《節慾主義》，頁二一〇、二一一。

76 鄭志敏輯，〈性教育的必要，在春機發動期，要教以性的衛生〉，《日治時期《臺灣民報》醫藥衛生史料輯錄》，頁四一二。

77 丁福保，《節慾主義》，頁二〇七。

78 余鳳賓，《性慾衛生論叢》，頁十~十一。

79 丁福保，《節慾主義》，頁一九七~一九八。

80 襟霞閣主編，〈致四弟〉，《李鴻章家書》，《清代名人家書》（揚州：江蘇廣陵古籍刻印社，一九九七），下冊，頁八五五。

81 丁福保，《節慾主義》，頁一九三~一九四。

82 平心，《青年的修養與訓練》，頁三四三。

83 有關「腎虧」的歷史，可參考陳志豪，〈被污名化的腎：近代「腎虧」意象的出現與轉變〉，《第七屆科學史研討會彙刊》（臺北：中央研究院科學史委員會，二〇〇七），頁一四三~一六八。又，傳統中醫也常以「腎虛」作為一種病機的描述語彙，其實與「虧」有相通之處，參考羅仁等編著，《腎虛病症的診斷與治療》（北京：人民軍醫出版社，一九九九），頁十二~二一。

84 陳存仁，《通俗醫話》，收入陸拯主編，《近代中醫珍本集・醫話分冊》，頁一〇〇五。

85 余鳳賓，《性慾衛生論叢》，頁三九~四〇。

86 正文中無法一一交代，於此附錄之：「其發現之病狀，為腦神經衰弱、記憶力缺乏，做事易倦，屢呼頭痛，動輒忿怒悲泣。陰莖軟弱無力，精液中無精蟲；或全失交接之力，而成為陰萎症。夢中漏洩精液，或時有精液之漏洩，而成滑精症。四肢乏力，軀體踉蹌，不良於行，立足不穩，不能支持其軀體。手指震顫，眼中無光，視力衰減，眼窩陷沒，耳鳴重聽。頭重，時發眩暈。面如土色，皮膚蒼白，全呈病態。筋肉弛緩無力，睡眠終夜不安，心跳驚悸，腰部酸痛。身體及精神，均起障害，終日昏懵，如在五里霧中。思考力漸漸減退，而歸於消滅。關節疼痛，消化力障礙，胃腑痙攣。血液衰減，胸部充塞，皮膚腫潰。全身枯槁羸憊，神氣黯然，如蠟人院之偶像，毫無生氣。或成癡愚，或成肺癆癲癲，或致自殺，或卒倒夭死，或倖免早殤，而長為病夫以終身焉。夫無論何事，皆可防患於未然，獨至手淫之惡習，暗室虧心，負慚衾影，為父兄不及知，為師長不及覺，欲防之而不勝其防，故其為害，有如是之劇烈也。」引自丁福保，《節慾主義》，頁一九四～一九五。

87 丁福保，《節慾主義》，頁二一〇～二一一。

88 平心，《青年的修養與訓練》，頁三三六～三三七。

89 范守淵，《青年衛生講話》，頁四四。

90 王文基，〈知行未必合一：顧頡剛與神經衰弱的自我管理〉，頁九六。

91 余巖，〈中華舊醫結核病觀念變遷史〉，《醫學革命論初集》（上海：余氏研究室，一九五〇），頁一一二。

92 余巖，〈中華舊醫結核病觀念變遷史〉，《醫學革命論初集》，頁一〇九。

93 陳存仁，《通俗醫話》，收入陸拯主編，《近代中醫珍本集．醫話分冊》，頁一〇〇六。

94 陳存仁，《通俗醫話》，收入陸拯主編，《近代中醫珍本集．醫話分冊》，頁一〇〇五。

95 平心，《青年的修養與訓練》，頁三三六。

96 于海洲，《青年病自療法》（板橋：海洲出版社，一九七七），頁一。

97 余鳳賓，《性慾衛生論叢》，頁六～七。

98 丁福保，《節慾主義》，頁二〇四。

99 唐宗海，〈十六．全體總論〉，《醫經精義》（臺北：力行書局，一九九八）下卷，頁一〇九～一一〇。

100 唐宗海，〈五臟風寒積聚病脈證治第十一〉，《金匱要略淺註補正》第四卷，（臺北：力行書局，一九九二），頁一三七～一三八。

101 平心，《青年的修養與訓練》，頁三四一～三四二。

102 余鳳賓，《性慾衛生論叢》，頁九。

103 范守淵，《青年衛生講話》，頁六四。

104 丁福保，《節慾主義》，頁二〇五。

105 丁福保，《節慾主義》，頁二〇六。丁福保這套由時常手淫導致變成白癡、陽萎的說法，多少受到十九世紀末由歐洲發展出來的退化理論（degeneration theory）影響。這套說法又深深影響了日本，而丁氏翻譯的醫書許多都是從日本而來，由此可證明此說。這條意見由王文基教授提示，特此致謝。

106 余鳳賓，《性慾衛生論叢》，頁三七。

107 丁福保，《節慾主義》，頁二一三。

108 陳存仁，《通俗醫話》，陸拯主編，《近代中醫珍本集・醫話分冊》，頁一〇〇四。

109 羅謙甫云條下。出自清・王士雄，〈卷四・薛生白溼熱病篇〉，《溫熱經緯》（北京：學苑出版社，一九九七），頁一一二。

110 丁福保，《節慾主義》，頁一九三。

111 陳存仁，《通俗醫話》，陸拯主編，《近代中醫珍本集・醫話分冊》，頁一〇〇六～一〇〇七。

112 上海申報館編輯，《申報》，一九三七年三月十七日，第二張。

113 靜觀生，〈色戒錄養生篇〉，蕭屏著，靜觀生編，《卻病延年長生術・養生叢錄》，頁八五。

114 陳存仁，《通俗醫話》，陸拯主編，《近代中醫珍本集・醫話分冊》，頁九九九。

115 上海申報館編輯，《申報》，一九三七年一月十二日，第二張。

116 例如謂：「無論老少強弱之人，虛實寒熱之症，常以炒香枇杷葉泡湯代茗，肅清廢氣，可杜一切痧穢時邪。尤必慎起居、節飲食、薄滋味、謹嗜欲，夏令當茹素三五旬，其一切腥膻發物，俱宜遠戒，房勞亦宜撙節。」出自紹興醫學會編，〈未病之預防〉，《溼溫時疫治療法》，收入李順保主編，《溫病學全書》（北京：學苑出版社，二〇〇二），下冊，頁二一〇〇。

117 丁福保，《節慾主義》，頁二一四~二一五。

118 丁福保，《節慾主義》，頁二〇〇~二〇一。

119 牧甄克樂著，韋增佩譯，〈家庭間簡要的屬性教育〉，收入余鳳賓，《性慾衛生論叢》，頁八八。

120 范守淵，《青年衛生講話》，頁四五~四六。

121 丁福保，《節慾主義》，頁二〇七。

122 余鳳賓，《性慾衛生論叢》，頁八。

123 平心，《青年的修養與訓練》，頁三三七。

124 范守淵，《青年衛生講話》，頁四四~四五。

125 丁福保，《節慾主義》，頁二〇〇。

126 丁福保，《節慾主義》，頁二〇〇~二〇一。

127 牧甄克樂著，韋增佩譯，〈家庭間簡要的屬性教育〉，收入余鳳賓，《性慾衛生論叢》，頁八七。

128 丁福保，《節慾主義》，頁二〇三。

129 余鳳賓，《性慾衛生論叢》，頁九~十。

130 鄭志敏輯，〈性教育的必要，在春機發動期，要教以性的衛生〉，《日治時期《臺灣民報》醫藥衛生史料輯錄》，頁四一二。

131 余鳳賓，《性慾衛生論叢》，頁二九。

132 沈宗元輯，《中國傳統養生學二種・中國養生說輯覽》，頁一四七。

133 丁福保，《節慾主義》，頁二一八。

134 蕭天石主編，《因是子靜坐法正編》，收入《靜坐法輯要》（臺北縣：自由出版社，二〇〇九），頁八九～九二。

135 丁福保，《節慾主義》，頁二〇〇。

136 余鳳賓，《性慾衛生論叢》，頁十一。

137 余鳳賓，《性慾衛生論叢》，頁十。

138 丁福保，《節慾主義》，頁一九六。

139 余鳳賓，《性慾衛生論叢》，頁三八。

140 余鳳賓，《性慾衛生論叢》，頁十一。

141 丁福保，《節慾主義》，頁二〇七。

142 余鳳賓，《性慾衛生論叢》，頁九。

143 丁福保，《節慾主義》，頁二〇〇～二〇一。

144 春草，〈色欲問題〉，《衛生報》（一九二八）第二十一期，頁一六二。

145 蕭屏著，靜觀生編，《卻病延年長生術‧養生叢錄》，頁二六。

146 雷祥麟，〈衛生為何不是保衛生命？民國時期另類的衛生、自我、與疾病〉，《臺灣社會研究季刊》，第五十四輯（二〇〇四），頁十七～五九。

第二章

從「補腎」到「荷爾蒙」療法

民國時期新式抗病技術與日常生活

康有為（一八五八～一九二七）在近代史上是一位家喻戶曉的人物，有聖人之名號。關於他的生平，論述已多，倒不需在此贅補；但是他的死，充滿著傳奇性。據說康氏晚年曾讀到一篇文章，談到俄國外科醫生沃羅諾夫研究多年的「返老還童術」已經成功。這門奇術是把類似人猿的睪丸成功移植到老年男性身上，可以讓人返老還童，記憶力和性機能都能「回春」，八十歲的老翁可以策馬驅馳云云。康氏讀後甚為心動，透過好友江逢治——一位上海著名的留德派西醫，因創制「江逢治痧藥水」，成功治療當時上海常見的腸胃性疾病而名噪一時，[1] 請到一位擅長此術的德國名醫馮・施泰勒來為康氏移植睪丸。手術那天，康只帶了一個僕人前往診所，德醫選取了一隻年輕公猿的睪丸為其置換。手術成功後，康氏自覺甚佳，體力、精神明顯增強，食慾也變好。但好景不長，未及一月，其健康狀況丕變，精神日漸萎靡，身體機能每況愈下。德醫施泰勒竟然聞訊而逃，康一怒之下，告向法院，控訴施泰勒「妖術欺世」，但未及法院開庭，康即匆匆辭世。[2]

這段故事應非空穴來風，因為追求強健與青春常駐，乃至延年益壽，是當時社會上流行的新「衛生」風氣和身體觀。[3] 根據中醫惲鐵樵所言，當時追求青春不老之術的人甚多，他說：

> 近年有「返老還童」之說，其法有三：一割腺，二打針，三服丸。三者之中，割腺最險，效果亦不良。南通張季直〔按：張謇（一八五三～一九二六）〕、南海康長素均經割腺，均已作

古，可知其法不效。打針則危險差減。希泉歆於「返老」之說，請西醫趙某打針。廿餘針後，頭腦似有奇異之感覺，且言有一次，手談時，視十三牌均斜列。余即勸其不可再打針，希泉意不謂然。夫視物斜列，乃神經痙也。多數神經與滑車神經相交錯，滑車神經受影響，則視覺生幻差。若視一物成二物，或視正如斜，皆因眼珠不能保其平行之視線所致，此為大病之兆。《易》曰：「履霜堅冰至。」至可懼也。希丈則祕不告余，打針如故。西醫亦不知病候已深，仍勸其打針。至八十餘針後，希丈之夫人促余往。謂其夫行動大異，譫語罵人。家人以為遇鬼，巫覡禳解亦不效。[4]

惲氏不只是中醫而已，早年當過出版社編輯，也是文學家，其人面頗廣，消息靈通；康氏「割腺」一事，恐非空穴來風，[5] 此史料前人未嘗指出，應可作為新的證據。惲氏為近代中西醫滙通派知名醫者，又對西醫內分泌學說發表過許多獨特見解，本章當然應該深入分析。[6] 至於割腺之說，即用外科手術割除老化的性腺（體），並移植新的組織以求返老還童。惲在《生理新語》中有謂：「睪丸亦無管腺……。近頃返老還童術以動物之腺易人體之腺，則食慾、性慾均見增加，疑即此腺也。」[7] 在普遍懼怕外科手術治療的近代中國，這類例子必定非常稀少且帶有不可思議的成分在內。[8] 但這則故事的背後，實涉及了西醫身體觀中內分泌腺體知識傳入而導致對健康追求手段上的一種新詮釋和技術上的融合、乃至轉型。此外，在下文中讀者還會看到，依附這種觀念的另兩種日常「衛生」策略——打針和服藥，特別是後者，乃民國時期非常重要的抗「虛弱」策略。至於實際對抗哪些疾病？且待本章的總體分析。而雖然惲氏攻擊他所治療的這個案例，乃西醫「莫明致病之由，不將以返老取死耶！此皆西醫技劣之事實也。」[9]但在當時，特別是到三〇年代之後，西醫這些新的身體觀和抗病策略，也充分融入到中醫「補腎」、「補精」的論述中，這也給了我們一次考察中西醫匯通在人們日常生活歷史中所起的重大作用。

本章將以民國時期發行量較大，且醫藥廣告所占版面比例最多的《申報》為基本史料，輔以民國出版的一些醫書文本，來探索這段中西醫身體觀和藥物學轉型、匯通的歷史。[10]民初廣告與社會史、醫療史之間的關係，已有不少傑出的研究；而在新的身體觀或疾病名詞之傳入，導致中西醫療觀念轉型的例子，也有不少研究成果，[11]消費文化將新的知識體系潛移默化至日常生活，新的商品同時幫助消費者想像新生活的可能性。[12]在這些基礎上，本章想藉著民國時期「荷爾蒙」療法這個技術，來探討一些問題：首先，何謂「荷爾蒙」療法，其理論為何？其次，它為什麼特別重要，有哪些疾病可能可以被它治癒？它背後代表著何種當時對於健康的追求、保衛生命之防病策略呢？[13]關於切入的方法，過去很多相關研究，較少同時涉及到一種科學技術脈絡（醫學理論）和物質文化（藥品）對人們實際日常生活上所發生的影響，大多只探討前者或後者，也較少深入探討傳統中醫學經典內的疾病觀與新科學的匯通。本章要探討的這個療法，背後之理論轉型，不單牽涉到社會文化的研究，也帶有很強的技術性脈絡和物質文化之連帶關係，甚至牽涉到不少醫學理論內在理路的日常實際應用，及中國傳統醫學在近代轉型上的各種可能，於此筆者都希望藉由這個例子來加以闡釋。

一、疾病與社會：新療法的背景

虛弱的民族，病夫的形象，彷彿是近代中國人揮之不去的頹唐形象，類似的例子，簡直不勝枚舉。[14]有謂清末政治當局和文人的身體，如梁任公所說：「皤皤老成，尸居餘氣，翩翩年少，弱不禁風。」[15]至民國時期，蔣介石更認為，中國人身體衰弱的「病夫」形象，是長期處在帝國主義壓迫下，讓中國人養成了一種「萎靡懦弱的習慣」，諸如彎腰駝背、浪漫腐敗，一直到沒有紀律和精神不佳、衣服穿不整齊等「不衛生」的外在行為表現。[16]甚至一九三六年八月時，德國柏林舉行世運會，這類運動比賽常被稱為是「民族健康」之比賽，結果卻是：

> 各國選手，均獲金牌、銀牌、銅牌以俱歸，獨我國則空無所有，謔者謂為吃了一個大鴨蛋，或有責吾國選手之不爭氣、不拚命者，實則體格不偉大，氣力不如人，乃此次世運中我國失

敗之致命傷，未可不顧事實，厚誣選手也。根據歷年統計，國人之身體，日漸縮小，同時壽命亦逐漸減短，若與東鄰日本相比較，彼昔日固常被稱為矮國者，然近數十年來，因政府當局注意民族健康，勵行健康配偶，彼邦人民之身體，已一代比一代壯大，壽命亦一代比一代延長。[17]

該報導以足球比賽為例，日本為假想敵，說明中國人沒有體力，所以總是在下半場比賽被逆轉，輸得冤枉。衰弱，也總是和國族的情結連在一起，當前述康有為讀到置換性腺手術可以恢復健康、青春時，據說康氏拋書拍案而起，大喊：「大清有救了！」[18]奇怪的是，他為什麼除了自己以外還想到「國族」的盛衰？這不是西方的外科技術嗎？如果它本為壓迫中國人的外國人所擁有，它又為什麼能救大清、救中國呢？這個答案要連結到當時中國可能「衰弱」的幾個病源。

在民初社會中，作為本主題較明顯的幾個虛弱病態，第一個最為大家都耳熟能詳的就是「煙鬼」形象，即吸食鴉片將導致身體、國族之衰弱，故民國時有大量的戒煙運動在日常生活中被實行。[19]其次，就是「肺結核」所導致、牽引出「虛勞（癆）」的形象，該病也被視為中國民族衰弱的象徵疾病之一。[20]最後則為「腎虧」一病，它在近代以來是一個非常重要的疾病[21]，更與民初人們的日常生活高度相關，而許多疾病則與該病互為因果，[22]或是出現某種疾病，則代表已經罹患腎虧。又因其每每與性生活相關，故民初該病姑且可視為一種「性疾病症候群」（Venereal Syndrome）——它代表的是一種病理的、身體的，也是文化上的交會。

自近代以來，由於西方的身體觀大量透過各種媒介傳入中國，大剌剌的在書籍和報刊上公然地探討性與生殖知識，成為一種風尚。[23] 隨著日常中性觀念與性知識之開放，一些不好的惡果也隨之出現。當時丁福保即以一則「記老鐵」的真實故事來講述當時性病嚴重之背後的社會現象與省思。故事是丁氏有一次經過西醫院門口，聽見民眾正喃喃私評一名躺在棺材內的人，名叫老鐵。他不識字，但還算富有，後來投身入花花世界、縱情聲色，罹患梅毒，又羞於求治；後來心情鬱悶，絕食不語，最後死亡。丁氏藉由這個故事說明兩件事：第一，新學在清末民初挾潮流而入中國，梅毒淋病竟「視為常病」，而且「生殖器之新名詞，日以為口頭禪」，日日講也不會不好意思，社會風氣丕變；其次，病人不讀書也不研究新學，缺乏知識又加上放浪形骸，最終導致身亡，真是不勝唏噓。[24]

一位叫王士英的西醫就指出，當時的青年「揮『精』如水」，根據他的臨床觀察，罹患「虛弱」之病患，十分之九曾犯「劇烈之手淫」，至於遺精夢洩之症，更是幾乎「三人行，則必有一患」，情況嚴重。[25] 而手淫或夢遺將導致許多疾病，民國時很多藥商或醫師都將手淫、早洩、腦神經衰弱、腎虧等疾病，劃歸至「性病」的範疇內，甚至和淋病、白帶與梅毒並論。[26] 為什麼是「性病」的領域，就是因為這些疾病都隱含對「個人」日常生活性事不檢點的懲戒，以及對當時社會風俗敗壞之針砭。中醫惲鐵樵論及古代「七損八益」時，抨擊各家「採陰補陽」以及「道家爐鼎」之謬說，並直言房中書如《素女經》為「惡劣書籍」。他認為：「採補之說，其毒深中人心，凡富人廣蓄姬妾者，莫不由此。近來西人接腺之說，得行其術，亦無非此種謬說先為厲階之故。」遂導致「風俗之媱穢，民族之積弱，梅毒遺傳、流行之日廣。」[27]這些不正確的性觀念伴隨而來的疾病，皆為導致國族虛弱、疾病的根源。西醫余鳳賓更言，西方社會教導青年節慾的重要性，反觀中國父母卻羞於談論性知識，導致社會上性「衛生」知識淺薄，青年悟性與智力都因遺洩而大幅下降。他呼籲青年要控制情慾、預防遺洩的發生。[28]

以常理論，這類疾病應屬個人日常生活中非常隱私的部分，但現在卻常被公開拿來刊於報紙的「健康講座」上，例如有則「性病講座」的演講內容即宣稱：

> 患者羅君，年二十七歲，番禺人，某機關辦事。羅君早歲被劣友所誘，誤犯手淫，頻頻戕伐，虧損彌甚，直至二十二歲始痛自戒除，然生殖腺既遭摧毀，致釀成遺精之患。初尚一月數次，繼則一月十餘次，且遺後頭腦作痛、健忘失眠、耳鳴目眩。[29]

手淫一舉措，竟然可以「摧毀」生殖腺體，真令現代人感到不可思議。而在該陳述中，並沒有談到「腎」以及腎虧，但是卻談到了「精」的問題。「精」除了代表實質的精液，也代表無法看見的精氣。民國時有藥品廣告就引翁象川《悟真篇》注云：「精能生氣，氣能生神，榮衛一身，莫大於此。養生之士，光寶其精，精滿則氣壯，氣壯則神旺，神旺則身健，身健則少病。內則五臟敷華，外則肌膚潤澤，容顏光彩，耳目聰明。」[30]其實，腎為精囊，而近代以來的醫學話語，又將腎精之功能和所謂的生殖腺劃歸在一起，成為一種新的概念。民國以來，不正當的性行為（如手淫及過分縱慾等）被認為會使「體內的性器官與生殖腺的分泌作用受著妨害，影響到全身。」[31]生殖腺的健康大有取代「腎虧」論病的態勢。而不管是哪一種說法，傳統「精」的意義在其中都起著關鍵的作用。西醫王士英就說：「精為人身至寶，不惟子嗣所基，且能榮腦養生。凡患遺精者，精既枯薄，腦海即不能得其交榮。」[32]究言之，精的損失將導致身體的疾病，而且該論還與中醫的「還精補腦」說結合在一起，認為「精」的喪失也將連帶導致腦髓空虛，進而引發一些性疾病症候，[33]與腦連結的神經，當然也會受到影響而衰弱，[34]故謂：「蓋勞心過度，易傷腦力，造成神經衰弱之象，性神經亦受其影響。」[35]

這些論述頗指向近代社會風氣轉變，日常生活中依靠「腦力」的工作漸漸增多，「失精」和腦、神經之衰弱，是依著此種緊張的生活而有以致之。整個社會工作的風氣丕變，甚至有商人引進名為「健腦器」的德國商品，聲稱具「磁性力及具有潛熱」，可以「淨化頭腦鬱血，旺盛新陳代謝。主治頭腦不清、神智昏亂、文思不暢，記憶衰退」，更能治療高血壓、失眠，還有民國時期無所不在的「神經衰弱」。[36]廣告還建議某些人購買：「凡屬頭腦生活如學生、教授、作家、律師、公務員、會計司賬，及凡欲加緊工作者宜備一具。」[37] 更誇張的是，廣告竟然還宣稱發明家愛迪生（Thomas Alva Edison，一八四七～一九三一）之聰明才智與創意，就是來自這個器具的幫助。不過，腦的功能並沒有完全取代傳統醫學的術語，例如思考過度，還是被稱為「傷神」，而非「傷腦」。此外，導致身體這些傷害的根源，更多是指向所謂的性疾病，例如「遺精」，有一則廣告指出：

健腦器

有說明書奉贈

上海靜安寺路斜橋路四十三號

上海理療器械發行所

> 近世青年，大都受惡環境之影響，好倡自由，不受拘束，荒蕩奢侈，流於浪漫，故多遺精之症。其他一部分自好青年，則又刻苦砥礪，奮勉有加，兼之不景氣現象，到處皆然，感於生

活之壓迫，經濟之恐慌，又不得不努力奮鬥，以解決其生活問題，因之心神之太勞，神經漸次轉為衰弱，由此造成遺精之症者，蓋比比然也。[38]

雖然在某些論述中，腦與神經等中樞系統的疾病被強調了，但就如日本學者栗山茂久所言，中國醫學的臟腑有高低位階的論述順序，若對西醫而言，腦與神經絕對是西醫身體論述內的中樞；但在我們看到的這些論述中，腎精的充足，反倒影響了腦和神經的健康，可謂在中醫的脈絡下，當時疾病的定義雖略有改變，但並非完全被西方生理學壓倒，「腎精」依舊可以影響「腦」的健康。[39]梁實秋（一九〇三～一九八七）曾舉一大串疾病來說明傳統中醫的看診，其中談到：「腰疼即是腎虧，大致總沒有錯，摸不清病原也要下藥，醫生不開方就不是醫生。」[40]可見有相當多的疾病，中國人總是會想到「腎」出了問題。故而與腦功能相關的神經，它的衰弱、或所謂性神經之衰弱，總是與未老先衰、身體虛弱、老化等「腎虧」的症狀畫上等號。[41]以上這些面向，都有前人或多或少的進行梳理了，以下將針對民國以來「性疾病症候群」，從補腎精到補荷爾蒙之間的變化，進行一個身體和醫療史上的考察，最後再探討藥品和日常抗病的實際狀況。

二、處在新、舊身體觀交會的近代中國醫學

這裡所謂的中國醫學，主角絕對不只是中醫或西醫這樣的二分法。就像前文所論，其實很多觀念都已經是一個中西融合的疾病或身體觀之呈現。古代中醫論「虛」、「勞」、「損」，絕非單指「腎（虧）病」而言；五臟都有「精」，治療虧損不會只強調「腎」。[42]但是時序愈往近代，腎的虧損愈被強調至一個高點。本章不擬追溯這個源頭，只針對近代的部分加以闡述。

根據西方生理學的解釋，中醫惲鐵樵在醫書中大量介紹人身腺體的知識，這是過去中醫知識內沒有的生理學內容，但他還是認為：新的西醫知識與傳統身體觀有許多相合之處，他說：「欲昌明中醫學，自當溝通中西，取長補短。如人身五臟六腑，依《內經》形能之法推究，確有交互之關係。西人發明合而孟（按：荷爾蒙），適足以闡明此事。余以為臟腔腑相互之關係，在於腺體。」[43]雖然惲也有某些疑問，但他還是善用中醫「整體」的觀點來看腺體的運作，認為「各腺體有交互關係」。[44]其中有「荷爾蒙」一詞者，惲認為其分泌就是古代所謂「天癸」之來臨。他說：

據《湯姆生科學大綱》，生理學家最近發明，人身之發育，由於腺體，腺有兩種，有有管

腺，有無管腺。有管腺主分泌可見之液體，如汗、唾、淚等。無管腺亦主分泌液體，卻不可見其所分泌，非精、非血、非脂、非膏，有之則四肢百體健康，無之則四肢百體萎縮，因名其所分泌曰「合而孟」。曾用動物試驗，當發育期割去此腺，則猥瑣不長，而各無管腺，復各有專職，割去某腺，則某種官能萎縮，大略在新生理說腺篇。近頃彼邦擅返老還童術者，無他謬巧，不過割開生殖腺，以山羊腺接之，雖齒危髮禿、七十老翁，經割後數月能恢復壯歲聰強情狀，經文云：「天癸至」。精氣溢瀉，天癸竭，腎臟衰，形體皆極，此天癸者。若欲指其物以實之，吾必以「合而孟」當之，此一說也。[45]

惲介紹這個說法，除了闡述了中醫較不重視的身體內形質之功能外，其他和中醫生理學仍可接軌，並與我們文初談到康有為追求青春健康的史事相吻合。惲氏認為，這樣的比附不是隨意為之，即使西醫「解剖漸精」，但他還是說「中國醫學是一貫的，不必有此等比附，而確有至理，絕非模糊影響之談。」[46]只是，「合而孟」畢竟不是腺體的本質，惲氏將之視為一種類似人類身體腺體分泌液體的原料，而這個原料的來源，就是吸收食物的營養後所化成的血，滋養了各個臟腑後，臟腑再分別製造腺體之液。[47]照他的推論，「合而孟」是各臟器的腺體都用得上的原料。[48]他以中醫所說「腎受五臟六腑之精而藏之」，與西醫是不完全相同的，因為「合而孟」乃各種無管腺之內分泌，不單指生殖腺；而《內經》之論卻專指生殖腺，故有所不同。惲不認為荷爾蒙或腎臟這兩者有絕對重要的地位，因為五臟是整體的，不能單看一個臟腑，他說：

《內經》從生理、病理之形能立說，所謂腎者，主水，受五臟六腑之精而藏之，皆是生理之形能。其云：五臟盛乃能瀉，不云腎臟盛乃能瀉，亦有顛撲不破者在。假使僅腎臟盛，便無餘事，則僅僅割換生殖腺便能長生不死矣；今割換生殖腺仍不能長生不死，可知一臟獨盛之無益。然則五臟盛乃能瀉，豈非甚確。總之人體祕密，探討不盡，現雖知有「合而孟」，其真相若何，各腺體交互關係若何，各腺體與各臟器交互又若何，畢竟有不明瞭者，在吾人綜合中西學說觀則之，即比較能得要領，是則讀書之方法也。[49]

如果惲在吸收西醫的知識後做出這樣的理解，那麼是不是「腎」的位置不會特別重要呢？惲沒有進一步論述，他對神祕的「合而孟」知識仍帶有不少的迷惑，他只能用這樣的例子來說明：移植生殖腺並無益於長生不老。

另一位中醫余無言（一九〇〇～一九六三），也觀察到人身臟腑上「腺體」分泌的問題，他在解釋《金匱要略》中的「消渴病」時，想到了「糖尿病」的例子。除了在病名上加以對照外，他還解釋了胰臟與其腺體之相關病變與糖尿病的關係。他認為近來胰島素（Insulin）治療該病的成績頗有可觀之處，其原理就是用動物身體內的胰腺中，抽出有效成分而製成藥物。余認為，古代中醫注意到的「腎虛」，只是一個單一面向而已；[50]但「腎虛」又是個極其重要且關鍵的病機，他說：「中西醫之治療，其目的不同，而收效不殊，何耶？一再思之，體內各部組織其質同者，必相互通，連胰為腺體，而腎亦有腎上腺，均有分泌作用者也。故胰腺有病，而發生脂肪變性時，亦能累及腎上腺及腎臟，而生脂肪變性。今西醫以胰腺製劑益其胰腺，胰病將癒，則腎病亦必不治而自癒，此為順治法也。……中醫用腎氣丸，益其腎臟，腎臟健則腎腺強；腎腺強則胰腺之分泌亦必旺盛。」[51]所以在臨床上，余氏還是回歸到以腎臟（腺）為主的論述，腎的地位仍非常顯著，而余氏也未放棄中醫從整體看待身體病理之原則。

惲鐵樵所論雖略有不同，但是對於本章所關注的性病症候群方面，他還是頗為傾向將眼光放在腎與其腺體——生殖腺上面。以下舉兩個古老的疾病來看生殖腺體與腎臟的新關係，對舊說產生了何種影響。一是「女勞疸」，惲認為乃「色慾傷腎得之」。[52]他就自己的診治經驗分析，該病有兩種，與古書記載不盡相同。一種屬於急性，他說患者皆「喜作狎邪游」，「此種與尋常黃疸病不同者正在血分不清，腎腺有毒，此為現在歐化世界極普通之病狀，或者非古人所習見。」又有一種是屬於慢性的，也類似一種文明疾病。他說：

三十年前，曾見一人年未弱冠，面部薑黃色，全無血氣，肌肉頗不瘠，惟神氣稍呆，且行功舉止不似少年，有早熟意味。余醫案中往往有規矩權衡不合之語，即是指此種神氣而言，蓋其腺體病者。然何以有此？當時余不知醫，問其人何故面色如此，據云十四歲時，其兄挈之入妓院，旋有事他去，將渠寄居妓院中，屬之老鴇可十日許，此十日中，為諸妓所嬲，遂致於此。後來余推究其故，童稚大摩腺未全消，腎腺不發達，此須聽其循序發育，不得促進，促進則體工為亂，故有此早熟症象，雖幸而不死，其人亦成廢物，尸居餘氣，靈慧全無。此種當是正式女勞疸，然卻無治法。後來曾見類此者數人，其父兄都不審，以為是少年老頭，余則心下了然，灼知其故，但不肯言明耳，於此可知教育後輩之難。古人男女七歲不同席，實有不得已苦衷；今人提倡解放，打倒禮教，彼又安知流弊所及，可以成禽獸世界，豈止早熟而已。[53]

這就是一種不良的生活影響到腺體不正常之發育，導致身體衰敗虛弱的例子。而且這些疾病和整個社會生活開放、受西化影響有所關聯。惲還反覆申論身體內腺體與神經的關係，並以之解釋許多病理現象；在這當中，他非常強調「生殖腺」的重要性，因其具有生命延續不絕、新陳代謝之意義。[54]

另外，惲還取西方的理論來詮釋《內經》中的一個虛損疾病——煎厥。其實在《素問・生氣通天論》內，該篇不過是申論人體「陽氣」的重要性，而且歷代醫家的解釋，多認為煎厥是一種「氣逆而厥」的病症。[55]但後來的醫者卻著眼於文中「精絕」二字，並引之來解釋人之「虛勞」。惲鐵樵言：「煎厥屬腎，故云煩勞」。[56]整個身體虛與勞的病症，這時都和腎的精氣虧損有關。傳統中醫認為五臟皆有勞，但余無言認為，《金匱》中所描述：「男子失精，女子夢交，精氣清冷，陰寒自出，面色白」；或虛煩不眠等「虛勞（癆）」之症狀，應為最常見之「腎勞」，[57]特別突出「腎」的位置。另外，除了腎，我們也不可忽略惲談到的肺臟，因為該臟腑與肺癆之發生有密切關係，所以肺與腎的「虛」症，也常被放在一起論述，惲氏言：「腎虧於下，肺萎於上，然後成此病。惟其肺萎，然後涕泣俱出。惟其腎虧，然後血液俱乾。腎腺壞，則遍身之腺皆壞，無內分泌故也。液乾，則血中酸素自燃，無有不顯熱象者。」這種（虛）熱的症象，就會導致「上盛下虛，失眩耳鳴」等症狀，而且提出「腎腺壞，則遍身之腺皆壞，無內分泌故也」，可見腎臟與整體內分泌的關係甚為密切。[58]所以，不一定是房事所傷，操煩勞倦也會傷腎，這樣的說法已經將「勞」與「腎」劃歸在一起了，加上內分泌的學說，這已是十足的中西醫匯通論述，「傷腎腺」等於內分泌功能低下。

當然，民國時還有許多對於腎臟的新描述，「補腎」這一概念就充滿豐富的意義。[59]像是補腎不一定代表補精，而可能是排出體內不好的物質，這就充斥了西醫的話語。因為在中國古代，「腎」是不能夠隨便亂排出身體物質的，包括精液，若隨意使用利尿之藥物，可能導致腎中之精氣外洩，導致腎虧。[60]但一則「第威德補腎丸」的廣告，卻指出所謂病痛之發生，既不是天氣多變化的外界因素，或罹患感冒，而多是「腎虧」所導致。而腎虧之因，乃因腎臟「不能去除血液內之尿強酸質」所導致，而「以顯微鏡照之，其形如碎玻璃」，這應該是指尿酸在體內之沉積，故此補腎藥正是要幫助排出這些物質。[61]「補腎」可以保持健康，也可以返老還童，但它絕對不只是「補精」而已，還要幫助其「代謝」正常，此即十足的西醫話語了。也有廣告的文字指出：「醫師及科學家云：吾人腎臟共有九百萬纖細小管或濾清器，必須時時工作，日夜不息，以清除血中之酸質、病素、毒質、菌類，及老廢物。否則身體勢必徐徐受毒，……如腎及膀胱失司，則君必覺得未老先衰。」該藥可以用來治療風溼骨痛、背痛、體弱無力，甚至不時傷風等等症狀。[62]故所謂「補腎」的思路或有不同，但是透過補腎可以治療百病，在民初的衛生論述中是一點都不誇張的。接下來我們分成幾個小

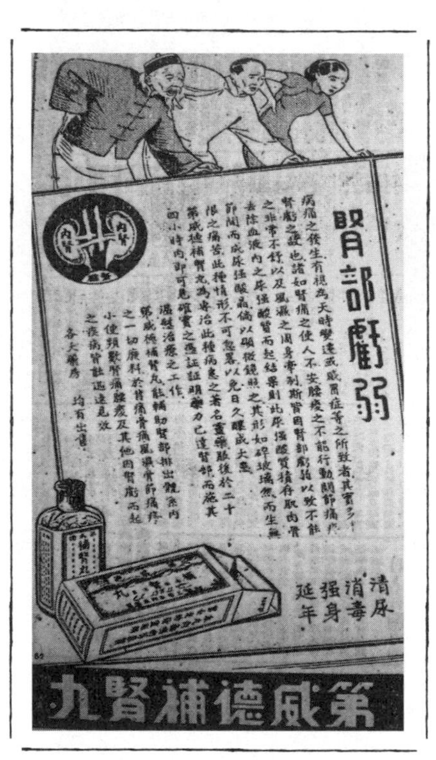

民初知名的「第威德補腎丸」廣告。

節，加入藥品和日常生活之疾病，來討論荷爾蒙療法在補腎和治病上的日常實踐。

三、日常疾病、藥物與荷爾蒙之關係

①「性疾病症候群」——失精、不孕與陽萎

在古代，性慾不但不是不道德之事，還與「衛生」絕對有關。透過養生、房中的技術方法，保證了男性絕對充足的性慾與精力之來源，這其中不只有享樂的成分，更多是為了生育的需求。[63]本節所謂「失精」身體觀，是指用不正常的方法，讓身上的精液流失，包括遺精症、色慾橫流、手淫等等，都可劃歸在內，這是民國時性疾病症候群最大的一個概念群。而對中國人而言，陽萎導致的不孕，則是最嚴重的後果。將「性疾病症候群」放在論述的第一段，乃在於腎虧和荷爾蒙兩者論述的中心，是從這些疾病及其所衍生的症狀開始的。

當時的人所追求的「衛生」，並非一種國家式的控管，反而很多是一種追求「個人」式的健康和衛生。如果「衛生」可以許民眾一個可預見的「未來」，真正的健康概念會是什麼樣子？三〇年代，不少廣告訴求的，都是個人的強壯與青春，讓人免於虛弱。例如「預防衰老」，即使聽起來不怎麼真實，但是確實是人們最重視的養生要目之一。當時有位叫俞伯符的醫師，就翻譯了一篇摘自德國醫學雜誌上的〈預防衰老的認識與實踐〉，指出「身體」和

「精神」上的虛衰，必須同時注意；任何一方面的衰老，都是不正常、不健康的。那麼，為什麼人會衰老？這篇文章給的答案是「過勞」，生活上要能避免身與心之過勞。另一因素就是「生殖腺」的問題，如果能讓體內的生殖腺持續不斷地分泌激素，就能預防衰老。該文章指出：「內分泌旺盛之後，可以直接使男子的睪丸壯盛，女子的卵巢障礙盡除，此時正如奧國生理學家司單那氏所說：取動物的睪丸或卵巢，實行移植，即可返童。故攝取強壯動物的生殖腺素，以預防衰老，更為有效，所以他高唱返老還童的方法，被學者一致讚許。」[64] 這類說法，恐怕相信者就如同康有為之流，不過，有琳瑯滿目的藥品可供選擇，倒是可以免除外科割腺之苦。

早在二〇年代，人體內分泌學說已被大量介紹到中國，[65] 但要到三〇年代後，「荷爾蒙療法」之相關藥品才大量出現；直到一九四五年，美國醫界仍票選其為二十世紀初著名的十大良藥之一。[66] 並且，荷爾蒙藥品還超越了傳統中醫「寒熱」的論述，它的藥品廣告中說明了荷爾蒙是「不寒不燥」的，這樣的宣傳策略提高了藥品的使用性。[67] 它替代了既有「補腎」論述中某些補氣、補陰、補陽的論述，而直接以荷爾蒙來補腎；更精確地說，應該是補腎臟主管的生殖腺素。[68] 例如有一個當時很有名的藥品「生殖腺素」，就體現了這種思維。該廣告宣稱：「人身腺器密布，全體之營養賴之。而八大腺官之中，尤以生殖腺為最重要，凡生殖腺衰弱者，不第性病迭出，且多病瘦弱、未老先衰，治法自以投服『生殖腺素』為最對症。」

還舉實際日常生活例子來說明：「患者周君，因為手淫及早婚所傷，以致罹有神經衰弱及性病。」後來購買五洲藥房生殖腺素後，神經恢復健康，性病也康復了，回復了青春與健壯。[69] 這類藥物的基本假設與治療力量，現在看來諸多不可思議。例如言：「生殖腺內分泌旺盛之後，可使身體的各部器官，皆有適當充分的發育，並能排出體內多量有毒的代謝產物，幫助中樞神經系統與感覺器官等消滅疲勞，血液循環得當，減低身心疲勞的壓迫。根據這幾點有力的學理，奧國的生理學家司丹那氏乃發明生殖腺素製劑『生殖素』，它的功效，能將藥力由生殖腺輾轉傳達到血液，使全身發生一種滋補抗毒的作用，以掃清腸壁中從食物內所吸收的毒素，因此能使吾人保持健康，而延長生命。」藥品還分有男、女兩種專用藥，聲稱「依照真正的科學原理及醫學原則」，打破「人生七十古來稀」的魔咒。[70] 這則廣告充分融入了上一節所言：腎臟排除毒素的功能，這是古代補腎藥不可能會出現的觀點。

在性疾病方面，該藥品宣稱：美滿的婚姻不是只有愛情和麵包而已，還有「雲雨之歡」必須重視，但常常難以啟齒，此乃古今中西人民皆會遇上的問題。當時不少醫藥廣告也如是說：男性手淫、遺精而導致早洩，進而發生「性障礙」，結果造成無法產生一種「溫柔的愛情」，致使發生家庭破碎等問題，老婆甚至罹患「歇斯底里」，好不悲慘。這是導源於身體生殖腺素的枯竭，故要服用荷爾蒙製劑加以補充。廣告甚至指出，應該「坦承」向老婆告白，兩人一起面對性機能障礙，趕快服用藥物才是上策。這些廣告，多請醫師背書，而且大多是西醫，[71]當時有不少廣告都指陳，戀愛由熱情轉向冷淡，通常是因男性性機能衰弱而導致。[72]

在清代曹庭棟的《老老恆言》內曾指出一補腎法：「手心通心竅，握腎丸以臥，有既濟之功焉。嘗畜猴，見其臥必口含外腎。《本草》謂猴能引氣，故壽。手握腎丸，亦引氣之意。又有以川椒和綿裹腎丸，可治冷氣入腎。」[73]但在近代，外腎（按：睪丸）可不能亂握，手去撫摸生殖器，極可能導致手淫，這種「養生」之道在民國時已行不通。取而代之的是，手淫會導致遺精，對健康有害，「精」從身體遺瀉至外，將會導致肺結核、心臟病、頭痛、失眠等虛弱症狀。[74]這時傳統醫學的「保腎精」就提供一個合理的論證：「養生之士，先寶其精，精滿則氣壯，氣壯則神旺，神旺則身健而少疾病。……青年之患遺精者，每月一、二次，尚無大礙，若三、四次以上，或一夜數遺者，其精神身體，將受到絕大之影響，且不利於生育。」所以遺精本身就是「虛弱之根」、「弱種亡國之源」。而為了治療遺精症，佛慈國藥廠生產的「佛慈金鎖固精丸」，強調結合了朱丹溪的「金鎖思仙丹」、「丹溪固精丸」與「仲景桂枝龍骨牡蠣湯」等諸方加減，完全沒有西藥「血管緊縮劑」，會產生「神經細胞萎縮退化，誘發陽萎及房事無能」之副作用。藥商還宣稱，這個方劑是克制慾望的藥劑，不是我們今日所想的「壯陽藥」，它能使神經強健、制止外來刺激，故能克制慾望，避免遺精症發生。[75]這裡提到「神經」的問題，當時藥品廣告認為，神經比較衰弱或是神經質的人，往往較容易犯手淫的毛病。

如果真的不能避免「精」的失去，就要積極補充其原料——荷爾蒙。某些醫藥廣告強調男女之衰老和性疾病，「多是因為血液中荷爾蒙（內分泌物）缺乏而促成」，所以荷爾蒙被稱為「生命的源泉」，並且在藥品中加入健壯動物的「睪丸素」（男用）、「卵巢素」（女用）、「攝護腺素」（男用）等荷爾蒙原料，可根據性別來選用，避免衰老和疾病。[76]一個當時著名藥品叫德國「壽爾康補片」，強調該藥採取牛、羊、猩猩等健壯動物體內之「內分泌Hormon」物質，可以調整體內「造精造血」功能。[77]且服用這些藥品具有恢復性功能，治療不孕的積極意義。例如一則醫藥廣告刊登：某富人因為無子繼承財產，所以平時被窮人謾罵坐擁「不義之財」，才

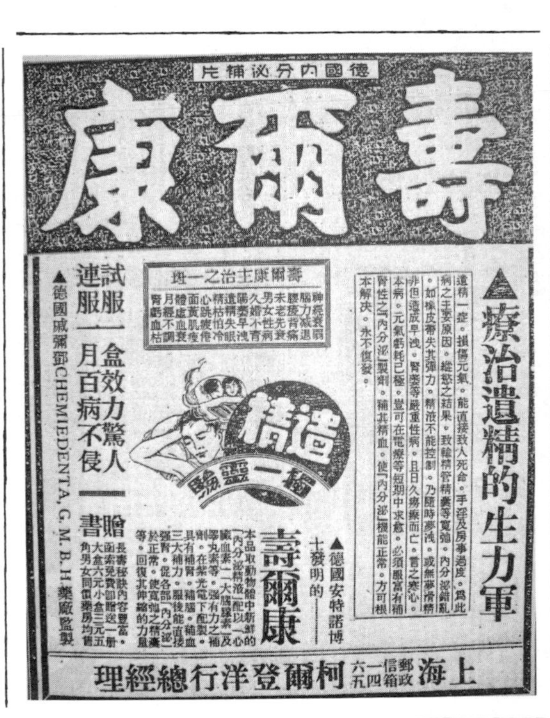

導致「絕子絕孫」，錢財更帶不進棺材；結果，富人吃了好（荷）爾蒙藥品之後，立刻「生個大胖兒子」。這是因為該藥「能糾正人體內分泌機能，使男性寬弛之輸精管及衰老之青春腺，恢復原狀，女性之卵巢康健，卵珠活潑，經期準確，凡男女性障礙諸病一掃而盡，從此精血充足，體格壯健。」至於女性滑胎、小產、白帶、不育等病症，也皆可治療。[78] 另一個名為「補體康」的藥物，強調「補給生命之要素——荷爾蒙」，可以主治神經衰弱，讓記憶力增強；也可以助長發育、旺盛身體機能，治療腎虧腰痛、遺精、不孕、精神易感疲勞等等；還可治療腦弱失眠，並可透過增強食慾來補充身體的新血液。根據它的敘述：「人體內第一要素，為內分泌（荷爾蒙），如一旦內分泌機能失常，即缺少此項要素，則百病叢

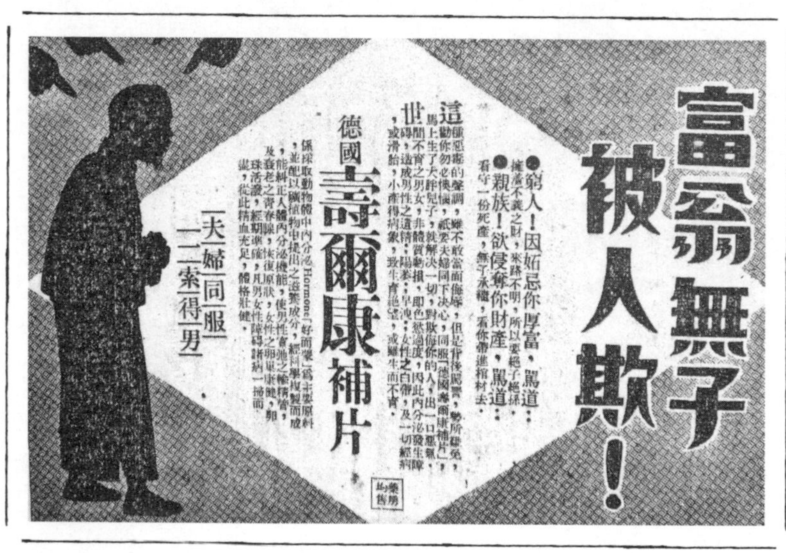

生。」「近世內分泌療法，以『補體康』一藥為最，係使用勇壯動物之睪丸精、蛋黃素、維他命、番木鼈膏等，富有矯正內分泌機能失常之成分。」[79] 此外，還強調可以改變衰老容貌，重拾青春。[80] 廣告除運用「荷爾蒙」的概念外，也加入了維他命、蛋黃素等當時市面上常見的幾種補養藥品，可以說將一切三〇年代可以「補養」身體的概念全用上了。[81] 而且有些荷爾蒙藥品，例如上海新亞藥廠製造的「賀爾賜保命」，直接就說明可以治療腎虧，可以說是補充、更新了傳統的補腎治療觀。[82]

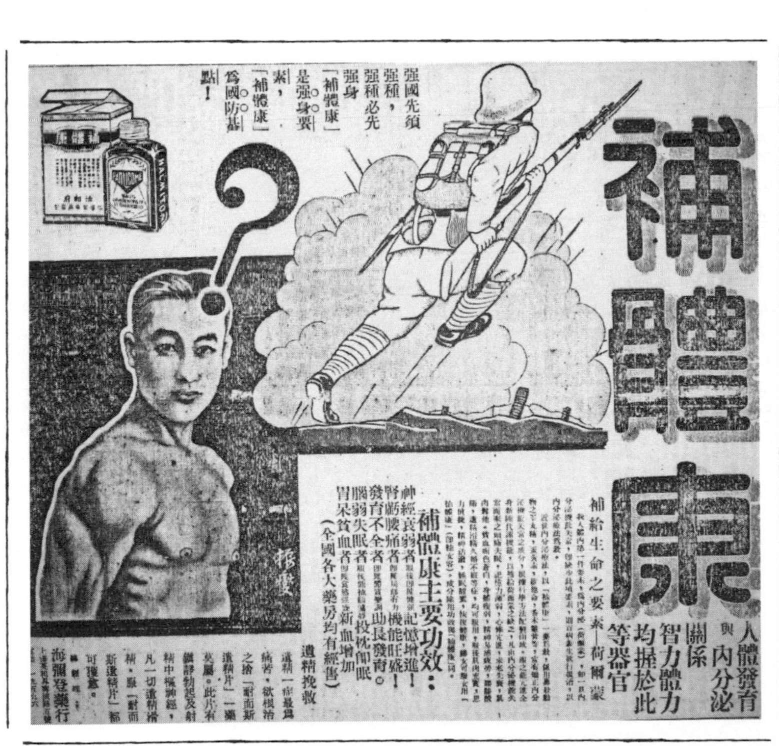

上面介紹的這些藥物明顯多是西藥，但是中醫在看診時，也會使用這些西藥，來進行一種中西醫藥結合的治療。張寧在其研究中曾論述中醫張錫純（一八六〇～一九三三）運用「阿斯匹靈」的例子，可茲對照。只是運用荷爾蒙藥物，乃更大程度的參入西醫的話語和理論架構，和張錫純「阿斯匹靈（西藥）中藥化」的脈絡還是略有不同。[83] 中醫余無言描述他治療一個怪症時記載：

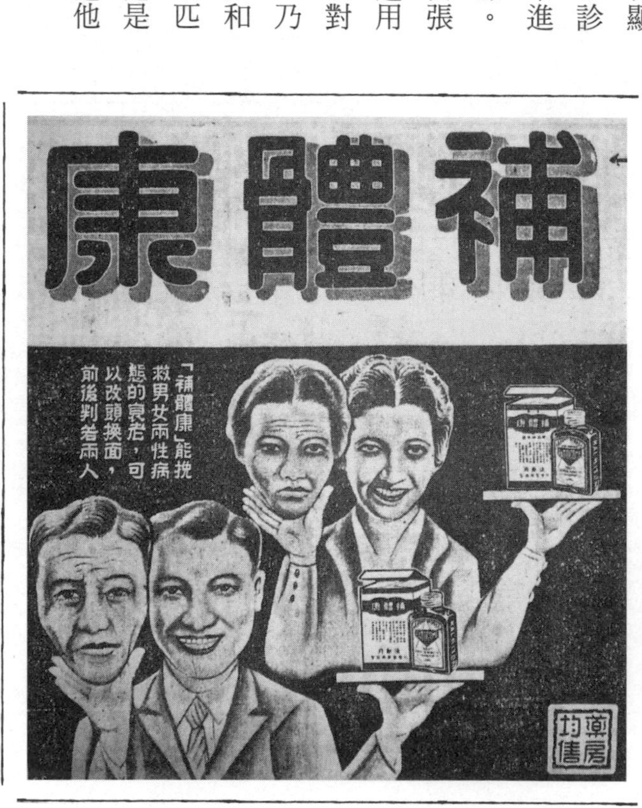

> 患者許開勛，年已五旬，身體高而且胖，平素即有頭昏氣喘之疾，但亦不甚。於民國二十四年春二月間，覺兩手指麻木，如此月餘，時作時止，繼則麻木及於兩臂，又或一側手臂頓

麻，頭昏更甚。更進則項背腰臂，均感麻木。漸及兩腳步行呈蹣跚狀態，強行數丈之遠，則必頭眩腳軟，而頹然倒地。於是飲食亦少進，腰部酸痛，四肢時發震顫，畏巨響、悍急呼、怕煩囂，幾於萎廢。經上海諸大名醫治之，均無效果，有當風邪治，有當血虛治，有當萎症治，內服湯藥，外施針灸，甚或求治於外科及瘋科。[84]

這位虛弱病痛纏身的患者求助無門，找上了余無言的父親余奉仙（一八六〇～一九三九）。患者乞求余父開一方救他，並自述：「過去色慾過度，必因腎虧而致，此必《金匱》所謂血痺是也（《金匱》以血痺虛勞同篇）」。余解釋，這個病況因為拖了很久，所以原來在《金匱》內對應的方劑

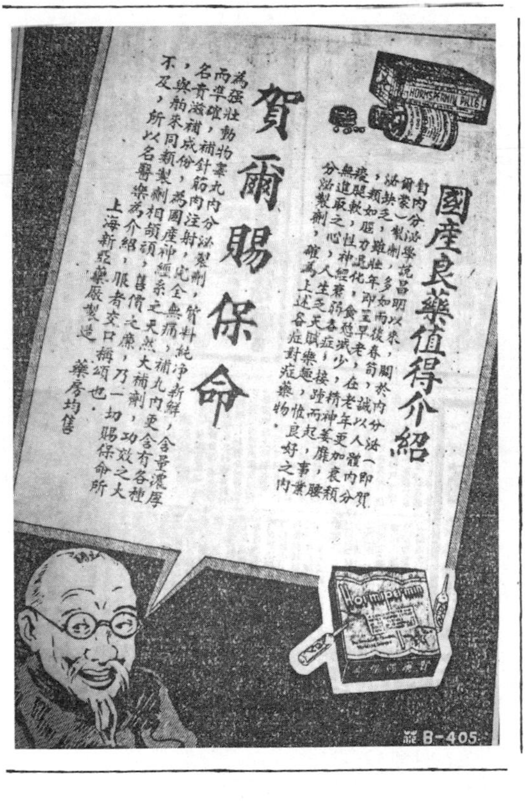

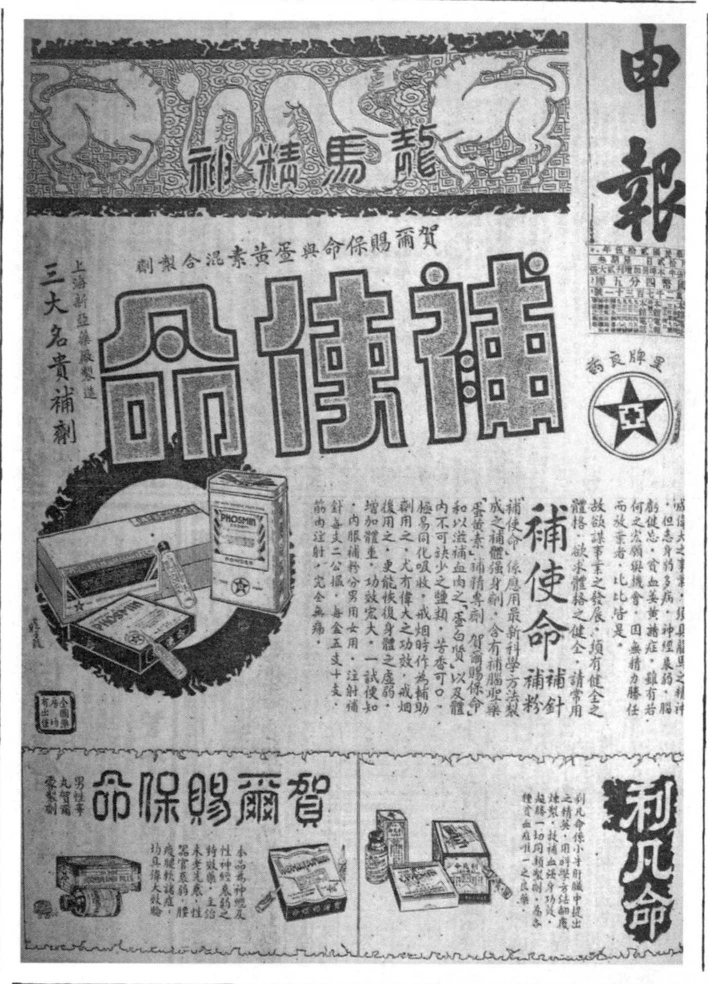
申報
龍馬精補
賀爾賜保命與蛋黃素混合製劑
補使命
上海新亞藥廠製造
三大名貴補劑
星牌良藥
補使命
補針
補粉
補使命係應用最新科學方法製成之補體強身劑，含有補腦聖藥「賀爾賜保命」「蛋黃素」補精專劑，和以滋補血肉之「蛋白質」以及體內不可缺少之鹽類，芳香可口，極易同化吸收，戒烟時作為輔助劑用之，尤有偉大之功效，戒烟後用之，更能恢復身體之虛弱，增加體重，功效宏大，一試便知。內服補粉分男用女用，注射補針每支二公撮，每盒五支十支，筋肉注射，完全無痛。
賀爾賜保命
男性專用賀爾蒙製劑
本品為神經及性神經衰弱之特效藥，主治未老先衰，性器官衰弱，腰痠腿軟諸症，功具偉大效驗。
利凡命
利凡命係小牛肝臟中提出之精英，用科學方法加以煉製，技補血強身功效，超勝一切同類製劑，為各種貧血症唯一之良藥。

「黃耆桂枝五物湯」已不堪使用。後來身為中醫的余氏決定用荷爾蒙「臟器療法」試試看，每日替患者注射「安度賜保命」（Endospermin）兩支，結果五天後麻木症已經痊癒將近一半，後來余父又寄給病人中藥補腎方劑，再繼續注射「安度賜保命」前後五十支，囑其減少色慾、生命為重，後來病痛遂癒。[85] 余無言認為這個西藥頗有用處，「賜保命」商品其實還有各類複合製劑，例如「補使命」，強調同時含有「補腦聖藥『蛋黃素』」和「補精專劑『賀爾賜保命』」兩種複方。「賜保命」即「spermin（精胺）」，是一種營養素，當時被認為是荷爾蒙的原料，而大部分藥名前面

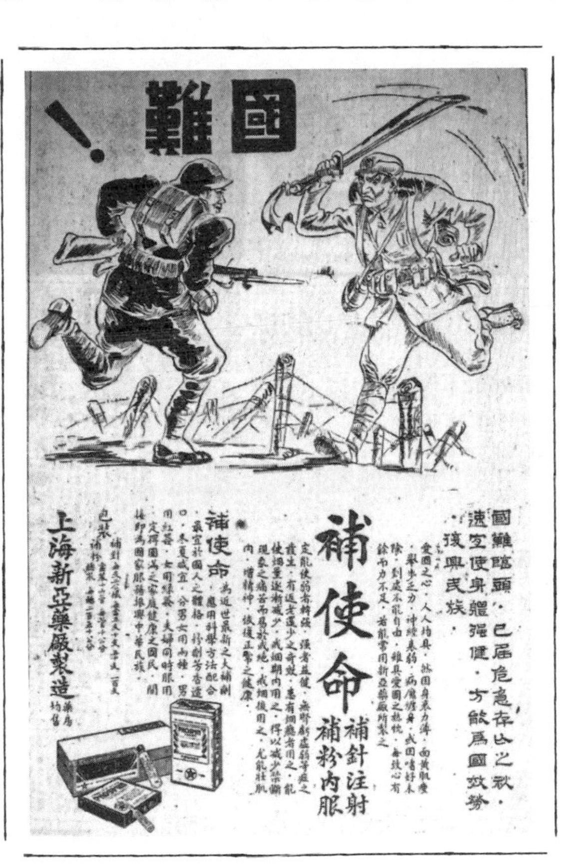

愛國之熱誠，必須有健康的身體才能實踐。該藥即以「國難」為訴求，說明要轉弱為強，才能為國效力。

有「賀爾」兩字的，都是荷爾蒙製劑的意思，例如「賀爾賜保命」即列出「男性睪丸賀爾蒙製劑」字樣[86]。關於這些藥品的原料，多是動物之內臟，余氏也論及歷代臟器療法，他舉王肯堂《證治準繩》有「羊腎丸」、「羊腎羹」方，以及沈氏《尊生書》中也有「羊腎丸」，甚至後世還有人使用豬腎加杜仲、黃耆、茴香等中藥來配合治療腎痨，這就叫「以腎益腎」，並解釋那是古人的一種理想，沒想到今天被西醫的「臟器療法」給證實了。余更說：「西醫亦知臟器受病，惟更用動物之臟器能補益之。故貧血者，常用肝臟製劑力弗肝（Liveoc）及利凡命（Livemin）等，後者被強調是一種由「小牛肝臟中提出之精英」，所以能夠補血。色慾過度者，常用睪丸製劑之賜保命（Spermin）及賜貝松（Sperzon）等。」余認為臟器療法之神奇，中西醫生都說不出個所以然來，但功效卓著則為一致認可，而其背後之關鍵，即是荷爾蒙，本書在最後一章還會專門論述這些藥品。[87]

②外感熱病與肺癆

外感熱病學是中國內科學中相當顯眼的學科，它在近代常常被拿來和細菌學相比較，諸多罹病與抵抗力之論述，也涉入荷爾蒙之論述，展開一種中西醫的對話。[88]例如當時有一日本藥品名「仁丹」，強調可預防瘟疫、時令病症（按：如感冒、發燒）等。在廣告中論到「不勉衛生」或「不慎飲食」，都會罹病上身，而該藥具有強大之「健胃力」和「殺菌力」，可以保持人們健康；[89]透過強化「胃腸」來增強人身抵抗力，以達到「殺菌防疫」之效力。[90]不過，在另一些它的廣告中，我們驚訝地發現，該藥卻又強調可以促進各種好的荷爾蒙分泌、充實營養，讓孱弱者的抵抗力和體力都得到增強或恢復，[91]更有仁丹的廣告直接說添加了「好爾蒙」和「維他命」。[92]特別的是，一九二〇年代之前的仁丹廣告只有強調「身體健壯、精神盛旺，防遏時疫」，並沒有談到荷爾蒙，[93]可見藥品的功效與推銷話語，會隨著新科技的產生而轉變。

與外感病相關的還有「癆」的問題。清末民初受西醫影響，通常以肺結核病比附中醫的虛勞病，從而衍生出肺癆、癆病、肺病等名稱，並有《肺病論》（一九一四年葛廉夫、葛蔭春合著）、《癆病指南》（一九二〇年秦伯未撰）、《虛勞研究》（一九三六年朱振聲編）等著作出現。[94]而民國初年的醫界，也常常認為外感病拖太久或沒有調養好，將會轉成肺癆，例如言「傷風不醒（癒）便成勞（癆）」便是一個常見的概念。[95]這都是一種外感病不癒轉成內傷的例子，在中醫學的論述中屢見不鮮。而虛勞也與第一段所談的色慾傷身等諸多論述高度相關，余無言談到：「中醫謂虛勞之症，皆由外傷酒色、內傷七情、飲食勞倦，嗜慾無節，所以致此。蓋酒傷肺胃，則溼熱薰蒸，而血氣銷爍，色慾傷腎，則精室空虛，而慾火無制。」[96]虛勞多由日常生活不檢點或不知節制所導致；而各種外感病的預防與調養，也常連結至荷爾蒙的療效，這都加強了該藥品和外感病、肺結核之間的連結。

外界季節、環境「氣」的變化，是界定外感病最重要的學說之一，無論感冒、傷寒、溫病皆如是。[97]這些外在的「氣」，往往也影響人體荷爾蒙之分泌，例如：「黃霉時節，陰晴無常，乍寒乍熱，人身受天氣之影響，荷爾蒙失其正常，精力時感不足，疾患紛起。」[98]亦即時氣變化也會導致身體虛弱。又如「德國壽爾康補片」的廣告指出：

> 入秋以來，酷熱非常，這就是秋行夏令的「秋老虎」。因氣候不正常，人體內分泌機能，往往錯亂，從此妨礙新陳代謝，營養欠缺，立即發生失眠、疲倦、煩悶、小便、短赤等現象，抵抗力日漸薄弱，易染時疫，及釀成腸胃諸病，如「傷寒」、「痢疾」、「瘧疾」等，防不勝防，最妥當之方法，惟有服此。[99]

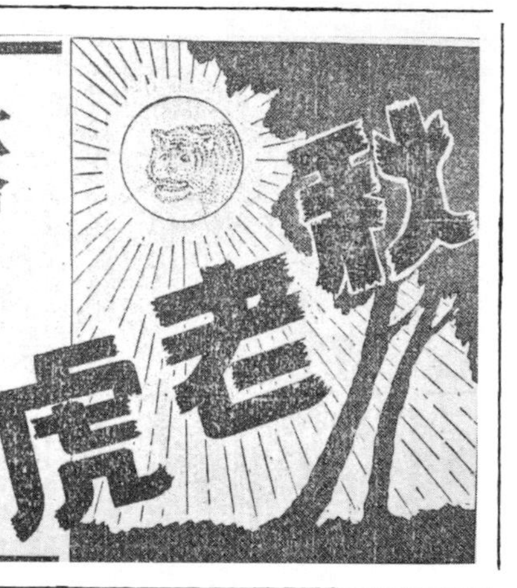

這類廣告多將內分泌的正常等同於人身抵抗力的強盛，並且，人體的內分泌有很多類，就像惲鐵樵講的，腺體的種類繁多，但這些論述常常都指向是與腎有關的生殖腺分泌正常與否相關，可能受季節、時氣的影響較大，稍有不慎就會導致嚴重疫情；而服用荷爾蒙內分泌製劑，就可以增加身體「抵抗病菌」的力量，[100]並可阻止各種外感疾患和疫病之發生。那麼，什麼人容易罹患外感病呢？除了一些慢性病或特殊疾病的患者，還包括抵抗力較差的老人和小孩，這是我們的一般常識；但民初的日常生活，充斥著大量精氣流失而導致疾病的論述，其中之一就是「遺精」導致外感病。一則廣告指出：有位叫姚允平的讀者投書報紙，說自己遺精很嚴重，竟謂「遺（精）時尚在睡鄉，醒時早已完了！」常感頭暈目眩、身體發冷，而且很虛弱，容易罹患感冒。後來他自言服用「希米脫氏固精片」和「生殖素」之後，感覺好很多。讀者還問了一些有關這些藥物的問題，醫生在報紙上回覆：該藥為「聯合睪丸腎上腺、腦下垂體、甲狀腺等內分泌要素製劑」，是根本解決遺精問題的特效藥，大概吃五、六匣（盒），就可以治癒；並呼籲服藥期間必須「禁慾」，待治癒後才可再行房。[101]在某些地方，這個藥強調是加生殖腺素，但它到底是什麼？根據資料，它其實是一些腺體的綜合製劑。大部分藥品還是用生殖腺或荷爾蒙製成，「大雜燴」式的解釋，什麼動物腺體素都加進來，大概僅是一種宣傳手法。[102]

而內分泌外感病的調養部分，也非常重要。例如一則以增強抵抗力為主的廣告就指出：

「（德國壽爾康補片）取動物體中之內分泌Hormon好爾蒙，為主要原料，能使服者內分泌正常，促進新血之生產量，補腦強腎，擴大體內天然抵抗力，一切已成未成之疾患，無形消滅，四肢百骸，六臟六腑，皆極強健，試服一月，精神勃發，百病不侵。」[103]再者，亦有助於病癒後調養身體，恢復健壯，例如：「患者趙君，夏初因染時疫，其勢甚凶，幸入院治癒，但因大傷元氣，一時無從復原，經德醫介紹服『生殖素』調理其病軀，回復其壯健，連服三盒，即壯健無倫云。」[104]以上皆為荷爾蒙製劑對外感疾病的調養之功。如果外感病沒有調養好，就會進入到一種虛勞、虛弱的狀態，而和前述「成勞（癆）」的論述接合。「癆」病在民國時是一個具備多元意義的疾病，一開始並不單指「肺癆」（肺結核），像是「遺精」也是一種「癆」，例如藥品「攝生靈」宣稱：「任何衰弱疲困到於極步，一經服用，夜間便得良好熟眠、神態怡然、精神充足，決無慮因睡眠失去寶貴精洩也。」該藥品也仰賴外國的招牌，強調「發明者法國名醫哥白嘉氏，費數十載研究，經萬人試驗，（製）造成男子腎虧、遺精癆特效劑的結晶，享名世界，獲譽千萬。」[105]這是「癆」的身體文化面向，它與中醫遺洩腎虛、虛勞密切相關，但它卻是個道地的西藥。

肺結核又名肺癆病，其病原為結核菌（時人有謂「癆蟲」），該菌侵入肺臟後，即於肺部滋生繁殖，而發生硬結，故有肺結核之名，這是當時人基於細菌致病論的解釋。不過，由於三〇年代尚無有效的殺菌特效藥，所以在日常生活中充斥著大量的補肺藥，它們無不給患者病者一個可及的痊癒希望；而這些藥物，或多或少又都和補腎、補充荷爾蒙的概念有關。例如沈兆荃就指出：「治療肺病，需賴人身自然旺盛之機能，使結締組織增殖，包圍病灶，方能痊癒。若以為藥物能撲殺結核菌，則雜投廣告上狂吹亂誇之藥物，對於肺病，非但無益，有時且甚有害。」荷爾蒙療法，著眼的不是當時西醫最強而有力的論述——滅菌，而是增強身體的抵抗力。他又說：「今日最確實有效之肺病療法。惟有以人力之補助。」可增強人體抵抗力的「人力」，就是荷爾蒙「臟器療法」，這是「近世結核治療界」之新法。這種療法主要是逆轉被疾病摧殘的生理機能和老化的細胞，增強身體的抵抗力。廣告上的某些藥品，講究「採取健壯動物新鮮肺臟與脾臟中提出之內分泌素——荷爾蒙——混合製成之內服液」——「肺活」（Phith Weal），這種藥物除了宣稱能夠修補破損的肺臟機能之外，還能鞏固病灶周圍組織，使之硬化，並包圍「惡魔之結核菌」，使其自然消滅。[106] 可見該藥之荷爾蒙與「肺」、「脾」有關，應該是與肺癆的病患肺部孱弱和食慾較差有關。若服用該藥之後，可達到「不數日即感覺精神爽快、食慾增進，咯痰稀鬆、咳嗽減少，潮熱、盜汗、與血痰等，皆見消失；倘連續服用，同時並注意一般衛生療法，確能於極短期內，完全根治，故此種臟器療法發現以來，其多年稱霸之化學藥劑療法，今日已為治療界所厭棄，行將為之消滅矣。」[107] 最後他宣稱荷爾蒙臟器療法將取代舊的化學療法，可作為當時人們對荷爾蒙療法的一種樂觀期待與進步的想像。

③戒煙法

荷爾蒙與戒煙為何有關？[108] 原因就在於吸鴉片會導致身體虛弱、精神萎靡，該療法與治療虛弱、強健患者之精神有關。像是運用前面所說「生殖素」這種荷爾蒙製劑，即被稱為「培補戒煙法」。有一則記載是這樣的：

> 患者張姓夫婦，彼倆咸有阿芙蓉癖，每日須耗煙量五錢，因之骨瘦如柴，面無血色，且精神委頓，食量銳減。於前年春，曾戒煙一次，然因染毒過深，戒煙時病痛百出，不得不中途停止。今年三月，由彼戚介紹，用培補戒煙法，服以男用與女用「生殖素」之後，始得完全戒除，起先祇覺吸量減，其後約服三盒之後，見煙自厭，竟至斷癮，據云：戒時絕無痛苦。[109]

服用荷爾蒙可以讓人擺脫一些衰弱、萎靡的狀態，這是在合理推測之內；不過，上則病案顯示，該藥也可以將「煙癮」戒除，這個是筆者最初較不能理解之事，可能其背後寓涵了一個重要的意義：即平日虛弱之人，精神和意志力都比較薄弱，很容易受到煙癮的誘惑，而去接觸毒品；這與意志薄弱之人控制不住性慾，容易犯色戒、手淫的觀點頗有同理可證之處。另外，戒煙時容易導致各種虛弱症，甚至戒煙本身就會導致遺精、神經衰弱、失眠等虛弱的問題，一則德國「壽爾康補片」的廣告指出：[110]

> 戒煙以後，每以多病為苦，失眠、遺精、神經衰弱等，尤不可避免。蓋吸煙之時，全賴鴉片之興奮力量，調節其內分泌機能，故發癮時，內分泌錯亂，血行遲緩，即覺四肢寒冷，涕泗交流，幾若病入膏肓。一旦將煙戒絕，體內失其興奮之物質，內分泌乃始終入於錯亂狀態中，從此妨礙其精血之來源，全身營養不足，神經首先受創，遂發生上述各種病象矣。[111]

該藥可做到戒煙後的調補，其說明指出：透過補養內分泌機能，使體內產生大量「精血」，這一點又連結至傳統中醫的概念，不過，精血可以滋養神經之論，則是一種中西匯通

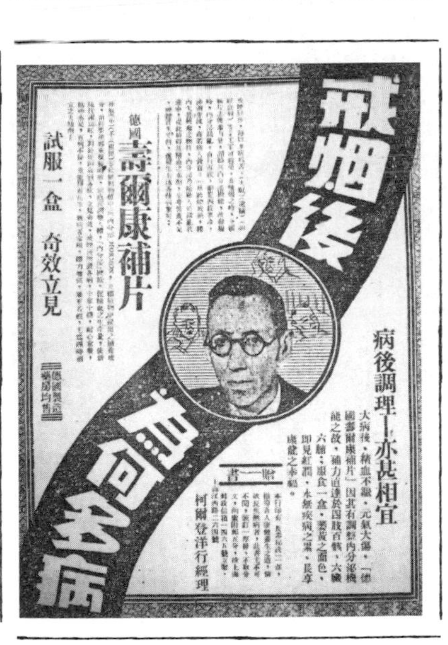

的解釋；該藥補力「速達四肢百骸，直走六臟六腑。服用後臉色紅潤、體格加重，食量大增，耐心久服甚至可以延長壽命、永不衰老。」[112]另一些著名藥品，無法一一述及，僅舉幾例有代表性的說明來陳述。例如宣稱同時含有「補腦聖藥『蛋黃素』」和「補精專劑『賀爾賜保命』的「使命補」，除了治療一切虛弱勞損、神經衰弱、腦力退化外，當然也可以幫助戒煙，甚至於「增加體重」[113]。同類的藥品還有「賜保蛋黃素」，也是主打戒煙毒的聖品，它們都有強大的「補力」，可以讓身體與精神蓬勃，減少戒斷所帶來的虛弱、頹靡症

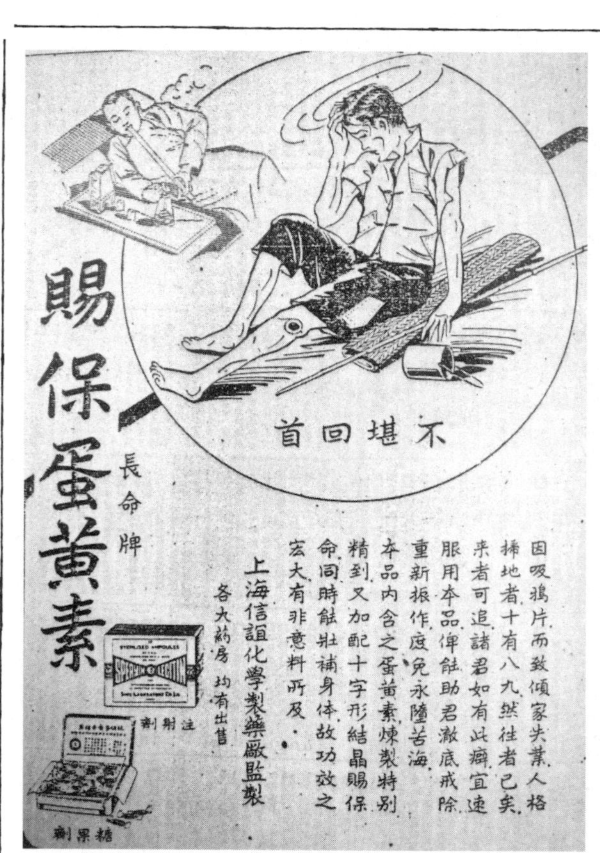

狀。[114]至於荷爾蒙、蛋黃素複方劑「安加嗣」，則具「滋養」和「抗毒」之效果，凡體質虛弱或有毒癮者服用之，能使「血液中已錯亂之荷爾蒙」重返正常，讓人精力充足，神清氣爽。這類藥品通常都能糾正體內荷爾蒙分泌之混亂，使神經恢復正常運作功能，此為當時普遍的廣告話語，實際上對戒毒可能也有些許幫助。[115]

三〇年代，國民政府曾公布數種戒煙毒藥品，但都被驗證出含有麻醉品的毒性，這時荷爾蒙的藥商即可大打廣告，說明以荷爾蒙戒煙是安全且不會上癮的。[116]而許多這類戒煙藥品，都不會強調只有「戒煙」單一種效用而

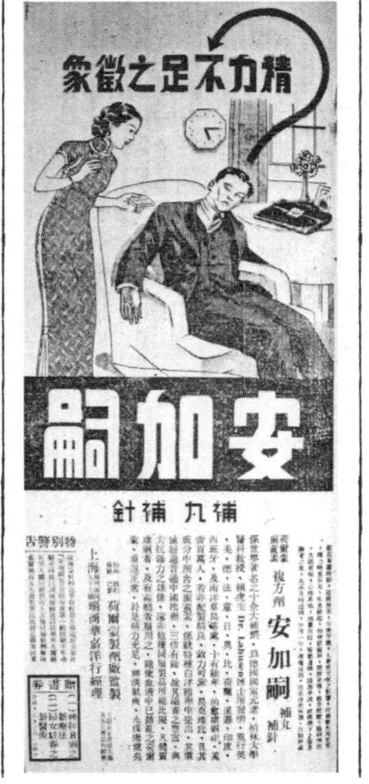

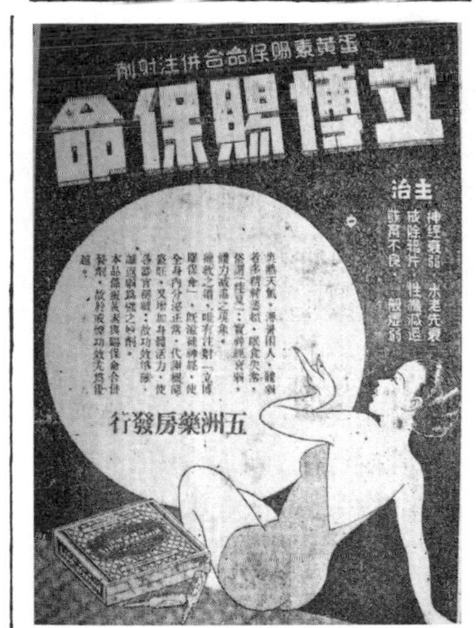

已，它們能夠治療的疾病，通常又與前述高度重疊。例如五洲藥房的「立博賜保命（蛋黃素賜保命）」和信誼化學製藥廠出產的長命牌「維他賜保命」，前者可以輔助戒煙、增強體力，甚至打出主治糖尿病、痛風與貧血；[117] 後者冠上「維他」二字，顧名思義，就是加上維他命以及多種有機精素，當然這類藥品都會添加「荷爾蒙」，宣稱可以活血強腦、益髓補虛、療虛損，並主治神經衰弱、未老先衰、白帶不孕、腎虧遺精、經水不調、腦弱失眠、宮冷奶乏、肺病血虧、糖尿軟骨等等。當然，輔助戒煙不過是該藥「治百病」的一個面向而已。[118] 這些藥品在抗戰後的上海、蘇州依舊盛行，除戒煙之外，同樣能治療許多虛弱疾病。[119]

④神經衰弱與精神病

「神經衰弱」乃民國初年傳入中國的病理名詞。夏互輝在他的論文中較早注意到了心智、精神疾病的中西匯通問題。神經衰弱一詞，因受到中國人自身醫療、身體觀念的影響，故賦予了耳鳴、失眠、疲勞、遺精等症狀，與人體的解剖位置——腦、腎、脊骨等經連結、想像、解釋後得來「神經衰弱即腎虧」的結論。[120] 夏的論文中談到中國古代的心智疾病論述多與心、腎相關，而非實質解剖的腦。[121]

那麼，神經衰弱與荷爾蒙有著什麼樣的連結關係？一位西醫解釋：「神經系統，遍布全身，知覺之感觸，動作之逐使，皆受命於神經，是故神經與吾人之關係，至重且巨。」但

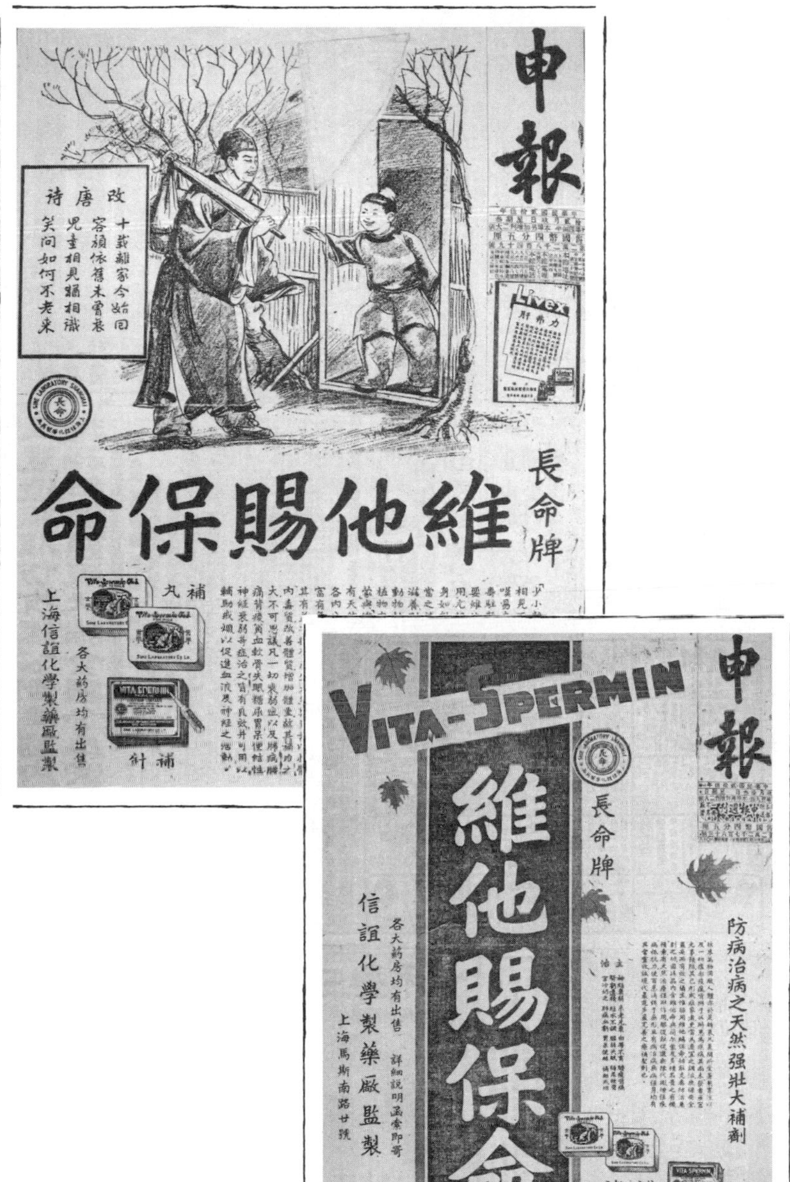
申報
改唐詩
十載離家今始回
容顏依舊未霜衰
兒童相見還相識
笑問如何不老來
長命牌
維他賜保命
補丸
補針
各大藥房均有出售
上海信誼化學製藥廠監製
申報
VITA-SPERMIN
長命牌
維他賜保命
防病治病之天然强壯大補劑
各大藥房均有出售
詳細說明函索即寄
信誼化學製藥廠監製
上海馬斯南路廿號
補針
補丸

是，如果一旦人體的「生殖腺素——內分泌」缺乏，則神經將失去營養，形成衰弱，各種衰弱症、未老先衰、怕勞畏煩等症狀蜂起，必須服用荷爾蒙製劑，才有辦法恢復健康，這是當時一種流行的病理認知，[122] 四〇年代甚至有「人體裡荷爾蒙分泌不足是神經衰弱的主因之一」的論述，可見當時服用這類藥品來作為治療神經衰弱的風氣相當興盛。[123] 早有西醫指出，傳統觀念中的「精」可以補養神經，與「生殖腺素」的論述等同，如西醫周笑涵以「手淫」為例，指出：「手淫，不論男女，是人人要犯的。……由體質上來區分，神經質者，發現此種弊害最為顯著。」特別是對於青少年，如果犯此毛病，後果更加嚴重，疲勞之結果，就會導致神經系統的衰弱。「精出」為何會導致神經衰弱？這是因為「手淫只憑不自然的想像力，努力幻想冥素，所以極容易使注意力和推想力衰弱」，進而導致神經衰弱；而缺乏之精液，又無法補養神經，更導致惡性循環。[124] 又謂「神經衰弱」症，為遺精和手淫「必發的症狀」，一般記憶力衰退、頭痛、疲勞自是不在話下。另外，「缺乏勇氣」、「感傷」的精神情志問題，也會連帶發作，影響正常的生活。最嚴重的，甚至導致性器官發育不良。[125]

故治療神經衰弱，主要是從如是之思考展開：內分泌如果紊亂或不足，神經的抵抗力就會薄弱，導致出現精力不足、萎靡不振、耳鳴目眩、腦弱健忘、失眠、夢遺、帶下等一連串「神經」的衰弱症狀，這些似曾相識的症狀，即是以神經問題來解釋原來「腎虛」的論述；補養的方式，也由「補腎」擴展至補充「血液中的內分泌」。[126] 當然，也有許多類似補腦汁的

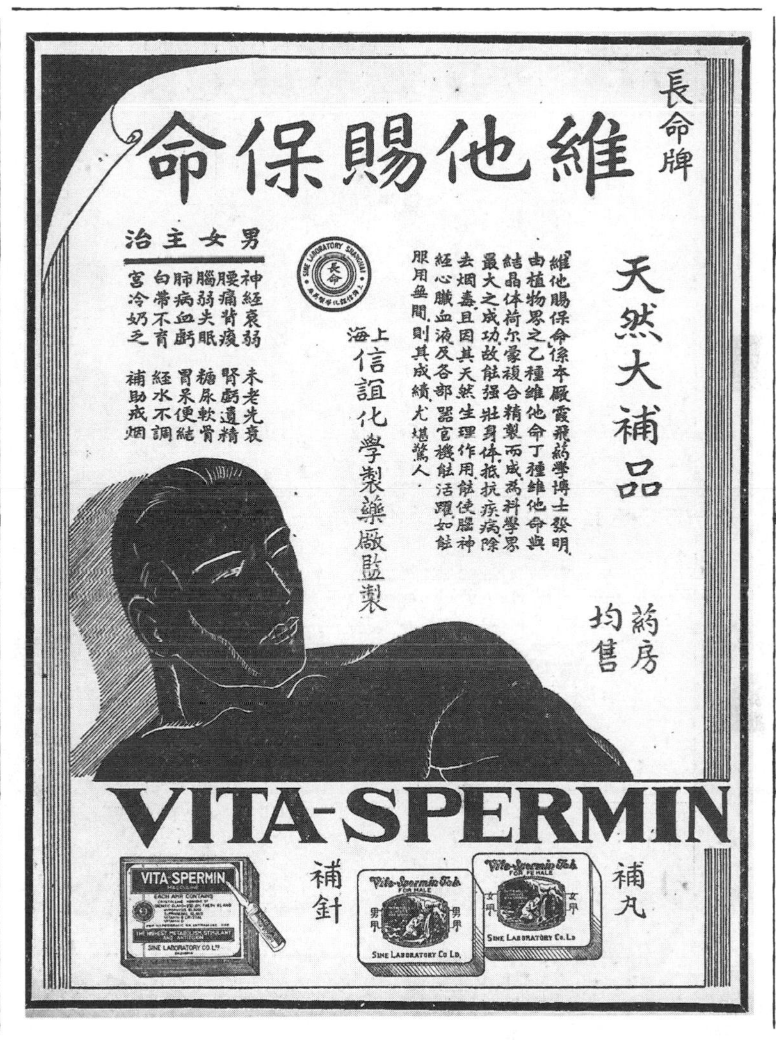

（中國醫藥大學陳光偉教授提供）

藥品，常在廣告中出現，和補充內分泌的藥品放在一起，例如用內分泌製劑來治療手淫後遺症，再用「米美爾補腦汁」來「強壯神經，使體力旺盛，恢復全身之生活力，消除神經衰弱的種種病態。」[127]

更有意思的是，「腎虛」或「癆」所導致神經衰弱的論述，有時也會和「精神病」拉上一些關係，我們來看看近代中醫的脈絡，這個部分是過去較少開發之處。[128]首先，很多類似精神病的論述，都和神經衰弱有關，[129]而且和虛勞、外感病後的失調也有所關連。例如容易在傷寒熱病後，因身體失調而導致的「百合病」，即為一種精神疾患的綜合表現。章太炎（一八六九～一九三六），曾論：「今世所謂精神病者，自癲狂以外，則百合也。百合之候，傷寒熱病癒後往往見之。」其發病的內在因素乃是由「憂懼失望，思慮過度」導致「血熱移腦」，[130]致使精神受到影響。今日可能被稱「精神官能症」之一、源出於《金匱要略》內的「百合病」，[131]根據余無言的說法：「諸家於本病解釋，扭捏難通，病名百合，尤為費解」，[132]他認為新的時代疾病應該要有新的、簡單明瞭的定義，於是他開始用一種新的思考模式來解讀；他選擇的是將百合病定義成「續發性神經衰弱」。他說：

詳考《千金》、《外臺》，乃知此為重證傷寒之貽後病，必須長時間調攝，方可漸癒，即西醫所謂續發性神經衰弱證是也，與原發性精神刺激即精神過勞者有別。不獨傷寒證可有此貽

> 後病，即其他一切熱性病，如流行性感冒、發疹傷寒、瘧疾、梅毒，亦每有之，其症狀千變萬化，人各不同，茲就西醫之學說證之，百合病之為神經衰弱證，毫無疑義也。[133]

余認為，古典醫書上所稱的「百脈一宗」，就是指西醫所謂體內神經皆發源於腦下之延髓與其下之脊髓神經。當大病過後，「病久傷津、大邪難去、正元難復，全體內外津液為熱邪所消耗，各部組織失於濡養，故現種種不足之證」、「對食物易致不快之感，呈神經性消化不良證」。另見睡眠障礙、不安、焦心煩惱、容易疲勞、無力等等症狀，也有可能經過發汗、嘔吐、洩瀉或出血而導致氣、血流失，終致神經衰弱。[134] 余氏將古典醫學的內容和新的西醫生理學知識結合在一起。

關於治療的條文，涉及許多古方，不一一詳述。此處僅談牽涉到古典醫學轉型以及中西醫融合的歷史問題。民國時對百合病的「描述」，已不僅只有古病名的意義，它已受西醫學的術語、新式身體觀以及民初社會文化的形塑，而成為新的「神經衰弱」症。在傳統醫書上有個方劑叫做「百合雞子湯」，倒是頗能展現古方新義之論述。[135] 這味方劑只有兩種藥，即百合七枚加雞子黃一枚。[136] 其實，該方在古代來說絕對稱不上重要，其涉及之《金匱要略》條文也僅有「百合病，吐之後者，用百合雞子湯方主之」一條而已。內中「雞子黃」即蛋黃。在古方中，雞蛋可以治療許多疾病，民初編輯的《中國醫學大辭典》即載：「此物性質和平，白能清氣，黃能補血，為培補之良品，以黃雌雞所產者良。」[137]至「雞卵黃」條下則解釋：「甘溫無毒」、「此物色黃象地，氣渾性溫，陰中之陽，功能補血，形不足者宜之。」[138]蛋黃入方劑，並不算常見，不過，蛋黃無論作為一種藥還是食品，對於療疾和養生皆有相當大的助益。余無言解釋：「仲景於虛弱之證，多用雞子黃。《傷寒論》黃連阿膠湯，內有雞子黃，用治少陰病之心中煩，不得臥。是雞子黃有補中益氣，安內攘外之功也，明矣。近時西醫治虛弱症，用蛋黃素內服注射，功效甚佳，是中西醫理，大體從同，而西說之新奇，已早見於二千年前之漢代書中矣。」[139]此處即提到前文常見，與荷爾蒙放在一起做成藥物的「蛋黃素」。

以蛋黃做為原料，在前面治療戒煙的論述中屢有出現，此處結合中西醫論述，再略做解釋。例如當時有一藥品名「安加嗣」，即為「荷爾蒙蛋黃素複方」，藥商除製造吃的藥品，還生產注射的針劑，以注射蛋黃素和荷爾蒙來達到治病強身的效果，頗令時人感到耳目一新。這個藥號稱是世界著名之十全大補劑，為德國國家元老，柏林大學醫科教授所研製，且風行歐美各國數十年，已治癒百萬人的「虛弱症」。我們不能忽略這些僅是廣告宣傳，而其主要成分，以今日眼光看來實在不甚稀奇，主要就是蛋黃的精華萃取物。廣告上載：「成分中所含之蛋黃素，係就特種白洋雞卵中提出，其價值超過普通中國雞卵三倍有餘。」[140]更重要的是，民國中醫也會採用這樣的治療法，並配合荷爾蒙作用之解釋，像是余無言認為：治療神經衰弱所出現的各種症狀，就好像修築一間風吹搖動的破舊房子。用輕藥沒有用，功效太慢；用重劑則容易產生變症，造成不可收拾的後果。當時對這種病症，僅有針對「神經問題」提出兩種療法：一用「強壯劑」治療虛弱；二用「鎮靜劑」治療太過興奮的狀態，或是頭痛、失眠。當然，還有用嗎啡來治療疾病的。但此病乃長期疾病，不能一時收效，所以久服必成癮，也不是好方法。[141] 余解釋說根據最近學者研究，較適宜的方式是「用動物性強壯劑，即臟器療法是也。」具體方法為：「用動物睪丸製成一種注射劑，或丸劑，名曰『司配爾明』（按：Spermin，中文翻成賜保命，前文提到很多藥品用之），每日注射或內服，久之效力自見。或使內服犢牛腦髓，即犢牛肝，效力亦甚佳云。最近嘗用男性內分泌素，如Testoviron等，每三日注射一次，每次十至二十五毫克，有時有良效。」[142] 故余氏也對於動物性生殖荷爾蒙的療法大感興趣，並於臨床中實際加以應用。

另外一例精神疾病就是中醫古病名「臟躁」，[143] 在民國時期也被認為是一種神經衰弱。該病更是涉入性別的視角，因為女性在古代是被認為較容易憂鬱的，罹患這種疾病的機率相對較高；而且這種情緒、神經性疾病，也和婦人身體的虛與勞有相當關係。[144] 古代即有這樣的說法：「師尼寡婦，與室嫁愆期者，多欲心萌而不遂，懨懨成病，乍寒乍熱，久則為勞。又有經閉白淫，痰逆頭風，膈氣痞悶，面黯瘦瘠等症，皆寡婦之病也。」[145] 嚴鴻志在《女科精華》（一九二二）中記載女性的性格特點，而將導致虛勞之因：「女人致虛勞之途匪一，不僅隱曲抑郁也。月事未行，先有帶下，帶下過多，精髓漸竭，婦女習以為常，不比男子遺濁，初患即知為病也。迨至行經，或情懷不適，或起居不謹，或飲食不慎，皆能致病。病而失治誤治，馴至成勞。使有妊娠產育之事，稍或不慎，略一誤治，勞亦易致。」[146]此論將男子的遺精致勞和婦女日常生活上之不注意、病後調養不當和情志問題放在一起論述，皆說明了女子致勞之途。《女科秘訣大全》（一九〇九）也談到：「江應宿曰：男女精血，盛則思慾，室女孀婦，有所思不得，則久結而留瘀血，男思女不得，則遺精，其理一也。精血已離其位，潰入隧道，故變為寒熱，肝脈弦出寸口者，夫腎主閉藏，肝主施洩，今肝火不洩，逆而上行，乃知男女失合之症。」[147]所以男男女女性別疾病之問題，都與遺精和思慮不得而成勞、成瘀血有高度相關；當然，它也常會連結至婦女月經病和肝（主情志）、腎（主藏精）功能方面的問題。

民國著名中醫譚次仲（一八八七～一九五五）則解讀：「本症（臟躁）即歇斯底里，《金匱》稱百合病者是也。」譚氏將兩個類似概念的古病名合併，等而視之，認為就是「重症之神經衰弱」。相思過度之少男少女、經商失敗等，皆容易導致此症，然女多於男，則為一般共識。[148]至於程門雪（一九〇二～一九七二）則認為，用百合和蛋黃治療百合病，是取其養陰清熱、津血併潤，而和「臟躁」之調理相同。他說：「大抵正虛邪留之時，攻則傷正，補則礙邪，惟有滋潤養正、甘淡利邪，庶邪去而正不傷，為病後陰虛餘邪未盡之妙法。其取乎潤者，與婦人門之臟躁，有異曲同工之妙。」[149]所以，臟躁與百合病一類因情志而導致之虛弱疾病，在近代中醫視野中漸被歸入類似神經衰弱的疾病，而且更細部的分類也出現，例如將臟躁直接視為歇斯底里了。[150]更顯著者如余無言，他說：「近今多數學者，確認中醫書中之臟躁即為西醫書中之歇斯底里（*Hysteria*）泰西古代，以本病與生殖器有重要關係，故以為專發於婦人，而有歇斯底里之稱。蓋希臘語 *Hystera* 有子宮之義。沈、尤兩家，謂臟為子宮，信哉！」[151]大體可以概括當時一些醫界對中西疾病的跨界認識。

在治療方面，余無言屢有創見，他說：「此證（臟躁、歇斯底里）西醫亦無特殊療法，內服之鎮靜神經劑，亦不過奧素阿片及纈草等品，只知麻醉及鎮靜，而不知補養神經及血液，實非正治。若信催眠術者，則反可獲效，蓋此為精神病，仍當以精神療法治之。如有病者素所崇拜之人，溫言以慰之，勸其安心就治，再以甘麥大棗湯與之，則更易見功也。」[152]除了精神療法，余也認為該病之治療，必須重視補養血與神經，這與荷爾蒙「補養」可以治療虛勞和身體衰弱的機轉，頗能搭配，故稱其病為一種婦女「勞傷」。另外，此病可能與月經不調有連帶之關係，因為「月經來潮時，精神過勞」，也容易導致身體衰弱而發病。不過，民國時許多廣告總是和女子精神體力在現代社會中消耗過度有關，而那不外是性別與社會變遷的因素，導致女子交際生活日益繁忙，加上職業生活帶來之外界刺激，使得女性更加容易在體力上耗損而造成虛弱。並且，雖言這是現代生活所導致的病症，但同類藥品的廣告中，卻也用治療「肝氣嘔逆」、「乾血癆瘵」、「骨蒸勞熱」、「帶下」等等與情志和虛勞有關之病症，作為藥品訴求。[153]又由於女性疾病與男性疾病略有不同，男性重視補精、女性重視補血，所以也有補血的藥品主打可以治療「神經病」，呈現一種在治療意義上類似之詮釋話語。[154]以上是從神經衰弱、精神虛勞的面向擴展出去的疾病史視角。

⑤日常生活的性別視角——追求青春與美感

此節延續上論。虛勞或是神經衰弱等症，除了與身體健康有關，當然也和身體的外在美感有關。由於青春期的性徵是由內分泌所控制，[155]故通常衰弱的女性，都不具備成熟的美感要件。傳統上論述成長除了雜揉氣血等觀點來解釋，現在也和性器官發育不全等疾病有所關聯。這類困擾，荷爾蒙藥物也可以幫助解決。

當時報紙上會刊出女性病人的來函，說明自己是如何的衰弱病痛，然後吃了某某藥，就恢復健康的例子。姑且不論其真實性，其文字背後所顯示的身體觀，卻是理解當時人們對疾病解釋與定義健康的一種管道。例如有一位名叫馮潔的少女投書，說到：

我是一個最會講求衛生的女子，無時不幻想來作一個健康的女性。很不幸，我的體格適得其反。非但我的發育非常細小，而且離開健美的條件，也差得太遠了。這是我幾年來所抱的遺憾！……我的發育不全，根據多數醫生的判斷，完全是先天不足的關係。當我踏進××女中求學的辰光，校醫不許我入學，原因就是我的體格過分衰弱，根據檢驗的結果，說我患有很劇烈的神經衰弱症（會突然頭暈、目眩、耳鳴、心跳，甚至月經不調），並且有肺病的嫌疑，不宜讀書。[156]

這位投書少女說，她一度想要自殺，但終究體認那是弱者的行為，於是她開始努力閱讀醫藥的雜誌書報，她的重要發現就是：人體機能必須靠源源不竭的血液來維持，充足之血液必須依賴內分泌腺的靈活，特別是「生殖腺」的健全，身體才能發育健全。最後，她陳述吃了含有荷爾蒙的「女用生殖素」後，身體開始轉而健壯，以前的衣服嫌小了、肌肉更結實、乳房也豐腴起來，所有病症都痊癒，終日工作也不覺得累。她終於得以進入夢寐以求的某中學，還被同學封為「健美皇后」。身體的形象往往會顯現病狀的特徵，它昭示了一種虛弱、衰敗的形象，包括「瘦」和血色虛衰。而治療女性病症的藥品，大多是不用「補腎」、「補陽」這樣的字眼，而較多地使用與美感相關的訴求，以及「荷爾蒙」、「營養」或「補血氣」等字彙。[157]有一種藥品叫「可樂的匙——蝶魚肝油丸」，就說明服用後可以容光煥發，擁有強烈活潑之情感，能讓男性一見生情。其中的祕訣就在服用該藥的女子，將擁有「熱烈之內心、健全之血液、堅定之神經及敏捷之腦筋，所發生之精力能感應於他人（男性）也。」該藥就是以營養來補充血液，促使身體健康，[158]甚至可改善更年期後身體因轉變和老化而帶來的恐慌感，[159] 明顯賦予消費女性可用藥物來達到「健與美」的日常可能性。另一則德國「壽爾康補片」，則強調其治療婦女病的功能，凡有關經痛、月經病、不孕症等等，都可以加以治療，甚至能「駐顏不老」、「壽命延長」、「百病不侵」、「精神充足，百病不侵，竟能卻老長生，無病者常服，體力增強，舉重若輕，尤為四時相宜之大補劑。」[160] 這完全是借用荷爾蒙之補養，來建構一種治百病的思維。當時該類藥品都具備這樣的脈絡，已不足為奇。

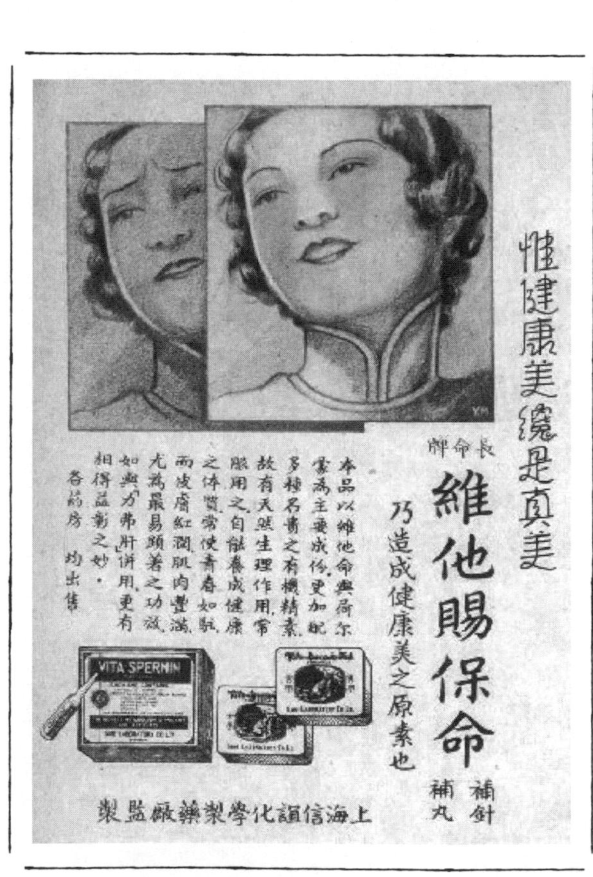

女性的健康與身體之強盛，在民初實代表一種維繫國族復興「國民之母」的形象。[161] 當

時的藥品，非常著重在增強女性身體的「健康」與「美感」上面，而援引外國之理論與學說，是當時荷爾蒙製劑的常見手法。例如：「據德國一位著名生理學家勃梯隆氏（Bertiion）和一位美容專家」來加以證實，一個女性的發育健全，與體內生殖腺很有關係。另外，西醫王士英指出：根據美國約翰霍普金斯（John Hopkins University）大學的生理學教授鄧勒波博士（Dr. Rnight Dunlap, 一八七五～一九四九）的研究指出：女子身材的玲瓏有致和健美的體格，必須依靠生殖腺的強壯。他解釋：「現代的摩登女子，她們的乳峰所以高聳、肌肉所以發達，甚至於勝過衰弱的男子，這裡面最大的原因，完全是因為改變了女性生殖腺衰弱的本來面目。」鄧博士還舉「近來各地女性方面的體力測驗，以及各種體育紀錄」，都和男性的差距愈來愈小，所以他樂觀地認為：「如能將每個衰弱的女子，特別是發育不全，乳房平坦或萎弱及月經不調等女子，施以生殖腺素內分泌製劑的挽救，誰也不敢武斷說，數年以後，女子的體格和筋力，決不能追及男子的標準。」[162] 這種灌輸人類腺體與內分泌知識和身體健康之關係，已滲透至一般人的日常生活與消費文化之中，其力道與影響力甚大，有別於醫藥衛生教科書的脈絡，值得重視。[163]

前面有談到病菌和抵抗力的問題，在此，本書可以分析的是：許多婦女疾病也是因為不衛生的生活而導致被細菌感染。和外感熱病一樣，許多荷爾蒙的廣告，訴求的不是殺菌，而是補充女性荷爾蒙來強健子宮，預防婦女疾病。一則關於女性「白帶乳癟」的廣告，指出婦女白帶是由「子宮炎」引起，必須內服「健宮」、「去炎」的女性生殖腺製劑。這位刊登訊息的「賈醫生」，還敘述一位「鄭夫人」的來函指出：女子罹患婦女病，通常諱疾忌醫，不敢看醫生，更不用談服藥了。她的一位親戚身體失調之後，竟導致乳房萎縮、身虧體弱、月經失調；但看到報紙介紹後，購買、服用五洲藥房的「女用生殖素」和「療帶靈」之後，白帶變乾淨了、月經也恢復正常，胸部隆起發育，人也更美麗，家庭還因此而恢復幸福。[164]很明顯地，這則報導明明點出婦女病之隱私、尷尬，卻又透過親戚揭祕，公然在報紙上談論病人的經驗。筆者認為，這則廣告不在彰顯婦女應該勇於面對自己的疾病，求醫治療；而在病人可以繼續私密地選擇藥物來自我治療，不需要透過醫師的指示。可以說當時的衛生觀，包括了內在的健康與外在之美觀，而藥物的目的，不僅在於恢復健康和保衛生命，還在於維繫家庭美滿這個更高層的使命。

家庭生活之美滿，除了健康之外，婦女也是生育後代的重要角色之一，而且私密房事從來不只有生育一端，還必須「美滿」。一則余無言解釋《金匱要略》的條文可以看出端倪：「婦人陰寒，溫中坐藥，蛇床子散主之。」余摘錄到「尤在涇（一六五〇～一七四九）謂：『陰寒，陰中寒也。』」余的解釋是女子下身冰冷，非火不暖，此即「胞胎之寒極」、「交感之際，絕無溫熱之氣。」這句話，筆者認為不只代表不孕之意義，也象徵一種身體虛弱、造成性慾低落，進而導致「房事」不美滿的情況。[165]余說到：

西醫婦科書中無類此之記載。惟言及生殖器之發育不全及不孕性，有可供參考者。彼謂婦女生殖器發育不全，有種種子宮之機能不全，有卵巢之發育不全，以致卵珠缺乏，其不能生育，與男子之精蟲缺乏證同，其人身體必羸瘦，而失其豐腴，性慾亦減弱，故無生育之能力云。此雖未言及陰寒、陰冷字樣，以此推之，殆與中醫之說相近也。治之以卵巢製劑之「女用賜保命」，注射為宜。166

氽的建議，就是利用荷爾蒙製劑來改善婦女這類發育不全、不孕的症狀，其根源也在於治療身體之虛弱。另外，跟男性脈絡一致的是，婦女性器官的發育，與健康是成正比的；一個健康的性器官與能力，是生理機能正常的表徵。故一則調理女性月經的日本婦科良藥「婀閬好萌」即宣稱：「本劑乃與國際標準品完全一致之卵胞刺戟素，對於幼稚女性動物，得促進其子宮等性器之發育、月經乳腺等第二次性徵之形成，對於衰老動物，得恢復振勵其已衰諸種機能，亢進新陳代謝，改良血色血行等等。」它可以治療很多婦女的疾病，不孕、月經各種異常、耳鳴、失眠、子宮發育不全、不感症，當然也包括「結婚期之神經衰弱」。167

相類似的脈絡，一位叫姚爾昌的西醫，他打出的名號是美國本薛文尼大學（按：應為美國費城維吉尼亞大學，*The Universiy of Virginia*）醫學博士。他認為，生殖器的的大小、成熟度，與身體的內分泌很有關係。先天性的各種內分泌腺異常，都會導致性器官發育不良。後天性的，則為睪丸生殖腺發生障礙，或「濫用性器漫無節制」，例如過度手淫等等；女性的問題，則與「身體」美感有觀，例如內分泌不足將導致「缺少曲線美、乳房硬固而小、陰毛不多、發育微弱如童稚」等等，並因此造成無法生育的問題。這些人若不顧身體病態而貿然結婚，必定引起性生活之痛苦、婚姻之破裂。而性器官的衰弱，必定會導致「生命短促」，一切神經衰弱的症狀必相繼爆發，如耳鳴、頭痛、心悸、健忘、失眠等症。故補充各種內分泌生殖腺製劑，不但可以獲得美滿之身體發育、獲得性的美滿，當然也可以延長壽命。[168]此即該類藥品延年益壽的祕密。

四、小結

再豐富的知識之旅，也有告一段落的時刻。荷爾蒙科技與療法背後所牽涉的身體觀和疾病論述非常豐富，本章僅能在大範圍中點出一些具體可見的顯著現象與時人論述，以供方家更進一步的探索。正文所探討到的許多個別的疾病和治法，仍值得深入分析。總體而言，由荷爾蒙這個概念出發，其實夾雜著許多中西醫匯通之概念和身體觀的對話，從補腎擴展至廣義的、人身各臟腑之腺體知識，構成民初日常生活中的補養文化和抗病策略的新旋律。由這些醫療身體觀支撐起來的，是豐富且多元的物質與藥品文化，本章也僅能以管窺豹，實際上民初類似「補腦」、「健肺」、「補血」、「戒煙」、「滋補」等幾個概念，常常出現在同一類具有補藥性質的藥物中，例如當時「魚肝油」廣告，也同樣將這幾個觀念串在一起，只是論述方式不同罷了。[169] 荷爾蒙概念的特別之處，在於它部分地取代了傳統中醫補養類藥物的知識系譜，[170] 以一種新的方式，將傳統醫學的氣、血、精概念，和防病、防衰老、養生等思維用新的科學觀包裝起來，成為一種既新潮，卻又帶有延續

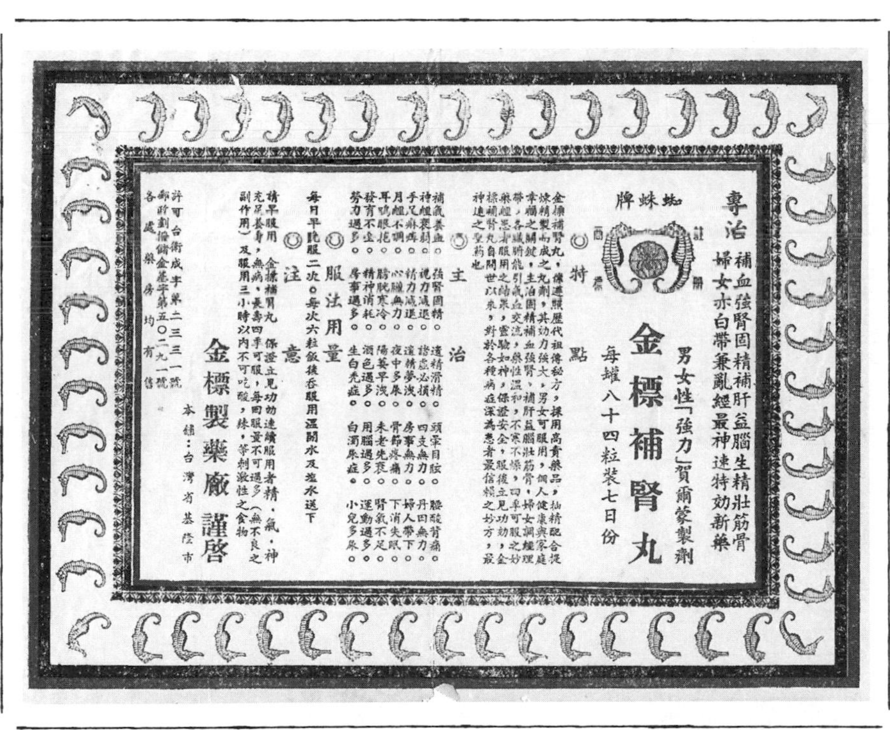

（中國醫藥大學陳光偉教授提供）

性的論述。

文中所分析的疾病，也各有特色，但礙於篇幅，有些僅能點到為止，但大致已勾勒出荷爾蒙類藥物可以處理的疾病為何；這些有關遺精、虛弱、神經衰弱，性器官發育不良等所導致的症狀，其實和傳統中國醫學對身體精、氣、血的虧虛與喪失有關，這些疾病其實有很「傳統」的一面。它們也確實是民國時期在日常生活上較困擾一般人的疾病，多數都和性疾病症狀相關，包括手淫、遺精、不孕、性器官發育不良等等；也和近代中國人的虛弱論調有關，涉及戒煙、神經衰弱和婦女健美等層面的問題。當然，還有和醫學新知不斷對話之處，例如對細菌和抵抗力等之於外感病、肺結核討論之面向。荷爾蒙藥物也帶來新的疾病詮釋，例如神經衰弱和傳統中醫疾病「臟躁」、「百合病」之間的互涉，到近代轉變成重視生殖腺體、神經的問題，皆是令人矚目的另一些變革。[171] 它凸顯了近代中西醫學疾病與身體觀匯通的知識轉型，在不斷對話中，定義著芸芸眾生的日常健康與疾病。

這類藥品廣告，並不像我們今日感覺那樣，單純的強調壯陽、持久，或總是鋪陳令人想入非非的情境。報紙廣告的討論，畢竟比較偏重新觀念的單方面灌輸，而較少醫者和民眾的溝通與互動。[172] 雖然這些藥品訊息不斷強調手淫、遺精是有害的，卻又不斷灌輸這些「不檢點的個人行為」是有藥可醫治的，即使身體虛弱是危險的，也終究有方法可補救。換句話說，人們日常生活之病態身體，一直處在一種被展示的位置，也就是個人暴露在如此社會中，虛弱疾病幾不可免，但只要面向新科學、靠攏其支撐起的藥品與物質抗病策略，那微小的「個人」，終究是可以得到藥品的救贖。本章也只是略舉其顯著者，事實上有不少當時的廣告還聲稱荷爾蒙製劑可以治療痛風、糖尿病、動脈硬化和高血壓，[173]或許可視為一種時人對新科技樂觀的「想像」，和商人、醫者的商業話語構建吧。

在整個近代，婦女的身體也是不斷被新科學、新的衛生觀所再定義、再觀看的，這也是我們看待這些廣告必須注意的面向。[174]而現代性也不只有一種視角而已，即便婦女衛生中，預防白帶或子宮病的方法有許多「注重清潔」的呼籲，[175]或是許多婦科醫院打出配備高倍顯微鏡，可以檢測白帶中之細菌的說法；[176]但個人在日常生活中，仍可透過補養、服用、注射荷爾蒙製劑的方式來預防子宮疾病，此即凸顯婦女「衛生」的另一種視角。凡此種種，可略為呼應梁其姿提出的探索醫療衛生史豐富的「現代性」問題，[177]及其在日常生活中，一種跨文化科技的在地（中國化）解釋和實踐的多種樣貌。

註釋

1 上海申報館編輯，《申報》（上海：上海書店，一九八二～一九八七），一九三六年六月九日，第三張。根據記載，該藥成分為：樟腦、薑酊、拔地麻酊。出自行政院衛生署編印，《衛生署醫藥證照公告月刊》第八期（一九三六），頁三二。

2 關於康氏死因的種種推測，參考同道，《國學大師之死——百年中國的文化斷裂》（北京：當代中國出版社，二〇〇六），頁三～五。他指出這段歷史，來自《萬象》第六卷第九期曾刊出毛丹先生〈康有為晚年〉一文，轉述臺灣老報人關於康有為請德國醫生移植猴子〈青春腺〉給自己的軼事。後來張大慶有一篇短文在講述這個來龍去脈：〈康有為和性腺移植術在中國的傳播〉，澎湃新聞網，二〇一五年九月十一日，網址出處：http://www.thepaper.cn/newsDetail_forward_1374051

3 衛生從來就不只有是「公共」之意，可參考雷祥麟，〈衛生為何不是保衛生命：民國時期另類的衛生、自我和疾病〉，《臺灣社會研究季刊》第五十四期（二〇〇四），頁四一。關於清潔衛生觀念在中國近代的開展，可參考余新忠，〈晚清「衛生」概念演變探略〉，收入南開大學中國社會史研究中心，《新世紀南開社會史文集》（天津：天津人民出版社，二〇一〇），頁二七一～三〇七；以及〈防疫、衛生行政、身體控制：晚清清潔觀念與行為的演變〉，收入黃興濤編，《新史學》第三卷（北京：中華書局，二〇〇九），頁五七～九九兩文。針對東亞近代醫療衛生史的一次初步總結，則可參閱Angela Ki Che Leung and Charlotte Furth（Eds）, *Health and Hygiene in Modern Chinese East Asia : Policies and Publics in the Long Twentieth Century.*（Durham: Duke University Press, 2011）.而余新忠對於衛生史在中國研究上的意義，其總結性的成果可參考：余新忠，《清代衛生防疫機制及其近代演變》（北京：北京師範大學出版社，二〇一六），頁一～三五。

4 關於治療的醫案，僅附於此供參考：「余往視之，見其面部及口唇均發黑色，自言心甚發慌，夜不能寐，腦部痛尤難忍。診其脈尚無他，惟兩眼直視而已。余苦思不得其治法，惟知為血熱無疑。因投生地一兩、霍山石斛三錢，其餘佐、使均用甘涼。服六劑面黑較退，而唇黑如故。因減石斛至錢半，囑再服，又三劑始癒。」引自惲鐵樵，《《傷寒論研究》與《臨證演講錄》》（北京：學苑出版社，二〇〇七），頁一六六～一六七。

5 有關惲氏生平，可參考范伯群，〈從魯迅的棄醫從文談到惲鐵樵的棄文從醫——惲鐵樵論〉，《復旦學報（社科版）》第一期（二〇〇五），頁十八～二七。以及皮國立，〈新中醫的實踐與困境——惲鐵樵（一八七八～一九三五）談《傷寒論》與細菌學〉，收入張澔等主編，《第八屆科學史研討會彙刊》（臺北：中央研究院科學史委員會，二〇〇八），頁一六九～二〇一。

6 林政憲、林睿珊，〈從病名到病理——論惲鐵樵的中西醫學匯通之路〉，《中醫藥雜誌》卷二十五特刊二（二〇一四），頁二三三～二五八。

7 惲鐵樵，〈說腺〉，《生理新語》，收入《惲鐵樵醫書四種》（福州：福建科學技術出版社，二〇〇七），第四卷，頁一六七～一六八。

8 有關中國外科手術的歷史，可初步參考李建民，《華佗隱藏的手術——外科的中國醫學史》（臺北：東大圖書公司，二〇一一）。關於懼怕手術的例子，雷祥麟的論文中有一些描述：〈負責任的醫生與有信仰的病人：中西醫論爭與醫病關係在民國時期的轉變〉，《新史學》第十四卷第一期（二〇〇三），特別是頁四九～五三。但病人的例子，似可以再挖掘，茲舉一例：當時南京國民政府領導人蔣介石也不甚信任外科。有一則故事可在此處交代：一九三五年七月，何應欽曾報告蔣，言汪兆銘膽結石舊疾復發、發燒，醫生診斷後說必須開刀治療，汪還未決定怎麼辦。蔣則回覆，他甚掛念汪之病情，請汪務必安心調養，必可康復，希望汪持續向他說明病情，以表關懷之意。但蔣在這封電稿上還加上了：「最好能不用手術治療」的個人見解。

汪後來回報蔣，說明膽囊化膿之情形，蔣也回覆：「總以力避施用手術為宜。」蔣居高位，可供運用的醫療資源已甚多，但他對西醫手術還是不太信任的。出自臺北國史館藏・一般資料，民國二十四年七月三日，典藏號002-080200-00234-066與002-080200-00235-045。

9 惲鐵樵，《《傷寒論研究》與《臨證演講錄》》，頁一六七。

10 礙於篇幅，關於民國時醫學期刊和中西醫理論上的衝突、匯通的部分，請參看本書之後的章節。本章著重在從中西「補養」的視野，來分析、探討當時這個新技術在治療疾病上的幾個重要層面，以便能夠聚焦。

11 例如：周春燕研究女性衛生與身體觀的轉型（參考氏著，《女體與國族：強國強種與近代中國的婦女衛生（一八九五～一九四九）》（臺北：國立政治大學歷史系，二〇一一），頁三七～六六。皮國立則研究在西方細菌論的影響下，近代中西醫病名轉型之脈絡（參考氏著，《「氣」與「細菌」的近代中國醫療史：外感熱病的知識轉型與日常生活》（臺北：國立中國醫藥研究所，二〇一二），頁一〇三～一三七。另外，張哲嘉也針對女性與醫者在雜誌專欄內的討論，來探討中西醫學概念的融合，其中牽涉不少媒體傳播、疾病解釋和性別史的綜合討論，參考氏著，〈《婦女雜誌》中的「醫事衛生顧問」〉，《近代中國婦女史研究》第十二期（二〇〇四年十二月），頁一四五～一六六。

12 連玲玲，《打造消費天堂：百貨公司與近代上海城市文化》（臺北：中央研究院近代史研究所，二〇一七），頁二四五～二四六。

13 荷爾蒙進入中國是在一九二〇年代中期，它在二十世紀初與後來的發展，在人類健康、身體和性別疾病上所扮演的角色，可參考Celia Roberts, Messengers of Sex: Hormones, Biomedicine and Feminism（Cambridge Studies in Society and the Life Sciences（New York: Cambridge University Press, 2007）.在美國社會的歷史，已有專書，參考Elizabeth Siegel Watkins, The Estrogen Elixir: A History of Hormone Replacement Therapy in America（Baltimore: Johns Hopkins University Press, 2007）.

14 楊瑞松，〈想像民族恥辱：近代中國思想文化史上的「東亞病夫」〉，《政治大學歷史學報》第二十三期（二〇〇五），頁一～四四。還可參考筆者，《國族、國醫與病人：近代中國的醫療和身體》（臺北：五南出版社，二〇一六），頁二～十五的研究回顧。

15 羅家倫，〈恢復唐以前形體美的標準〉《新人生觀》（臺中：曾文出版社，一九八一），頁三五。

16 吳淑鳳編，《蔣中正總統檔案：事略稿本》（臺北：國史館，二〇〇三）第六冊，民國十八年八月十九日，頁四一九～四二〇。

17 古鴻烈，〈從世運失敗說到全身健康檢查〉，《申報》，一九三六年九月十五日，第五張。

18 同道，《國學大師之死——百年中國的文化斷裂》，頁五。

19 禁煙運動之興起，可初步參考上海市禁毒工作領導小組辦公室、上海市檔案館編，《清末民初的禁煙運動和萬國禁煙會》（上海：上海科學技術文獻出版社，一九九六）。

20 關於肺結核的研究，雷祥麟做了非常多的分析，例如：雷祥麟，〈習慣成四維：新生活運動與肺結核防治中的倫理、家庭與身體〉，《中央研究院近代史研究所集刊》第七十四期（二〇一一），頁一三三～一七七。至於國外的研究也頗多，例如David S. Barnes, *The Making of a Social Disease: Tuberculosis in Nineteenth-Century France.*（Berkeley : University of California Press, c1995）. 關於細菌與肺結核關係的討論，可參考Bridie Andrews, "Tuberculosis and the Assimilation of Germ Theory in China, 1895～1937," in *Journal of the History of Medicine and Allied Sciences 52*（1997）：114～157。關於新式公共衛生中，有關人的行為與傳染理論之建立與社會影響，包括肺結核的社會文化史，可參考Nancy Tomes, *The Gospel of Germs: Men, Women, and the Microbe in American Life*（Cambridge: Harvard University Press, 1988）.雷祥麟注意到了肺結核與中國家庭和個人不衛生的關係，而與外國研究認為，肺結核是一種社會性疾病的觀點，有所差異。參考Sean Hsiang-lin Lei, "Habituating Individuality: Framing Tuberculosis and Its Material Solutions in Republican

China," *Bulletin for the History of Medicine* 84□2010), pp. 248~279.

21 初步參考徐志豪，〈被污名化的腎：近代「腎虧」意象的出現與轉變〉，《第七屆科學史研討會彙刊》（臺北：中央研究院科學史委員會，二〇〇七），頁一四三～一六八。

22 例如某些疾病將導致腎虧、腎虧也將導致某些疾病發生。就好像腎虧會導致遺精，而遺精也會導致腎虧，這種互為因果的關係，使得腎虧成為一種豐富的病理表徵。詳見正文論述。

23 張仲民，《出版與文化政治：晚清的「衛生」書籍研究》（上海：上海書店出版社，二〇〇九），特別是第三、四章，有大量的論述。還可參考張仲民，《種瓜得豆：清末民初的閱讀文化與接受政治》（北京：社科文獻出版社，二〇一六），頁七八～一三五。

24 丁福保，〈記老鐵〉，《醫話叢存》，收入沈洪瑞、梁秀清主編，《中國歷代醫話大觀》（太原：山西科學技術出版社，一九九六），頁一五一三～一五一四。

25 王士英，〈劣友誘人、淫書害人：一青年死裡逃生〉，《申報》，一九三六年八月二十二日，第五張。

26 關於民國遺精一症的研究，可參考非常具代表性的Hugh Shapiro, "The Puzzle of Spermatorrhea in Republican China," *Positions: East Asia Cultures Critique* 6.3（Winter 1998）, pp.551~595.

27 惲鐵樵，《見智錄續篇》，收入董其聖等編，《惲鐵樵遺著選》（上海：上海科學技術文獻出版社，一九八九），頁十五。

28 余鳳賓，《性慾衛生論叢》（上海：商務印書館，一九三三），頁六～十三。

29 這則現代醫案後來顯示，只要施以「電波療法」，再服用有名之「固精片」，遺精就會痊癒，再加上服用「生殖腺素」製劑，以培補虧損，身體乃恢復健壯，脫離虛弱。出自詹念曾醫師，〈性病講座：遺精失眠頭痛目眩〉，《申報》，一九三六年七月一日，第五張。而關於藥品和身體觀的論述，下文還會加以分析。

30 不著撰者，《申報》，一九三六年八月四日，第五張。（廣告不列作者，下同）

31 平心，《青年的修養與訓練》（重慶：學藝出版社，一九四二），頁三二八。

32 王士英醫師，〈遺精＝腦弱〉，《申報》，一九三六年七月一日，第五張。

33 有關「腦」與「心神」的近代爭議，可參考皮國立，《近代中醫的身體與思想轉型：唐宗海與中西醫匯通時代》，第八章的論述。

34 此即「神經衰弱」的根源。中國古代的心智疾病多與心、腎相關，而非實質解剖的腦，這個論述的脈絡影響近代中國對神經的解釋。參考Hugh L. Shapiro: "The view from a Chinese asylum:defining madness in 1930s Peking", Ph. D. Harvard University, 1995, pp.225、246 and Fig15,16.

35 不著撰者，《申報》，一九三六年八月四日，第五張。

36 關於神經衰弱在近代中國的定義、陳述與演變，可參考王文基，〈知行未必合一：顧頡剛與神經衰弱的自我管理〉；祝平一編，《第四屆國際漢學會議論文集：衛生與醫療》（臺北：中央研究院，二〇一三），頁六五～九九。以及Wang Wen-Ji, 'Neurasthenia and the Rise of Psy Disciplines in Republican China,' *East Asian Science, Technology and Society: An International Journal 10.2* (2016), pp.141~160. 此外，有關東亞神經衰弱之定義和演變，還可參考巫毓荃、鄧惠文，〈氣候、體質與鄉愁——殖民晚期在臺日人的熱帶神經衰弱〉，李尚仁編，《帝國與現代醫學》（臺北：聯經出版公司，二〇〇八），頁五五～一〇〇。

37 《申報》，一九三六年八月十三日，第四張。

38 不著撰者，《申報》，一九三六年八月二十日，第三張。

39 並非傳統醫學不重視腦的功能，例如傳統醫學腦髓與腎精的關係就非常密切，所以近代補腎與健腦之概念，其內在脈絡很容易就結合在一起。可參考李建民，〈督脈與中國早期養生實踐——奇經八脈的新研究之二〉，《中央研究院歷史語言研究所集刊》第七十六卷第二分（二〇〇五），頁二四九～三一三。

40 梁實秋，〈醫生〉，《雅舍小品》（臺北：正中書局，一九八一），頁一三四～一三五。

41 不著撰者，《申報》，一九三六年八月十二日，頭版廣告。

42 有關「虛勞」的論述大成，五勞、六極、七傷等，可參考清・吳澄，《不居集》（北京：人民衛生出版社，一九九八），頁十八～二三。

43 惲鐵樵，《《傷寒論研究》與《臨證演講錄》》，頁一四三～一四四。

44 惲言：「吾疑全身腺體皆一個系統，喉症之喉頭，扁桃腺發炎腫，汗腺則閉，汗腺開則扁桃腺腫消；梅毒之皮脂腺、汗腺，均與常人不同，原因在生殖腺之受病；又患頸癧者，甲狀腺腫硬，腋下腺亦隨之而腫，其人必不能耐勞，食慾、性慾亦猛銳減退，似此種種，均各腺體有交互關係之顯著者。鄙人不知西醫，不知西國於此亦有說否？姑直書所見以待能者之詮釋。」參考惲樹珏，《內經講義》第一期，收入《歷代中醫珍本集成》第二冊，頁十一～十二。

45 惲樹珏，《內經講義》第一期，收入《歷代中醫珍本集成》第二冊，頁七～八。

46 惲樹珏，《內經講義》第一期，收入《歷代中醫珍本集成》第二冊，頁八。

47 大概還是可以用食物、氣、血、精這樣的物質順序來理解身體的基本運作。惲說：「『形歸氣』者，此氣字，指營衛。食物入口，腸壁吸收，則血有餘液。凡人得食能耐寒者，衛氣從血生也。得適當之食物，則肌腠豐腴無菜色者，榮氣從血生也。『氣歸精』者，各腺得血液製造，以為內分泌也。『精歸化』者，各腺健全，內分泌充分，則顏面暐然有光也。」參考惲鐵樵，《見智錄續篇》，收入董其聖等編，《惲鐵樵遺著選》，頁十四。

48 惲氏言：「腎臟主排洩，若就形能言之，凡色慾過度者，面色不華，則血病陰虛，而欬則肺病消化不良，即脾胃亦病，此為五臟六腑有關者，乃生殖腺之作用，非內腎之功能也。《內經》所言，即指腺之功能，若就現在所發明之『合而孟』言之，是飲食入胃消化之後，由胃壁腸壁吸收精華，輸之血管遍行於全身，由微絲血管分泌液體，輸與各臟器。各臟器受之，分工製造而為各種液體，無管腺即所謂各臟器之一，而『合而孟』即所製造各種液體之一。」參考惲樹珏，《內經講義》第一期，收入《歷代中醫珍本集成》第二冊，頁十一。

49 惲樹珏，《內經講義》第1期，收入《歷代中醫珍本集成》第二冊，頁十一～十二。

50 余無言，《圖表注釋金匱要略新義》（杭州：新醫書局，一九五四），頁二二三～二二四。一九三七，余無言和張贊臣曾創辦「上海中醫專科學校」，余主講《傷寒論》與《金匱要略》，累積不少心得。越兩年，《圖表註釋傷寒論新義》出版，並打算也註解一本《金匱要略》。但一直到一九四八年他才開始正視此事，並著手將他多年的教學資料彙整，編輯成書。至一九五二年，《圖表注釋金匱要略新義》始正式出版。參考張文康主編，《中國百年百名中醫臨床家叢書：余無言》（北京：中國中醫藥出版社，二〇〇一），頁一～四。

51 余無言，《圖表注釋金匱要略新義》，頁二二四。

52 惲鐵樵，〈女勞疸〉，《金匱翼方選按》，收入《惲鐵樵傷寒金匱研究》（福州：福建科學技術出版社，二〇〇八），頁一五八。

53 惲鐵樵，〈女勞疸〉，《金匱翼方選按》，收入《惲鐵樵傷寒金匱研究》，頁一六一。

54 可參考惲鐵樵，《讀金匱翼》，收入董其聖等編，《惲鐵樵遺著選》，頁七一～七七。

55 《素問・生氣通天論篇第三》載：「陽氣者，煩勞則張，精絕，辟積于夏，使人煎厥。目盲不可以視，耳閉不可以聽，潰潰乎若壞都，汩汩乎不可止。」出自傅貞亮、高光震等編，《黃帝內經素問析義》（銀川：寧夏人民出版社，一九九七），頁四二、四五。

56 惲鐵樵，《見智錄續篇》，收入董其聖等編，《惲鐵樵遺著選》，頁十。

57 余無言，《圖表注釋金匱要略新義》，頁九六。

58 故云：「其云煩勞、精絕，明傷腎不必由於房室。腎者作強之官，技巧出焉，作強過當，即便傷腎，而房室自包括在煩勞之中。」皆出自惲鐵樵，《見智錄續篇》，收入董其聖等編，《惲鐵樵遺著選》，頁十一。

59 孫煜，〈「背痛乃腎弱之兆也」：兜安氏秘制保腎丸研究（一九〇九～一九四一）〉，曾發表於「醫家、病家與史家——以醫患關係為中心」工作坊（上海：復旦大學，二〇一四年七月五、六日）。

60 所謂「腎常不足，無慮有餘」、「腎病常虛，百病皆生於腎者，此之謂也。」出自黃自立編，〈論腎〉，《中醫百家醫論薈萃》（重慶：重慶出版社，一九九五），頁七三～七五。

61 不著撰者，《申報》，一九三六年八月十八日，第三張。

62 此藥物名「施斯德補腎藥丸」，廣告打出這是外國西醫的發明，經過「億萬病案之試驗證明」，列出許多醫師之保證，甚至羅列醫師頭像。該藥號稱可以使「患者在四十八小時內，獲有健適生力，返老還童之新感覺。」可見返老還童也不只有「補精」的一面，有關腎與健康的關係，在當時論述是非常多元的。出自不著撰者，《申報》，一九三六年八月十七日，第二張。

63 關於求子和醫方、房中的關係，可參考林富士，〈略論早期道教與房中術的關係〉，《中央研究院歷史語言研究所集刊》第七十二卷第二分（二〇〇一），頁二三三～三〇〇。李貞德，〈漢唐之間求子醫方試探——兼論婦科濫觴與性別論述〉，《中央研究院歷史語言研究所集刊》第六十八卷第二分（一九九七），頁二八三～三六七。

64 俞伯符，〈預防衰老的認識與實踐〉，《申報》，一九三六年八月十九日，第五張。

65 德璚，〈生殖器中內分泌之功用〉，《申報》，一九二三年七月三十一日，第二十一張。

66 慕鳴，〈一九四五年十大良藥〉，《申報》，一九四六年一月二十九日，第六張。

67 不著撰者，《申報》，一九三九年十一月十一日，第三張。

68 當時荷爾蒙藥品的成分有很多種類，功效也不一，本文不擬討論其內容，而專論疾病。當時人統稱激素或荷爾蒙，但製藥方式不一，有時還會混入其他原料，例如維他命。可參考不著撰者，《申報》，一九三四年十一月八日，第一張。

69 任國祥，〈神經衰弱未老先衰〉，《申報》，一九三六年七月一日，第五張。

70 俞伯符，〈預防衰老的認識與實踐〉，《申報》，一九三六年八月十九日，第五張。

71 不著撰者，《申報》，一九三六年八月十九日，第五張。

72 楊道南，〈海誓山盟的戀愛何故會曇花一現？〉，《申報》，一九三九年八月二日，第十張。

73 原《蒓園雜記》載，引自清．曹庭棟，《老老恆言．便器》（長沙：岳麓書社，二〇〇五），頁一〇〇。

74 這裡面談到許多疾病都會反覆在本書中出現。參照不著撰者，《申報》，一九三六年八月二十日，第三張。

75 不著撰者，《申報》，一九三六年七月八日，第三張。

76 不著撰者，《申報》，一九三六年七月三十日，第四張。

77 不著撰者，《申報》，一九三六年七月二十七日，第四張。

78 不著撰者，《申報》，一九三六年九月二十三日，第四張。

79 不著撰者，《申報》，一九三七年五月六日，第三張。

80 不著撰者，《申報》，一九三七年六月四日，第三張。

81 蛋黃素的解釋與治療，也涉及荷爾蒙的問題，詳下。

82 不著撰者，《申報》，一九三八年三月四日，第一張。

83 張寧，〈阿司匹靈在中國——民國時期中國新藥業與德國拜耳藥廠間的商標爭訟〉，《中央研究院近代史研究所集刊》第五十九期（二〇〇八年三月），頁一一六～一一九。

84 余無言，《圖表注釋金匱要略新義》，頁八五。

85 余無言，《圖表注釋金匱要略新義》，頁八六。

86 不著撰者，《申報》，一九三六年八月十二日，第一張。

87 余無言，《圖表注釋金匱要略新義》，頁九七。

88 皮國立，《「氣」與「細菌」的近代中國醫療史：外感熱病的知識轉型與日常生活》，頁二九八～三一〇。

89 不著撰者，《申報》，一九三六年七月二十二日，第三張。

90 不著撰者，《申報》，一九三六年八月十六日，第三張。

91 不著撰者，《申報》，一九三六年五月七日，第三張。

92 不著撰者，《申報》，一九三六年七月十一日，第五張。

93 不著撰者，《申報》，一九一八年十一月十八日。

94 鄧鐵濤、程之范主編，《中國醫學通史・近代史》（北京：人民衛生出版社，一九九九），頁三一。

95 陸晉笙，〈急勞〉，《景景醫話》，收入沈洪瑞、梁秀清主編，《中國歷代醫話大觀》，頁一三六九。

96 余無言，《圖表注釋金匱要略新義》，頁九六。

97 時逸人，《中醫時令病學》（臺南：臺南東海出版社，一九七七），頁二〇～二八。

98 不著撰者，《申報》，一九三六年六月二十日，第三張。

99 不著撰者，《申報》，一九三六年八月十九日，第四張。

100 不著撰者，《申報》，一九三二年五月九日，第二張。

101 姚允平問、周笑函醫師答，〈關於遺精病害的種種及治療方法之問答〉，《申報》，一九三六年八月八日，第五張。

102 「生殖素」、「希米脫氏固精片」這類藥物，都是西藥。像「生殖素」，除了主打奧國生理學家所創製之外，更強調是用「少壯動物」身體內提煉出其生殖腺素配以各種補藥而製成。出自賈治中，〈對青年遺精者的忠告〉，《申報》，一九三六年八月十九日，第五張。

103 不著撰者，《申報》，一九三六年八月十九日，第四張。

104 賈治中醫師，〈神經衰弱——未老先衰〉，《申報》，一九三六年八月八日，第五張。

105 不著撰者，《申報》，一九三六年八月十九日，第五張

106 以上參考沈兆荃，〈肺病病人之危險〉，《申報》，一九三六年八月二十一日，第五張。

107 沈兆荃，〈肺病最新療法之發展：臟器製劑之內服為確有根據最切實合理〉，《申報》，一九三六年九月二十五日，第四張。

108 關於近代禁煙的歷史與論述也相當多。初步參考胡金野，《中國禁煙禁毒史綱》（臺北縣中和市：宋氏照遠出版社，二〇〇六）。上海市禁毒工作領導小組辦公室、上海市檔案館編，《清末民初的禁煙運動和萬國禁煙會》（上海：上海科學技術文獻，一九九六）。以及蘇良智、劉效紅著，《全球禁毒的開端：一九〇九年上海萬國禁煙會》（上海：上海三聯書店，二〇〇九）。相關的史料彙整專書，像是《文史精華》編輯部編著，《近代中國社會史料叢書：近代中國煙毒寫真》（石家莊：河北人民出版社，一九九七）上、下兩冊等書，則有更多種，此處從略。

109 王士英，〈男女戒煙——特校良法〉，《申報》，一九三六年八月十九日，第五張。

110 介紹該藥製法、來源與各種主治，參考不著撰者，《申報》，一九三三年十一月十三日，第三張。戒煙只是其中一種功能，廣告商會刊出一系列廣告，各有主打的主題。

111 不著撰者，《申報》，一九三六年八月十四日，第五張。

112 不著撰者，《申報》，一九三六年七月二十七日，第四張。

113 不著撰者，《申報》，一九三六年八月十二日，頭版廣告。

114 不著撰者，《申報》，一九三六年六月十日，第三張。

115 不著撰者，《申報》，一九三六年六月二十日，第三張。

116 不著撰者，《申報》，一九三三年二月二十七日，第　張。

117 不著撰者，《申報》，一九三六年七月二十四日，第二張。

118 不著撰者，《申報》，一九三六年七月二十三日，頭版廣告。

119 巫仁恕，《劫後「天堂」——抗戰淪陷後的蘇州城市生活》（臺北：臺灣大學出版中心，二〇一七），頁二三五～二三六。

120 Hugh L. Shapiro: "The view from a Chinese asylum:defining madness in 1930s Peking," Ph. D. Harvard University, 1995, pp. 249～250.

121 Hugh L. Shapiro: "The view from a Chinese asylum:defining madness in 1930s Peking", pp.225 and Fig15,16. 一直要到一九四九年以後，中國才將神經衰弱視為心智或精神的疾病，而非將之歸類為「腎虧」；但筆者認為，中醫仍存在如是認知，並且腎虧也會導致精神病，詳本書論述。參考Hugh L. Shapiro , pp.376.

122 賈治中醫師，〈神經衰弱——未老先衰〉，《申報》，一九三六年八月八日，第五張。

123 桂庭，〈精神病〉，《申報》，一九四六年七月十八日，第十二張。

124 周笑涵，〈被手淫麻醉的青年——因遺精而喪失健康的療法〉，《申報》，一九三六年九月二十八日，第五張。

125 賈治中，〈對青年遺精者的忠告〉，《申報》，一九三六年八月十九日，第五張。

126 不著撰者，《申報》，一九三六年七月九日，第二張。

127 高德，〈男性最大的煩惱〉，《申報》，一九三六年九月十八日，第三張。

128 關於古代中醫的精神疾病與情志問題，陳秀芬做了大量的研究，僅舉三例：陳秀芬，〈「診斷」徐渭：晚明社會對於狂與病的多元理解〉，《明代研究》第二十七期（二〇一六），頁七一～一二一。陳秀芬，〈中國醫學史中的「癲」與「癇」：一種或多種疾病的類型？〉，《中醫兒科醫學雜誌》第五卷第一期（二〇〇三），頁一～十六。Hsiu-Fen Chen, "Between Passion and Repression: Medical Views of Demon Dreams,

Demonic Fetuses, and Female Sexual Madness in Late Imperial China," *Late Imperial China*, Vol.32.1（2011.06）, pp.51～82.

129 今日精神病的患者所出現的脫序行為，很多人也會以「神經病」稱之。這種語言間的互通性，即可能和醫療文化上的匯通有關；甚至許多人有失眠或憂鬱之症狀，不會求助「精神科」醫師，而往往會去尋求「神經科」醫師的幫助，這也是很有意思的現象，附記於此，本書則有專章討論憂鬱症的歷史。

130 上海人民出版社編，〈論百合癲狂〉，《章太炎全集》（上海：上海人民出版社，一九八二）第八冊，頁二七七。

131 精神官能症（Neurosis、Psychoneurosis or Neurotic disorder），現代醫學認為與大腦機能活動輕度暫時性失調的一組疾病總稱，它們包括了在病因、臨床表現、病程和預後都不太一致的幾種疾病，包括神經衰弱、焦慮症、癔病、強迫症、抑鬱症。相對於中醫的病理，則為百合症病、臟躁、鬱症、梅核氣等等。參考江楊清主編，《中西醫結合內科研究》（北京：北京出版社，一九九七），頁七七七。

132 《金匱要略》的原文是這樣的：「百合病者，百脈一宗，悉致其病也。意欲食復不能食，常默默，欲臥不能臥，欲行不能行，欲飲食，或有美食，或有不用聞食臭時，如寒無寒，如熱無熱，口苦，小便赤，諸藥不能治，得藥則劇吐利，如有神靈者，身形如和，其脈微數。」若根據現代醫家解釋，所謂「百脈一宗，悉致其病也。」是指所有疾病若是治療不當，皆可能成為該病。而「百合病」為一症候群，常見於發熱性疾病之後期，餘熱未清，而身體已呈現虛弱者。參考何東燦，《金匱要略內科疾病之研究》（臺北：正中書局，一九九五），頁二八二～二八三。

133 余無言，《圖表注釋金匱要略新義》，頁十三～十四。

134 余無言，《圖表注釋金匱要略新義》，頁十四與十八。

135 至後世有別名「雞子湯」者，乃同樣之病名。出自宋・朱肱，《增註傷寒類證活人書》（臺北：集文書局，一九八〇），頁四八八。

136 或言「百合」安肺氣、雞子黃安胃氣。大概皆補足病後臟腑之氣虛所表現之症狀。見謝觀等編，《中國醫學大辭典》（北京：商務印書館，一九九五）上冊，頁一〇六九。

137 謝觀等編，《中國醫學大辭典》下冊，頁四四三〇。

138 謝觀等編，《中國醫學大辭典》下冊，頁四四三一。

139 余無言，《圖表注釋金匱要略新義》，頁十九。

140 不著撰者，《申報》，一九三六年六月二十日，第三張。

141 余無言，《圖表注釋金匱要略新義》，頁二一。

142 余無言，《圖表注釋金匱要略新義》，頁二一～二二。

143 《金匱要略》載：「婦人臟躁，悲傷欲哭，象如神靈所作，數欠伸，甘麥大棗湯主之。」引自余無言，《圖表注釋金匱要略新義》，頁三三九。

144 張志斌，《古代中醫婦產科疾病史》（北京：中醫古籍出版社，二〇〇〇），頁八九～九四、二三六、二五四～二五九等論。關於感情與性功能之失調，參考費俠莉（Charlotte Furth），《繁盛之陰：中國醫學史中的性（九六〇～一六六五）》（南京：江蘇人民出版社，二〇〇六），頁六八～七〇。

145 陳蓮舫，《女科秘訣大全》，收入陸拯主編，《近代中醫珍本集・婦科分冊》（杭州：浙江科學技術出版社，一九九四），頁二一〇。

146 嚴鴻志，《女科精華》，收入陸拯主編，《近代中醫珍本集・婦科分冊》，頁三三五。

147 陳蓮舫，《女科秘訣大全》，收入陸拯主編，《近代中醫珍本集・婦科分冊》，頁二一一。

148 譚次仲，《金匱削繁》（九龍：實用書局，一九五八），頁八八與一〇三。

149 程門雪，《金匱篇解》（北京：人民衛生出版社，一九八六），頁二一～二二。此書約成書於一九二五～一九三一年間，民國時期上海中醫專門學校、中醫學院和中國醫學院、中華國醫專科學校等校，皆曾以之作為上課講義。

150 有關該病的西方醫學脈絡，可參考Peter Melville Logan, *Nerves and Narratives: A Cultural History of Hysteria in 19th-Century British Prose.* (Berkeley: University of California Press, c1997).

151 對病狀的詳細描述，附列於此供讀者酌參。余無言謂：「此證多發於十五至二十五歲之虛弱婦女，如年齡較微高及月經已絕者，亦有之。其原因如身體過勞、精神刺激、熱性病後、新陳代謝病等證狀，則千變萬化、忽隱忽現。初若重篤之證，而轉瞬即輕快或消失，此為本病之特徵。患者喜居暗室，厭音響，五官感覺，異常銳敏，不論身體肉外何部，易發生神經性痛，忽而劇痛，忽而消失，腹內臟器，亦多知覺過敏，或自訴有卵狀冷物，在其頭內，或自覺有球狀物或蟲樣物極在其腹內上衝，好聞不快之臭氣，能啖難食之物，皮膚有冷熱及蟻行感，或欠伸噴嚏，或噯噎呃逆，或胸內苦悶，心動及呼吸變常，皮膚知覺時或亡失，或則角弓反張，或則唇舌勁直，或則失笑啼泣，或則恐怖張惶，或嚥下困難，或小溲淋瀝，或不能發聲，或不能步行，或現精神遲鈍，默然無語，或現妄想幻念，誇大狂言，好惡之差殊甚，性慾亦現異常，有時悲觀欲自殺，有時自擬為帝王。總之此症不可以常理測之，一言以蔽之曰：精神病是矣。」出自余無言，《圖表注釋金匱要略新義》，頁三三九～三四一。又如言「女性的神經衰弱，又名希司的里，或憂鬱症。」出自徐生章，〈婦女職業生活之於健康的問題〉，上海申報館編輯，《申報》，一九三六年九月十八日，第三張。

152 纈草現用來治療神經衰弱、精神不安，還有「癔病」等等症狀。參考周萍編，《中國民間百草良方》（長沙：湖南科學技術出版社，一九九八年），頁七五一。引文出自余無言，《圖表注釋金匱要略新義》，頁三四二。

153 徐生章，〈婦女職業生活之於健康的問題〉，《申報》，一九三六年九月十八日，第三張。

154 例如「佛慈當歸素」的廣告宣稱：「因悲哀太過，或因憤怒傷肝，或鬱結不舒，或驚恐失常，致氣血歸併，神經受其影響，俗稱為神經病。」完全是一個中西醫藥物、身體觀、傳統與科學概念雜揉的例子。引自不著撰者，《申報》，一九三六年八月六日，第四張。

155 曹聚仁，〈「鑑賞標準美」〉，《申報》，一九三四年一月二十日，第十七張。

156 馮潔，〈少女的一封信：怎樣來做一個健美的女性〉，《申報》，一九三六年七月十七日，第五張。

157 賈治中，〈對青年遺精者的忠告〉，上海申報館編輯，《申報》，一九三六年八月十九日，第五張。

158 不著撰者，《申報》，一九三六年八月十八日，第三張。

159 琴吉，〈如何能夠還我青春〉，《申報》，一九四〇年十月十九日，第十五張。

160 不著撰者，《申報》，一九三六年七月十四日，第四張與一九三六年八月十四日，第五張。

161 周春燕，《女體與國族：強國強種與近代中國的婦女衛生（一八九五～一九四九）》，第一章部分。另外，婦女涉入近代科學知識，而成為負擔某種強國、強種任務的角色，可參考柯小菁，《塑造新母親——近代中國育兒知識的建構及實踐（一九〇〇～一九三七）》（太原：山西教育出版社，二〇一一）。

162 王士英，〈戀愛失敗的女性將何待〉，《申報》，一九三六年九月二十八日，第五張。

163 可參考李貞德，〈二十世紀前半中國生理衛生教育中的性、生殖與性別〉，祝平一主編，《第四屆國際漢學會議論文集・衛生與醫療》（臺北：中央研究院，二〇一三），頁一〇一～一五五。

164 賈治中醫師，〈白帶乳癟〉，《申報》，一九三六年七月一日，第五張。

165 余無言，《圖表注釋金匱要略新義》，頁三五三～三五四。

166 余無言，《圖表注釋金匱要略新義》，頁三五四。

167 上海申報館編輯，《申報》，一九三六年八月七日，第三張。

168 姚爾昌，〈發育與健康及壽命的關係〉，上海申報館編輯，《申報》，一九三六年八月八日，第五張。

169 不著撰者，《申報》，一九三六年八月三日，第三張。

170 傳統「補養類」藥物的知識脈絡，可參考清・汪昂，《醫方集解》（臺南：第一書店，一九八六），頁一～三二。

171 張志斌，《古代中醫婦產科疾病史》，頁二七。

172 可加以比較，張哲嘉，〈《婦女雜誌》中的「醫事衛生顧問」〉，頁一五五～一五七。

173 不著撰者，《申報》，一九三〇年二月二十七日，第三張。

174 （美）白露，〈有所需求：一九二〇年代的自然科學、社會科學與女性〉，收入游鑑明、羅梅君、史明主編，《共和時代的中國婦女》（臺北：左岸文化出版社，二〇〇七），頁二〇六～二五四。女性的身體在現代化觀念定義後，仍在某些部分顯現出「被觀看」或展示的意義，可參考高彥頤（Dorothy Ko）的研究：《纏足：金蓮崇拜盛極而衰的演變》（臺北：左岸文化出版社，二〇〇七），特別是第一部分、第二章的論述。

175 陳建，〈子宮內膜炎及其預防〉，《申報》，一九三六年八月二十八日，本埠增刊。

176 德心，〈白帶與淋病之辨別〉，《申報》，一九三六年八月二十八日，本埠增刊。

177 梁其姿，〈醫療史與中國「現代性」問題〉，收入《中國社會歷史評論》第八卷（二〇〇七），頁一～十八。

第三章

縱慾與神經衰弱

憂鬱的歷史與身體

在精神醫學公認的診斷標準（DSM-IV）中，憂鬱症（Depression Disorder）的定義為：病人因生活中的受苦及失能，伴隨臨床的行為或心理上的改變，身體出現顯著的疼痛、失去自主的能力，最後可能產生自殺情緒或有自殺的念頭。而重大憂鬱症的症狀大概有：情緒低落、不快樂或明顯失去興趣，或伴隨情緒、睡眠與飲食習慣會改變，大多是較為負面的，如：食慾降低或失眠、常感疲倦無力、心中產生罪惡感、無法專心思考等症狀。[1] 據統計，在自殺死亡者中，約有百分之九十的人都有精神科疾病，其中憂鬱症患者更占一半之多。[2]

中西文化的差異使得本章之分析具有強烈的跨文化對比。精神疾病在生物學上的解釋自一九八〇年代才獲得主導地位，但在判定上還是有不少爭議。[3] 但至少與二十世紀初比較起來，西藥較成功地控制憂鬱症與精神分裂之病情。然而，只強調分析腦與神經生物學之因素，容易忽略東西文化差異。西方情緒疾病是以哀傷、焦慮以及恐懼的感受來表達，這形成包括憂鬱症在內的情緒疾病之診斷核心，較容易用問卷記分法或診斷標準來確診。反觀華人不善表達情緒、壓抑內斂，擔心情緒會對人際與社會關係造成負面影響，故華人偏好將憂鬱轉化為描述身體的不適或病痛，亦即將某人的憂鬱症歸因於身體症狀，這樣較容易被社會接受。因此，「憂鬱症」在中國社會中未必能被認定是一種精神失調的「疾病」，取而代之的是以各種身體的不適症狀來呈現，當然包括虛弱感在內。[4]

因此我們談憂鬱症不能忽略社會文化的因素，傳統華人解決身體病痛多靠中醫，故梳理中醫典籍中有關憂鬱的可能病理與身體症狀，就成了有意義的分析工作。加上近年來罹患憂鬱症的患者逐漸增多，即使未達診斷上確定罹病之標準，不少人也常在日常生活中感受到壓力與憂鬱的壓迫，對生活品質造成重大影響。職是之故，筆者長期致力於近代中醫疾病史的研究，希望在史學研究上，梳理這個問題；從華人文化與傳統醫療出發，探討歷史上對憂鬱病症的認識與可能之貢獻，乃本章重要的研究動機。

目前看來，中國歷史中有關憂鬱症的研究不多，可能與資料零散、判斷不易有關。許昇峰編著的《憂鬱症中醫典籍彙編》是一本重要的資料彙編，不少中醫在論述實際治療時，也會加入憂鬱症歷史的相關推論，例如張成國指出，憂鬱症與中醫所稱的「不寐」、「驚悸」、「臟躁」、「鬱證」、「百合病」等相當接近。[5]不過，以上梳理全部著墨至清代為止，近代以來的狀況比較沒有細加研究，缺少梳理。近代西醫東漸，西醫的疾病定義對中醫的傳統論述產生不少影響，[6]故對於憂鬱疾病的中西對話，值得史學家研究和分析論述。

西方學界對精神病史的研究非常重視，[7]而近代中國醫學對精神病的研究，雖有專書，[8]但主題多偏重神經衰弱和癲狂，對於憂鬱症的論述與分析，還未見充分討論；[9]比較泛論的中醫精神病學史，則已有粗略的架構提供治史者參考。[10]這些研究皆具一定的貢獻，因為中西社會文化背景的差異，華人對情緒表達不如西方人來得直接。關於精神病，華人往往是以個人訴說的症狀為主，以至於一種精神疾病可能在每個人身上都有不同的感受與症狀，從而造成定義疾病之困難。[11]所以，真要抓出「憂鬱症」在近代中國歷史中的身影，不能單以西方現代醫學的診斷標準來認定，必須廣泛考察當時中國醫學內對情志疾病論述之「憂鬱」論述，才能較為全面地認識這個疾病的歷史。

一、傳統醫學的論述

精神病在近代已成嚴重社會問題。一九四〇年代，據上海《大公報》所載美國統計，居民每二十人中就有一人罹患精神病；中國人口多，精神病人可能更多，但中國各處的瘋人院數量可能是不足的。[12]在中國，精神病的專家更是寥若晨星。[13]那麼，傳統中醫怎麼分析憂鬱症？現代醫師已有一些討論。

上古時期，「憂」與「鬱」有不同的定義，《內經》已有：「木鬱達之，火鬱發之，土鬱奪之，金鬱洩之，水鬱折之」，是根據五種「鬱」來分別加以治療，這顯然是基於五臟與五行之論，主要包含各種身體的「氣機不暢」。而「憂」則是一種情緒，會傷到臟腑，例如：「愁憂者，氣閉塞而不行」、「人憂愁思慮即傷心」；這個情緒低落的形容詞，尚未發展成一個明確的疾病概念，還沒有像是「憂症」這樣的病名。[14]根據張綱於《中醫百病名源考》的解釋：「鬱」就是抑鬱。抑鬱指閉塞不通，古人以天有五運、人有七情，五運抑鬱，則天地閉塞，故由其氣閉「怒」發，可致人疾；而七情抑鬱，則志意不伸，故因其氣滯

「憂」作，亦導致疾病，「蓋以此五運怒發與七情憂作所致之疾，均源於閉塞不通之抑鬱，故古人即二合抑鬱音，以鬱為名而並稱之矣。」[15] 鬱之病大體以憂和怒兩種情緒表現為主。

漢朝末年中醫典籍《金匱要略‧百合狐惑陰陽毒病脈證治第三》中有一段描述：「意欲食復不能食，常默默然，欲臥不能臥，欲行不能行，欲飲食，或有美時，或有不欲聞食臭時，如寒無寒，如熱無熱，口苦，小便赤，諸藥不能治，得藥則劇吐利，如有神靈者」，[16] 現代中醫沈建忠認為這些臨床表現相當符合憂鬱症發作時的表現。此外，他認為包括《金匱要略‧婦人雜病脈證并治第二十二》中的描述：「婦人臟躁，喜悲傷欲哭，象如神靈所作，數欠伸，甘麥大棗湯主之」，[17] 皆可說明此類患者多愁善感，病情發作時如鬼神附身般，整日打哈欠，精神無法集中。《傷寒論‧少陽病》中的描述為「胸脅苦滿，嘿嘿不欲飲食，心煩喜嘔，或心中煩而不嘔」，[18] 則又說明患者常有胸悶、沉默寡言、食慾不振、心煩、噁心等症狀；還有古病名「梅核氣」，患者會感覺咽喉有異物感，常因情緒控制不當而發生。上述文獻都有類似憂鬱症身體化病徵的臨床表現，在古代的疾病名稱包含有百合病、臟躁、小柴胡湯證、梅核氣等。其中，沈氏又以百合病的症狀和現代憂鬱症的表現最為相似。[19]

而早期疾病史研究者則認為，躁狂和抑鬱性精神病屬於古代的「蟲姐」，晉唐後漸成「風邪」，例如：「男子女人風邪，男夢見女，女夢見男，交歡日久成勞，愁悲憂恚、怒喜無常、日漸羸瘦，連年歲月，深久難療。」[20] 范行準甚至認為「風」即是指男性激素，這種推測或許太過，故該說不為後人所重，但多少點出男女情慾可能導致憂鬱，並且成為瘋癲、瘋狂等精神病的致病原因，且此說倒是一直延續到近代中國社會。隋代《諸病源候論・諸氣病・結氣候》則記載到：「結氣病者，憂思所生也。心有所存，神有所止，氣留而不行，故結於內。」[21]指出憂思會導致身體氣機鬱結，第一次將「憂」與「鬱」的連結關係點出。宋代陳無擇（一一三一～一一八九）在臨床觀察的基礎上總結情志病，結合《內經》及其他醫家的論述，借最早《禮記》之七情說，將各種情志現象歸納為七種基本情志，在《三因極一病證方論・三因論》中首次將「七情」作為中醫病因概念，提出：「喜、怒、憂、思、悲、恐、驚，七者不同，各隨其本臟所生所傷而為病。」首次將「憂」放在人的「七情」之中，成為重要的病因。[22]進入金元時期，朱丹溪在《丹溪心法・六鬱》中，開始將「鬱症」正式列為專篇，認為「氣血沖和，萬病不生，一有怫鬱，諸病生焉，故人身諸病，多生於鬱。」朱氏認為氣、血、火、食、溼、痰都可以致「鬱」，統稱「六鬱」，而造成各式各樣的疾病，並創制「越鞠丸」、「六鬱湯」等方劑來治療「鬱症」。早期的氣鬱以肝為主，晚期虛實夾雜病機要點在心、脾、肺、腎之調理，配合情志上的疏導及生活的調養，可說「憂鬱」之病並非單一臟腑出問題，必須綜合考量。[23]

及至近世，醫家張景岳在《景岳全書・鬱證》內提到：「凡五氣之鬱，則諸病皆有，此因病而鬱也。至若情志之鬱，則總由乎心，此因鬱而病也。第自古言鬱者，但知解鬱順氣，通作實邪論治，不無失矣。茲予辨其三證，庶可無誤。蓋一曰怒鬱，二曰思鬱，三曰憂鬱。」[24]明確地將憂鬱病因歸結為情志因素的影響，並提出治療的法則。但必須注意，歷代多著眼於治療憂鬱導致的身體不適，而非直接用中藥來矯治情緒。[25]不過《丹溪心法・六鬱》云：「氣血衝和，萬病不生；一有怫鬱，諸病生焉。故人身諸病，多生於鬱。」已指出「鬱」將導致很多疾病。元代《醫經溯洄集・五鬱論》云：「凡病之起也，多由乎鬱。鬱者，滯而不通之義。或因所乘而為鬱，或不因所乘本氣自鬱，皆鬱也。」指出外界氣的干擾將導致鬱，但也有自發的鬱，可看出對鬱的解釋日趨多元。[26]

延續至清代的醫者江涵暾所言：「鬱者，萬病之源也」，故其著《奉時旨要》便以論治「諸鬱」開始，並對「鬱」細分為六氣、七情和人事失養等三種類型。[27]即使連溫病的譫語、神昏、煩躁等症，在近代醫案中也被書寫成「伏溫抑鬱」，[28]故只能視為一種情治狀態之失常。是以本章不論外感，專論情志疾病，較能聚焦。可見若單純以「鬱」來解釋憂鬱症，不見得完全正確，因為從日本漢醫的「萬病皆鬱論」來看，「鬱」不是指心情，而是指像是胸悶、氣逆、脹氣、氣血不通、疼痛等不舒服的症狀，類似氣血不通暢。[29]至於清代《臨證指南醫案》則記載：「鬱證全在病者能移情易性」，即所謂「情志之鬱」也，故二類「鬱」病源不同，病狀亦異，然又同以鬱名，為歷代論「鬱」之兩大主流也。而從《景岳全書・雜證謨・鬱證》所載，可發現許多疾病可能導致憂鬱，而反過來，憂鬱也可能導致疾病。[30]

總結近代以前的論述，多論述「鬱」而少論述「憂」，而後者多被統歸於前者，是可以確定的。後代論述，或如近代王清任論血瘀，也不脫離這個論述範圍。一般檢視，都是藉由現代的定義，去反推古代文獻中的可能論述，此雖無法精準一對一對應病名，但已使我們大體掌握古典疾病的現代可能。不過，以上梳理多偏重清代以前，對近代以來的情況皆未著墨，若要理解中西醫匯通之後的憂鬱症病名，必須回到近代中國。

二、「憂鬱症」的出現

根據一九三七年西醫的觀察，中國的精神病患大概有百分之二十七・七是「狂躁鬱懊」，百分之二十二・四是腦器官病或腦有損傷，而且大部分是癲癇，百分之十一・一則是精神錯亂。他認為中國人在痴愚和遲鈍、老年精神病的比例都很低，加起來不到百分之十；另外更少的就是沉迷於鴉片和酒精，低於百分之五。[31]撇開腦與神經之損傷，「狂躁鬱懊」之病，顯示中國人的精神病常以「癲狂、躁動」和「憂鬱、懊惱」這兩個大類情緒表現為主。

「憂鬱」之為病，清末民初即已出現。一九一一年，天津的《大公報》就已刊載「為夫者或將為夫之男子，必須研究婦人的衛生纔好，諸君的妻子，生了子宮病，或諸君的母親，得了憂鬱症」，將會導致赤白帶、子宮不潔、膿穢，甚至不孕症，此皆可服用中將湯治療；

並言憂鬱症的正式病名是「覆斯忒利亞症」。[32]一九一四年也有由上海河南路東亞公司書藥局所刊載的「中將湯能治憂鬱病」的廣告，但是該則廣告卻沒有進一步介紹其治療原理，不過已顯示出當時有憂鬱病一詞。[33]而「覆斯忒利亞症」極可能就是前章所述之歇斯底里（Hysteria），一九四二年蘇州的《青年月刊》刊載：人之情緒有自然之起伏，但若情緒過分敏感之人，漸漸由失望而沉重，很容易就養成悲觀的處事態度，事事擔憂，即古人所謂杞人憂天。作者根據近代心理學的解釋，認為就是Hysteria，即可怕的「憂鬱病」；他認為近代中國青年很多都罹患這種疾病，口頭上喊著「前進」的口號，但其實總是懷疑自己，看待世間萬物總是蒙上一層陰影，常常悲憤、感傷、消極、厭世，這種傾向將使國家社會的力量轉弱。比較可惜的是當時一般報刊的作者多主張放鬆心情、減少慾望、不要事事顧慮等心理療法，但對藥物療法的著墨不多。[34]還有作者指出，可以藉由練習武術來治療憂鬱病和神精（經）衰弱，因為練習武術一定會流汗，該文用傳統的「發汗」來解釋，發汗則新陳代謝的作用必定旺盛，憂鬱病症就可緩解，達到治療的功效。[35]

此外，在一些民國報刊中曾出現「憂鬱的病患者」，但並非具有明確意義的病理診斷，而是敘述一種因生活苦悶、打擊而呈現的憂鬱、虛衰，表達常以文學的筆法呈現。例如有作者描述她的一位好朋友「珍」，寫到：「珍終日只是呆呆地獃坐在冷靜的家庭裡，街不去、事不做、書不看，連話也懶得說。整天，不是打盹，便打牌，或悄悄地一個子痴坐在朝南的窗子下，夢幻似地眺望著那碧綠的蒼空，或皎潔的月亮，心是憂鬱的。」抱怨自己的處境，並言「人生多麼乏味啊！」[36]顯示部分憂鬱病並不具備精確的醫學認定，而是憂鬱的狀態讓人感到是一種病態。「憂鬱症」在近代常被用來當成特定族群的時代憂慮，例如青年對國家社會、未來發展之不確定感與憂慮，也被稱為「青年的憂鬱症」。[37]亦有見於文學作品中，如包士威爾（James Boswell）在十八世紀《倫敦雜誌》上所著的短文，已使用The Hypochondriack這樣的書名，一九二八年在中國即翻譯成「患憂鬱病者」。憂鬱病一詞早在當時出現，只是不常單獨成為疾病名稱。[38]此外，郁達夫在《沉淪・自序》（一九二二）中說到：「《沉淪》是描寫著一個病的青年的心理，也可以說是青年憂鬱病（Hypochondria），裡邊也帶敘著現代人的苦悶，便是性的要求與靈肉的衝突。」[39]在《沉淪》的描寫中，富含因追求性慾的發洩而產生的許多如自瀆、偷窺、嫖妓想像的病情。郁氏筆下人物以患肺病者居多，而患者大多是文人，常帶有一種虛無、頹廢、憂鬱的性格，這也就是郁氏自己人格的寫照。[40]

探究「憂鬱」作為一種病名，雖在清末民初已現蹤，但並不常為醫者所使用。一九二九年的《衛生報》內，分析各類精神疾病時，才又指出憂鬱症。該文寫到：現代文明社會與忙碌之生活刺激了神經，精神過勞、苦思、情緒起伏等刺激，久而久之就釀成精神病，例如憂鬱狂、色狂、癡狂等症，而且這幾種精神病竟然都和酒色、縱慾、虛弱、勞心等致病因子有關，故言：「酒色沉溺，與文明相伴而行，故本病發生之傾向益多。而本病與梅毒感染，又有密切之關係。或由於遺傳、及生殖器各病，而致發生本症者。故近來男女青年之罹精神病者，不可勝計。」所謂精神病中的憂鬱，他寫到：

> 因憂悶而至，漸積成病，厭親戚朋友之周旋，疑心太甚。雖父母夫妻之言，亦不見信。或疑食物之有毒、或慮仇敵之暗傷，飢不知食，倦不知眠。頭重、便祕、身體日弱，其病態都屬沉靜者多。其療治之法，隨病原而異，其最普通之治法，無論患何種精神病，第一須避精神感動，欲有一定職業及休息，宜多食滋養物，少食不消化之物，防其便祕。必常於腹部，施按摩法。凡煙酒一類，及易動情之小說，均宜嚴禁。侍病者須有耐性，善順患者。[41]

在治療方面，沒有提太多具體之藥，主要就是便祕之病患須服用蓖麻子油；或是治療夜間不眠者，運用當時流行之鎮靜劑「臭（按：也翻譯成溴）化鉀」等藥，大概只有這些簡單的治療。

一九三四年上海《申報》的一篇報導指出，據專家調查，精神上的疾病通常要比身體上的疾病來得更多。當時社會上自殺、瘋狂、神經衰弱、憂鬱症、女子的歇斯底里普遍流行，一般民眾常以為罹患精神病的人不多；實際上乃是社會只有設立身體病患的醫院，而缺乏精神病患者可去的醫院，所以才會導致精神病患很少的假象。而初期精神病患者，又因自己的無知，未向醫生求治，且專業的精神病醫師也很少，加上病人病象不顯，更無人可加以專業解釋。報上作者認為，在近代的文明世界中，幾乎人人有患精神病的傾向，尤其在經濟恐慌深化、就業困難的中國社會內，精神上的不健康已是普遍而嚴重的現象。在中國的失業者身上，更有用憂鬱、自殺、瘋狂來表明他們對於適應環境的悲慘和失敗。作者認為，三十歲左右的人最易得憂鬱症，若不幸罹患，可多吸收滋養品、減少勞作，特別是減少腦神經的過勞。可惜，當前對於每日工作十餘小時尚不足溫飽的人，根本不可能辦到，但不應有過度的焦慮，不必為一些瑣事胡思亂想，才能避免患病。[42] 由上可知，憂鬱是一種精神上的「過勞」，可透過休息、靜養和補充營養來治療。

有報刊摘錄美國《世界文摘》，用Acid來指陳憂鬱病。認為憂鬱病表現出的外在型態，即為消化不良、倦怠、風溼痹、胃氣痛、感覺遲鈍、肥胖、發疹、多頭皮屑等等。除情緒緊張和煩惱外，該文並言，祖先若是從事勞苦工作或飲酒者，後代就容易憂鬱。此外，過食也將導致憂鬱，這一點中國醫學較無論及；而風寒會導致憂鬱，倒是和中醫熱病後會罹患百合病的症狀一致。[43] 只是，雖然現代中醫也認為古代的「百合病」是憂鬱症，但該病為一症候群，常見於所有發熱性疾病之後期，餘熱未清，且身體已虛弱而呈現各種症狀者；憂鬱僅是其中一種症狀，但不能單一對應憂鬱症。[44]

在憂鬱症的治療方面，當時對開發治療精神病的用藥有很多介紹，包括用蛇毒來治療神經錯亂症，但對憂鬱症有沒有效，並沒有清楚界定，因神經錯亂是一種非常籠統的病名，可以說憂鬱症也屬於一種神經錯亂。一位讀者指出他的親戚罹患憂鬱症，神思恍惚、悲觀厭世。後至醫院接受治療，醫師為其注射「因蘇林」與「Cardiazol」，但沒有什麼效力。[45]這在當時被稱為休克療法（或是昏迷療法），但療效不好；或運用輕瀉藥以防止便祕，因為當時人們相信腸中毒素可能會導致憂鬱或狂躁。而同樣用於治療憂鬱的鴉片或生物鹼，比較有效但卻極易成癮。[46]另一篇於一九三八年翻譯的文章，更清楚地介紹憂鬱症用藥，憂鬱症（Melancholia）百分之六十為遺傳，其他誘發原因包括營養障礙，驚愕、心痛等感情刺激，懷孕，胃腸障礙，貧血或感冒……都可能是誘發憂鬱症的原因。其主症是無法思考、不想活動和苦悶。可能會有過敏、身心疲累、頭痛、不眠、缺乏食慾、失眠等症。若不治療，可能會癡狂或死亡。輕微的憂鬱症，必須送瘋人病院，「以謀精神身體之安靜」，若自己在家治療，看護一旦不周，即容易導致自殺。除以隔離法來達到肅靜、避免喧鬧吵雜等精神刺激外，於用藥方面，運用鐵劑和金雞那等藥物來「改良營養」，也是一種方法。若憂鬱過重，可利用鴉片、可待因（Codein）、嗎啡、酒或Paraldehyd（按：三聚乙醛，用來治療失眠、抗驚厥）、Sulfonal（按：具安眠效果的藥物）等藥。文章還介紹治療便祕之藥物，可見便祕是憂鬱症患者常犯之症狀。[47]一九四九年也有一篇醫藥問答之文章，指出每天服用「雅（鴉）片酒」（Tinct opii simpl）和「可代因溶劑」（Codeinlcesung），皆有不錯之效力，[48]是當時治療憂鬱症比較有效的辦法。

報刊上所介紹之專門治療憂鬱症的藥物，則可舉日本武田牌的新藥「最得靈片」（Zedrin Tablets）為例。憂鬱本有身體「虛（衰）弱」之原因，故該藥「對於精神衰弱，憂鬱症等疾患，得由極少量之內服，於中樞神經興奮之下，發生快感、恢復元氣、消退疲勞，並增大其活動力。又用於腦炎症之憂鬱症，亦稱有效云。本劑之作用部位，主在大腦及血管不隨意肌，又其藥理作用之所以與麻黃鹼相類似者，實亦可由其化學構造而窺知之。」[49]就藥理來看，該藥顯然是興奮劑；而且，作者認為當時所稱精神衰弱就是憂鬱症。當時「精神衰弱」一詞比較少人使用，一般醫者或民眾對「神經衰弱」是比較熟悉的，精神與神經兩語之轉換，在近代中國呈現相當多元的面貌，背後顯示的是疾病名稱的紛雜，所以要找尋憂鬱症的身影，還是需要對近代中國的神經衰弱進行剖析。

三、更豐富的論述：近代中醫論「神經衰弱」

根據現代醫者的定義，在傳統中，所有的精神官能症都被稱為「腦神經衰弱」，而憂鬱症是其中相當重要的一種，即將憂鬱症劃歸在神經衰弱中（Neurosis），[50]但它在現代醫學中已經消失，被取而代之的是另一個具有多種集合症狀的神經官能症（Neurosis、Psychoneurosis or

Neurotic disorder）。現代醫學認為該症為大腦機能活動輕度、暫時性失調的一組疾病總稱，它們包括了在病因、臨床表現、病程和預後都不太一致的幾種疾病。Neurosis也翻譯成神經衰弱，它包括了焦慮症、癔病、強迫症、抑鬱症等等。同樣相對於中醫的病理，則為百合病、臟躁、鬱症、梅核氣等病症。[51]有關近代中國的「神經衰弱」，一般認為，中國病人的慢性病痛與神經衰弱症，可被視為一種憂鬱症的社會表達，這大概可以解釋為什麼神經衰弱包括這麼多的疾病，[52]甚至手淫將會導致神經衰弱和焦慮，也是中西文化之共通認知。[53]因此本章還是有必要論述近代神經衰弱與憂鬱症的關係，不能僅以一對一對照來籠統說明。

傳統中醫理論中並沒有「神經」一詞，甚至連「腦」的功能也極少被論述。但近代中國西醫東漸，包括腦與神經之名詞及其背後所代表的思考、記憶、情緒的功能，一一為國人所熟知並引發中醫的關注，[54]傳統中醫「七情」的精神保健，也被納入近代的衛生論述中。[55]其實，當時對神經衰弱的鑑別，很多症狀與憂鬱症不同，例如記憶力減退、強迫現象。不過，民國時郭人驥指出過幾個神經衰弱的案例，患者因做生意失敗或其他刺激，導致自焚與自殺。例如：「有神經衰弱患者，病已數年，入院就治。患者家道蕭條，所作事業，不能自由，外觀非常失望。即其主訴之病狀，亦僅曰失望，不得要領，與愚呆者無何區別。今閱通俗報紙，亦不能領悟。一日將所穿衣服以火自焚，自樓窗跳下，幸樓下適為草地，未受大創，實則危險極矣。」[56]此例即顯示患者會有自殺傾向，類似憂鬱症。

當時還有報導指出，雖然社會上很多人罹患「神經衰弱」，但其實這個病名太過流行，所以人們只要一有疾病，立刻自我診斷為罹患神經衰弱；或是醫者無法確實診斷病人疾病，也會直接說病人罹患了神經衰弱。在于向佛的分析中，神經衰弱的主要症狀沒有「憂鬱」，頂多只是意志薄弱、思索力減退、缺乏決斷力、舉動遲緩等等。而且他認為，神經衰弱與精神病並沒有多大關係，嚴重的神經衰弱也不會變成精神病，只是當時許多精神病的前驅症狀類似神經衰弱，所以被誤判，以為是神經衰弱轉成的。[57]又，一九四八年《大公晚報》上刊載：「神經衰弱是由於勞作過度、用功過度、憂慮、經濟挫折、或失眠等等所致麼？神經衰弱這個名詞在外行人心目中是指一些很嚴重的精神失常，或精神錯亂（醫生則分別命名，例如早老性癡呆，偏執狂，喪志狂，性精神，麻痹病，退化憂鬱病等等）。」[58]由此可讓讀者理解，用神經衰弱來對應精神病或憂鬱症，在近代有人是不認同的。早在一八八〇年，美國人畢亞德氏正式命名神經衰弱時即認為應該要和精神病分開，例如常被混淆在一起的Hysteria（歇斯底里），後者的肌肉麻痺、痙攣、抽搐等外顯狀況，是神經衰弱所沒有的。楊郁生也認為，在急性傳染病之恢復期，當時認為是短暫的血液中毒，故恢復期時常有一時性的神經衰弱狀態，主要是疲憊、衰頹、倦怠，也容易被認為是神經衰弱，[59]這種敘述就很像百合病。而在民國時期，它們往往被相提並論，界線相當模糊。

總之，神經衰弱是指一個大的範疇。其實有很多細部的症狀，而被歸類為不同的類型，細細分類如腦神經衰弱、心臟及循環器之神經衰弱、消化器神經之衰弱、泌尿生殖器神經之衰弱、筋肉五官之神經衰弱等虛弱症狀。而郭人驥指出所謂的多尿症、糖尿病等，也都有可能是神經衰弱所引起，可見神經衰弱是一個很大的疾病綜合症狀，而非單一或二、三種疾病的綜合症狀。民國之人非常害怕陽萎、早洩等被稱為「性神經衰弱」的疾病，因罹病者常常隱匿病情，最後治療時效果不彰，患者「多憂鬱寡歡，此等患者，每有自閱醫書，性情沉鬱，易抱厭世主義」，[60] 則點出情慾、性慾的身體虛衰因素也會導致憂鬱傾向，但要像現代醫者認為憂鬱症被包括在神經衰弱內，則當時還未有一致定論。

而近代不少中醫在不否認腦與神經的功能上，認為心靈仍有發動與觸發感情之功能。中醫極少論述神經衰弱內的「憂鬱」因素，中醫葉橘泉（一八九六～一九八九）認為，心為諸臟之君主，故《內經》中有「憂愁恐懼則傷心」、「悲哀憂愁則心動，心動則五臟六腑皆搖」。[61] 葉認為，今人讀古書應該用新學理來證明之，[62] 可知當時中醫仍多以傳統病名來論述憂鬱病症，以下再據這條脈絡論述之。

四、有關「鬱」的現代討論

從前述可知，近代西醫面對憂鬱症時可用之藥不多。而在當時對憂鬱的診斷中，病名也相當難以判定，多只能先以今天的眼光來審視史料。因此本節需要指出的是，以「憂鬱」這樣的情志症狀來看，中醫在此時反而能承襲古代之論，將各種細微的症狀辨別清楚，並有許多藥物可以緩解身體不適。在這些豐富的疾病論述中，有時還雜揉中西，在原本的病名上，即使少談「神經」，也能有極其豐富的表述。據當時報導，中國精神病的診斷並非易事，因病人不能完全信任醫者，且醫者需要時間與敏銳的洞察力，才能發覺病人背後真正的症狀。中國病人的精神壓力，常為家庭因素，女子被壓抑和競爭關係（蓄妾）、擔憂生產以及害怕惡魔的侵擾。[63]

前文作為一種對照，鬱病在傳統論述的「六鬱」中很少單指心情。但近代以後，「大凡不節情慾者，實為鬱病之主因，而自殺其生趣者也。」[64] 愈來愈多文字探討「鬱」這個情緒在中醫疾病論述中的位置，而罹患的人常是女子，影響的臟腑常是肝，其次是心，而非西醫在近代不斷強調的大腦，此為當時華人重要的疾病身體觀。其實，古代中醫已發現女子、寡婦、尼姑特別容易憂鬱，[65] 近世醫者逐步發現或加重「情志」因素在醫學論述中的比例，明代醫書已有方劑「交感丹」來治療「一切名利失意、抑鬱煩惱、七情所傷，不思飲食、面黃形瘦、胸膈痞悶諸症，極有神效，及師尼寡婦婢外家尤宜。」歷史學者陳秀芬注意到這個現象，[66] 很多論述都延續到近代中國社會。

根據前述，民國時中醫薛友梅指出：女子在中國傳統歷史上受盡壓迫，身體上缺乏運動，於家庭內又受盡欺凌，久而久之「以致肝氣不舒、鬱結於胸際間，遂造成多愁多病之習。」此雖論肝鬱，但疾病最嚴重的狀況並非憂鬱之情緒，而是肝鬱之後導致的婦女病，包括赤白帶下、乾血癆、崩漏甚至子宮癌。[67]一則「婦女抑鬱傷肝」的醫案，點出日常生活中誘發疾病的憂鬱因子：「陳婦年四十歲，生一子已四歲矣。家人愛之如掌上珠。聰慧逾常。一般鄰人咸樂為之抱，頗得歡心。前年臘月，偶染疾夭殤。鄰里惜之，其母終日號悼，抑鬱傷肝，神疲骨瘦，脈至細軟。家君擬旋覆梗、縮砂殼、焦蔞殼、白蘇梗，以舒鬱滯；新會皮、炒白朮、廣木香、炒竹茹，以平肝氣；合歡皮、辰茯神，調養其神；黑梔子、浙貝母，開豁其痰。二劑而神安氣調。」[68]於此可見中醫有治療方法，無固定之成方，多依據病患之症狀來增減用藥。又，一九二九年施葆英指出，「天地鬱極，則起暴風；人身鬱極，則動肝風。」點出了肝的位置，並言女人經期多病，「皆由於鬱」。[69]中醫治療憂鬱主要是針對身體病症來解除身體之不適，病人身體機能運作順暢，鬱症自除，而非僅治療「憂鬱」情緒。

鬱症是一連串的病因所導致，最後才讓身體各方面機能受損，這時憂鬱常是病因，而非病症。例如中醫王慎軒寫到：「思勞抑鬱、心脾受虧，木鬱不達，氣化為火，心君被擾，恍惚不寧，言語不經，精神疲憊、四肢驚惕，慮成癲癇之疾。」[70]可見癲癇才是危險的疾病，「鬱」只是病因。一位讀者叫李世維，在雜誌上詢問自己親戚的鬱症病狀，提到：「（病患）自正月起，不思飲食，四肢無力，全體困倦。筋骨之間，稍有勞作則痛，行路時則兩足乏力，嗜眠，背後時作寒冷，經期遲滯。」這些文字中並沒有強調患者情緒問題，但顯然

「鬱」已導致其身體的不舒服，中醫在回答時直接回應服用「逍遙丸」即可，[71]現代醫學多以其能疏肝解鬱，確實對憂鬱症也有幫助。[72]一九三〇年《衛生報》上刊載：「鬱之範圍最廣，而治亦最難。凡外感六氣、內傷七情，皆能令成鬱也。」[73]此論不單指心情，還有鬱症導致的身體不適，例如肝鬱會導致溏瀉；[74]近代中醫在談鬱症時很少單指心情，而且多著眼於患者身體上的不適症狀。

還有醫者會進行「肝與神經」的中西對照，例如中醫陸自量指出，古代婦女多患頭痛、頭眩、泛噁嘔酸等症；除傳染病之外，對近代婦女來說可說是流行病，幾乎十之八、九患病。這些症狀，古人或謂之肝風、肝鬱、肝陽等症，總之謂「肝病」。但近代之人已無法理解，實則所謂「肝病」即西醫所謂「神經為病」，故謂「所謂肝病者，乃憂愁鬱怒後神經受刺激之謂耳。」[75]抑鬱傷肝，就是憂鬱與憤怒刺激神經，而導致許多病症的意思。故精神的恬淡、舒適對緩解憂鬱非常重要。一位叫袁錫臣的讀者於一九二五年發信問中醫：「敝友陳君，年逾不惑，本有肝鬱之症，八月間出外，因就事不遂，返里後，即生昏瞶，牙關緊閉時開，手足弛張。」中醫楊燧熙則回應：「因就事不成，未遂青雲之志，而願與心違，即易生鬱。」楊認為，病者的症狀多顯示肝風擾亂心神，與肝和心都有關，在用藥上必須著眼於解鬱、清心、平肝風、養心神。[76]而雖有藥可治，但最好還是病患能夠轉換想法、心境保持恬淡虛無，才是根治之道。[77]

此外，在近代中國有著豐富表述的「癆病」，[78]和吸毒、縱慾之後的虛弱，或與神經衰弱之間，有著千絲萬縷的連結，它們彼此分享著多數相同之病因，[79]而若仔細考究，其中竟也包括「憂鬱」。一九三五年一篇文章的作者指出，雖然有所謂「傷風部已變成癆」，但根據他的觀察，憂鬱更容易導致「癆」。他認為，憂鬱會導致臟腑的氣血運作停滯，即《內經》所謂：「心有所存，神有所歸，正氣留而不行，故氣結矣。」作者並言自己的妹妹就是因為憂鬱不已而最終罹患結核癆熱，[80]這與當時人們相信虛弱將導致罹患癆病的推論一致。而近代的憂鬱導致罹患癆病，有一特殊之病名，稱為「鬱癆」，即憂鬱致癆。

據當時描述，「鬱癆」是很少發生的疾病，但卻也是最難治療的病症，而一般病人也認為這種病根本治不好。《廣東醫藥旬刊》上的一篇文章指出：「患鬱癆的，俱屬童男、少女、傭婦、師尼這幾等人。童男少女正式發育的時候，慾念亢進，理智沒能勝服，而起一種綺念，縈迴腦海；傭婦師尼，因種種環境的驅迫，成為怨女，情志不舒，神氣受困，氣結于中，七情的火內燔。」這段話敘述之疾病因子，都偏向於情慾、慾念無法順遂，而導致鬱氣，與中醫傳統七情致病說有關，而且多屬女性容易罹患之症。[81]中醫孫道明更指憂鬱乃導致癆病的重要因子，他說：「憂為七情之一，抑鬱不解，愁鎖眉棱者，勢必造成一種癆病狀態。在舊代婦女，患者居多，有年逾花信，寂寞深閨，苦心憂思，所欲不遂，而致月候愆期，中祕停止，乾血遂成。亦有結褵多載，夫有外緣，突有反目，而悶悶不樂，氣有餘便是火，火未有不爍金者，遂致咳嗽內熱，亦成肺癆。以上兩者，皆由憂鬱而得。」[82] 醫者強調肺癆和情慾有關，特別是婚姻愛情的不順遂，並認為憂鬱致癆很難治療，必須加以防範。

鬱癆的症狀，有報刊作者認為該病起於腎臟，關乎心臟，而迫肺、傷肝脾，幾乎囊括了五臟，他認為即《內經》所謂：「有不得隱曲，女子為不月，其傳為風消，其傳為息賁，死不治。」鬱癆病初起時會引起骨蒸、乾咳；繼而男子亡血失精，女子月事不來。至死時面色不變，因為陰火蒸騰津液，「所以百骸雖日見瘦削，而神采愈益鮮豔，不若房勞精器先傷，而形神枯槁的。」此為心的慾念無法暢達，憂鬱致病。作者引清代醫者李用粹（一六六二～一七二二）的話：「童男少女之思想不得，氣結於中，鬱火亢極，婦人經閉血溢，男子亡血失精」來解釋這種氣結不舒、經血受阻、精神倦怠之情況。而且，他很強調「因失交合，而因思慮不遂，心神日漸消散，發熱瘦削。」還是著眼於情慾、性慾之因素。而上述情況，可依細部症狀不同而選用逍遙散、生地黃丸、歸脾湯、滋腎丸，玉竹散等藥物，作者大抵將「鬱」視為一種虛火，需要滋陰以散鬱火，之後才能談補養的問題；[83] 將其視為先去虛火再論補養的憂鬱症治療思路。由以上論述可知，男女之情慾不遂或今日所謂內分泌失調（當時中醫常稱「失精」）將導致憂鬱，這些說法，或許可視為時人對情慾不遂、縱慾過度問題的擔憂，可以成為今日審思憂鬱症成因的一種參考。[84]

五、小結

探索中醫文獻和醫療史中的治療準則與用藥思考，絕對不是紙上談兵，是具有現實治療意義的文字考究，特別是針對憂鬱症這種難纏的疾病，更要透過傳統中醫的資料來探索任何可能導致憂鬱的原因及其治療方法。從古至今，雖然論述疾病的框架不同，但中醫看待憂鬱症，皆可透過診斷各種先發症狀來對症下藥；近代中醫著眼的也不僅是憂鬱，基於文化和醫學理論之發展，更將關注點放在緩解因憂鬱而導致的各種不適的身體狀態。

近代中國可以說是憂鬱症的母親，因為「憂鬱（病）症」這個詞第一次出現在二十世紀初的中國，並在中西醫交匯的背景下，產生各種論述。憂鬱症的英文翻譯，進入中國後並未統一，這使得憂鬱症的定義還處在模糊階段。中國的醫者融滙了古代的醫學論述和新的腦、神經理論，致力於解釋憂鬱作為一種疾病因子的各種推論，可以發現幾個新病因，包括如過勞、衰弱、營養不良、情慾、縱慾、手淫等等，情志不順遂與身體的虧損虛耗都會導致憂鬱。當然，疾病史的發展仍在進行之中尚未休止，此時尚談不上對憂鬱症的精確診斷。反面來看，不精準未必是缺陷。在現今西醫判斷與治療憂鬱症的過程中，患者常有「無以名狀」、「層出不窮」的身體症狀，其實正恰如近代中國對憂鬱病名認定的百花齊放，例如臺灣林以正、林以斌醫師指出的：以常見的胸悶胸痛為例，經醫學檢查，排除了心臟、肺臟、胃食道等器質性疾病之後，西醫往往無藥可用；但相對中醫則注重身體症狀的細微表現，譬如張錫純的《醫學衷中參西錄》中對於胸悶胸痛就有數種分類，其中「胸中滿悶，時或作疼」的「氣分鬱結」，就以鬱症的表現衡量，可提供不同的治療憂鬱症策略。中醫醫療文化重視身體症狀的描述和治療的特色，雖未定於一尊，但正好對於憂鬱症患者的身體症狀和日常照護，提供了更多的選擇。中醫並不急著從傳統的鬱症中找尋新的定義，而是以既有的情志論述為主，僅在部分解釋中輔助腦和神經的知識，進行一種中西病理學的匯通；甚至不刻意劃分出「憂鬱症」，而將傳統情志病有關「憂鬱」的疾病分開論述，以求在傳統醫學中找到更貼近華人身體的疾病診斷。[85]

最後，正是因為近代病名還未完全確立，才需要整合歷史文獻資料來加以梳理，這對中醫治療疾病的發展是有所助益的。但現代醫學終究必須求得確診和有效的中西醫學對話；西醫診斷憂鬱症有其標準化程序，而中醫對於憂鬱症診斷療效之標準及辨證分型標準則尚未統一，難以對中醫藥治療憂鬱症有客觀、科學的評估。中藥對抗憂鬱症雖有療效，臨床上根據病患不同的症狀來辨別，目前較常使用的中藥有：柴胡疏肝湯、加味逍遙散、血府逐瘀湯、半夏厚朴湯、天王補心丹、歸脾湯、杞菊地黃丸、甘麥大棗湯等。[86]實際治療憂鬱症時常依據患者身上所展現的病證來加減單味中藥，[87]提升總體療效。[88]不過，對於實驗室內之基礎藥理學及其作用機轉，還有待突破；尤其對於複雜之組方，在臨床上治療憂鬱症的效用，更待進一步證實，取得西方社會之公信，方能創造華人醫藥對人類健康貢獻之新頁，用中藥來對抗世界的憂鬱與虛弱。[89]

1 疾病定義可參考林以正、林以斌，〈憂鬱症的中西醫治療〉，《中國醫藥研究叢刊》第二十九期（二〇一一年十一月），頁三七～四七。以及李明濱等，《實用精神病學》（臺北：國立臺灣大學醫學院，二〇〇〇）；陳家揚，《實用中醫精神病學》（北京：北京圖書館，一九八五），頁二九八。

2 沈建忠，〈傳統中醫與現代醫學對憂鬱症的見解〉，《中國醫藥研究叢刊》第二十九期（二〇一一年十一月），頁二九。

3 臺灣學界出了一本有意思的書，從醫學、社會學、人類學、法律等人文社會科學的角度來思考精神病，可參考蔡友月、陳嘉新主編，《不正常的人？臺灣精神醫學與現代性的治理》（臺北：聯經出版公司，二〇一八）。

4 許昇峰編著，《憂鬱症中醫典籍彙編》（臺北：行政院衛生署中醫藥委員會，二〇〇六），頁十三。

5 張成國，〈我對憂鬱症的認識與臨床治療經驗〉，《中國醫藥研究叢刊》第二十九期（二〇一一年十一月），頁一～八。

6 以近代中國「傷寒」（Typhoid fever）史為例的討論，可參考皮國立，《「氣」與「細菌」的近代中國醫療史：外感熱病的知識轉型與日常生活》（臺北：國立中國醫藥研究所，二〇一二），頁一〇三～一三七。

7 Petteri Pietikäinen, *Madness : a history* (Milton Park, Abingdon, Oxon ; New York, NY : Routledge, 2015).

8 參考 Howard Chiang（ed.）, *Psychiatry and Chinese History* (Pickering & Chatto Ltd, 2014).

9 例如：王文基，〈瘋狂、機構與民國社會〉，載於劉士永、王文基編，《東亞醫療史：殖民，性別與現代性》，臺北：聯經出版公司，二〇一七，頁七七～九八。王文基，〈心理的「下層工作」：《西風》與一九三〇～一九四〇年代大眾心理衛生論述〉，《科技，醫療與社會》第十三期（二〇一一），頁十五～八八。以及 Wen-Ji Wang , 'Neurasthenia and the Rise of Psy Disciplines in Republican China,' *East Asian Science,*

Technology and Society: An International Journal 10.2（2016）, pp.141~160. 陳秀芬，〈「診斷」徐渭：晚明社會對於狂與病的多元理解〉，《明代研究》第二十七期，頁七一～一二一；〈情志過極，非藥可癒——試論金元明清的「以情勝情」療法〉，《新史學》第二十五卷第一期（二〇一四），頁一～五〇；〈中國醫學史中的「癲」與「癇」：一種或多種疾病的類型〉，《中醫兒科醫學雜誌》第五卷第一期（二〇〇三），頁一～十六。

10 王彥恒，《實用中醫精神病學》（臺北：知音出版社，二〇〇三），頁三～十二「中醫精神病學發展簡史」。

11 Lin TY. Psychiatry and Chinese culture. *West J Med.* 1983 : 139 : 862~867.

12 有關民國時期對瘋狂之收容與治療，則可參考王文基，〈瘋狂、機構與民國社會〉，前揭文。

13 邱譯，〈對精神病應有的注意（上）〉，《大公報》（一九四六年十月二十九日，上海版），第十版。

14 許昇峰編著，《憂鬱症中醫典籍彙編》，頁十七。

15 張綱，《中醫百病名源考》（北京：人民衛生出版社，一九九七），頁一三六。

16 沈建忠，〈傳統中醫與現代醫學對憂鬱症的見解〉，《中國醫藥研究叢刊》第二十九期（二〇一一年十一月），頁二九～三六。

17 余無言，《圖表注釋金匱要略新義》（杭州：新醫書局，一九五四），頁三三九。

18 余無言，《圖表注釋傷寒論新義》（上海：千頃堂，一九五三），頁二二四～二二五。

19 沈建忠，〈傳統中醫與現代醫學對憂鬱症的見解〉，頁三五～三六。

20 范行準，《中國病史新義》（北京：中醫古籍出版社，一九八九），頁一九四～二一〇。

21 許昇峰編著，《憂鬱症中醫典籍彙編》，頁十七。

22 有關中國古代情志之演變，參考周淑娟，〈《黃帝內經》情志論述與文學情志療法研究〉，《中醫藥雜誌》特刊第二期（二〇一四），頁一九七～二一一。

23 張伯臾編，《中醫內科學》（臺北：知音出版社，二〇〇二），頁一七〇～一七四。

24 張景岳論鬱症甚詳細，僅節錄一段供讀者參考：「憂鬱內傷之治：若初鬱不開，未至內傷，而胸膈痞悶者，宜二陳湯，平胃散，或和胃煎，或調氣平胃散，或神香散，或六君子湯之類以調之。若憂鬱傷脾，而吞酸嘔惡者，宜溫胃飲，或神香散。若憂鬱傷脾肺，而困倦怔忡，倦怠食少者，宜歸脾湯，或壽脾煎。若憂思傷心脾，以致氣血日消，飲食日減，肌肉日削者，宜五福飲，七福飲，甚者大補元煎。」整體治療方劑可參考其著〈論《內經》五鬱之治〉、〈論情志三鬱證治〉、〈鬱證論列方〉等篇章，收入李志庸主編，《張景岳醫學全書》（北京：中國中醫藥出版社，一九九九），頁一一二一～一一二六。

25 林以正、林以斌，〈憂鬱症的中西醫治療〉，頁三七～四七。以及許昇峰編著，《憂鬱症中醫典籍彙編》，頁十七～十八。

26 張綱，《中醫百病名源考》，頁一三七。

27 江涵暾，《奉時旨要》（北京：中國中醫藥出版社，一九九三），頁一～十。

28 劉壽康，〈溫邪：伏溫抑鬱〉，《衛生報》第二卷第十四期（一九三〇），頁一六四～一六五。

29 （日）源通魏，〈萬病皆鬱論〉，《中醫世界》第二卷第十期（一九三〇），頁八八～一二二。

30 張綱，《中醫百病名源考》，頁一三七。

31 「覆斯忒利亞症」可能是指歇斯底里（Hysteria），是民國時期一種極常見的婦女病，但「覆斯忒利亞症」不見於其他文獻。引自朱潛，〈醫藥學識：中國神經病學診斷的回顧（續）〉，《新醫藥刊》第五十二期（一九三七），頁五七～六〇。

32 不著撰者，〈中將湯〉，《大公報》（一九一一年九月十三日），第十一版。

33 不著撰者，〈中將湯能治憂鬱病〉，《申報》（一九一四年四月十五日），第十六版。

34 林幽，〈要不得的憂鬱病：青年病治療方案之二〉，《青年月刊（蘇州）》創刊號（一九四二），頁五二～五四。

35 星齋，〈我也談談武術〉，《大公報》（一九二八年五月四日），第十版。

36 青蘋，〈憂鬱的病患者〉，《婦女世界》第四卷第二期（一九四三），頁五六～五七。

37 姜平，〈青年的憂鬱症（不是家書之十八）〉，《婦女生活（上海一九三五）》第四卷第八期（一九三七），頁三六～三七。

38 葉公超，〈海外出版界：患憂鬱病者（包士衛爾著）〉，《新月》第一卷第八期（一九二八），頁六～八。

39 郁達夫，《郁達夫全集・卷五》（杭州：浙江文藝出版社，一九九二），頁二〇。

40 蔡振念，〈鬱達夫小說中的病態美學〉，《文與哲》第七期（二〇〇五），頁三一五～三三八。

41 午德成，〈神經病中之精神病：色狂，癡狂，痲痺狂，躁狂，憂鬱狂〉，《衛生報》第六十一期（一九二九），頁十一。

42 普醫，〈職業生活與精神衛生〉，《申報》（一九三四年四月十九日），第二十三版。

43 不著撰者，〈你患憂鬱病嗎？（中英文對照）〉，《英華文摘》第二卷第三期（一九四〇），頁五七～六〇。

44 何東燦，《金匱要略內科疾病之研究》（臺北：正中書局，一九九五），頁二八二～二八三。

45 不著撰者，〈醫藥問答：（一）金〇〇君來問憂鬱症的治法〉，《醫藥世界》第二卷第六期（一九四九），頁五二。

46 （美）愛德華・肖特（Edward Shorter）原著，韓健平等譯，《精神病學史：從收容院到百憂解》（上海：上海世紀出版股份有限公司，二〇〇七年），頁三二六～三二八。

47 不著撰者，〈鬱憂症Melancholia〉，《同仁醫學》第十一卷第七期（一九三八），頁五六二～五六三。

48 不著撰者，〈醫藥問答：（一）金〇〇君來問憂鬱症的治法〉，頁五二。

49 不著撰者，〈武田牌新藥介紹（共百零七）：憂鬱症治療劑：最得靈片〉，《新醫藥觀》第十三卷第一期（一九四二），頁十八。

50 沈建忠，〈傳統中醫與現代醫學對憂鬱症的見解〉，頁二九~三〇。

51 參考江楊清主編，《中西醫結合內科研究》（北京：北京出版社，一九九七），頁七七七。

52 許昇峰編著，《憂鬱症中醫典籍彙編》，頁十三。

53 托馬斯・拉科爾著，楊俊峰等譯，《孤獨的性：手淫文化史》（上海：上海人民出版社，二〇〇七），頁三一四~三二五。

54 有關「腦」與「心神」的近代爭議，可參考皮國立，《近代中醫的身體與思想轉型——唐宗海與中西醫匯通時代》，頁三四二~四〇三。若對於神經衰弱之病因，也可參考前章論述。

55 不著撰者，〈論衛生宜含七情〉，《衛生學報》第四期（一九〇六），頁二〇~二一。

56 郭人驥，〈病癥：說神經衰弱症〉，《新醫與社會彙刊》第二期（一九三四），頁二〇四~二一一。

57 于向佛，〈談神經衰弱〉，《婦女世界》第二卷第五期（一九四一），頁三六。

58 不著撰者，〈神精衰弱的原因〉，《大公晚報》（一九四八年二月六日），第二版。

59 楊郁生，〈時代病：神經衰弱的鑒別〉，《社會衛生》第二卷第四期（一九四六），頁二四~二五。

60 郭人驥，〈病癥：說神經衰弱症〉，《新醫與社會彙刊》第二期（一九三四），頁二〇九~二一〇。

61 葉橘泉，〈七情病理之究研（續）〉，《醫藥常識報》第四十五期（一九三〇）第一版，頁一。

62 葉橘泉，〈七情病理之研究〉，《醫藥學報》第一卷十一期（一九三〇），頁十四~十五。

63 朱潛，〈醫藥學識：中國神經病學診斷的回顧〉，《新醫藥刊》第五十期（一九三七），頁四三~四六。本篇文章為美國醫師 James L. McCartney文章"Neuropsychiatry in China"的中譯本。這篇文章是一九三〇年代短期在中國服務的美國醫師寫的。McCartney 的論點應該不同於一般的中國西醫，顯示當時中西醫療觀念在中國社會的交會、混合。這條意見由王文基教授提示，特此致謝。

64 姜仲球，〈鬱症論治〉，《家庭醫學雜誌》第二卷第十期（一九三一），頁十五~十八。

65 Joanna Grant, *A Chinese Physician: Wang Ji and the Stone Mountain Medical Case Histories*（London: RoutledgeCurzon, 2003）, pp.137～138.

66 參看陳秀芬，〈在夢寐之間：中國古典醫學對於「夢與鬼交」與女性情欲的構想〉，《疾病的歷史》（臺北：聯經出版公司，二〇一一），頁七七～一〇八。

67 薛友梅，〈上海市國醫訓練所第一屆畢業論文選粹：婦女病與肝鬱之關係〉，《神霄醫刊》九與十期（一九四九），頁三五～三九。

68 朱振聲，〈孫慕野驗案：抑鬱傷肝〉，《幸福雜誌》第二卷第十二期（一九三七），頁六四。

69 施葆英，〈六郁多成經病說〉，《婦女醫學雜誌》第八期（一九二九），頁九。

70 王慎軒，〈馬培之先生內科醫案（三續）：鬱症〉，《國醫雜誌》第三期（一九三四），頁五二～五三。

71 心如，〈醫學問題：鬱症〉，《光華醫藥雜誌》第四卷第八期（一九三七），頁八〇。

72 周杰、蘇芮、范吉平，〈逍遙散主要化學成分及其抗抑鬱作用研究進展〉，《中國中醫基礎醫學雜誌》第二十卷第二期（二〇一四），頁二七八～二七九。

73 楊贊民，〈鬱病之研究〉，《衛生報》第一卷第九十七期（一九三〇），頁六～七。

74 刁質明，〈社友醫案存要：鬱症治驗〉，《紹興醫藥學報》第十二卷第十二期（一九二二），頁六七～六八。

75 陸自量，〈病理：抑鬱傷肝之現代觀察〉，《國醫雜誌》第一期（一九三四），頁二二～二五。

76 劉廉青，〈問鬱病之治法〉，《如皋醫學報五周匯選》十二月號（一九三〇），頁九九。

77 袁錫臣，〈問鬱病治法〉，《紹興醫藥月報》第二卷第九期（一九二五），頁一。

78 癆病在民國時期有豐富的意義，例如它與衛生的關係，就有養心、節慾、飲食等各方面的意義，而不只是跟清潔有關而已。可參考雷祥麟，〈衛生為何不是保衛生命？民國時期另類的衛生、自我、與疾病〉，《臺灣社會研究季刊》第五十四輯（二〇〇四），頁十七～五九。

79 當時有不少藥品，多以補養為主，就是治療這些統括的病症，參考前章論述。

80 樊須欽，〈憂鬱是勞病的主原〉，《長壽（上海一九三二）》第四卷二十九-三十二期（一九三五），頁十六~十七。

81 甄幹達，〈醫話與醫案：鬱癆病〉，《廣東醫藥旬刊》第一卷十一、十二期（一九四二），頁三四。

82 孫道明，〈憂鬱是癆病之原〉，《現代中醫》第三卷第一期（一九三六），頁八二。

83 甄幹達，〈醫話與醫案：鬱癆病〉，《廣東醫藥旬刊》第一卷十一、十二期（一九四二），頁三四~三五。

84 范行準，《中國病史新義》，頁一九四~二一〇。

85 王彥恒，《實用中醫精神病學》，頁三五~二〇〇，分別將憂鬱、抑鬱之可能疾病加以分類，而不獨立出「憂鬱症」。因為有許多疾病皆會憂鬱，而非只有憂鬱症會造成生活上的困擾與身體的不適。

86 以上見解，參考林以正、林以斌，〈憂鬱症的中西醫治療〉，頁三七~四七。

87 陳家揚，《實用中醫精神病學》，頁三〇八~三一二。

88 鑑於本章為歷史學論文，這個部分就不多論述，讀者可以諮詢、就診於專業中醫，或參考中醫學相關論文與專書。例如許鳳全，《中醫特色療法抑鬱症》（北京：人民軍醫出版社，二〇一五）。張光霽，張永華，《中醫情志療法研究》（上海：上海科學技術出版社，二〇一六）。周德安，《實用中醫臨床情志病學》（北京：北京科學技術出版社，二〇一四）。王毅主編，《情志病中醫特色診療》（北京：人民軍醫出版社，二〇〇九）。

89 蔡金川、林立偉、倪健航，〈憂鬱症中西醫診治概述〉，《中國醫藥研究叢刊》第二十九期（二〇一一年十一月），頁二〇~二八。

第四章

從鎮靜到補養的救贖

民國時期新醫藥對縱慾致病的醫療史

前面提到醫史學者陳邦賢出版的《休息與節慾》一書，曾提出各種慾望對人體之害與節制之道，他指出：性慾之節制，是「最普通最重要的」。人有各種嗜慾，本不足怪，但所謂「性慾衝動」，是最危險且傷身之事。陳認為，早婚將導致過早傷害到身體之精力，故必須加以限制，最好能二十歲以上再結婚。不過，早婚事小，「性慾過度」卻比早婚更為傷身，他說：「性慾狂的發作，竟可任情荒淫無度，或者竟用手淫、器淫、其他接體淫等方法，以泄其慾。」而生殖器之受傷，最直接的傷害就是神經中樞之傷害，例如神經昏亂、記憶力衰弱，精神恍惚，歇斯底里以及其他腦髓疾病，這與西方持續從十八世紀到十九世紀以來，認為手淫與罹患各種神經衰弱、精神疾病的認知是一致的。[1] 另外就是心悸、血管萎縮、下肢攣縮、股關節炎等症候；當然，不孕或子嗣之孱弱，同樣遺害甚深。[2] 陳的呼籲，成為本章最重要的開場白，本章定義其為「縱慾致病」，隨之帶出一些問題意識，並持續探討各種治療法，補充前幾章不足之處。

首先，慾望有很多指陳，例如食慾。但無論討論「禁止」（帶有節制的意味）或另一面「放縱」，都必須對論題加以聚焦；本章鎖定的縱慾之病，即指放縱性慾所導致的種種疾病。從民國時期的論述來看，因縱慾導致體內精液流失而患病的中國人實在太多了，一則藥品廣告的內容聲稱：「全世界的青年每年死於這病（遺精）的，要占著一個很大的數目。可惜中國沒有一種死亡率的統計，如果有了的話，我們中國人每年死於這病的，也許會發生一個很驚人的數目。」[3] 一般說來，透過「節制」來達到禁慾的目的，是討論這類問題的重要面向（這部分在前面已經討論過）；[4] 然而，筆者從民國時期的報刊論述中發現，許多縱慾病人已是「悔不當初」，身體也已呈現百病齊發的狀態。[5] 關於當時的「縱慾」致病，西醫多以「性神經衰弱」一詞來加以解釋，而與傳統中醫的類似疾病產生匯通，例如解釋性神經衰弱就是「腎虧」，導致的原因就是「縱慾」，又稱「性過勞」等；[6] 或言男子先天不足、發育不全、斲傷太早、淫慾太過等，皆易導致陽萎早洩等「性神經衰弱」之病，嚴重時甚至影響生育功能。[7] 西醫余鳳賓在回應「腎虧」病人時指出：男人在少年時，多染上斲傷之惡習，但娶妻之後，若能分牀而臥，房事自行節制，則身體漸能復原。他認為人之遺精屬於病理性的並不多，多數人都是正常的，真正的「腎虧」必須「化驗小解（按：小便）」，乃可斷定」。那麼，為什麼民國時期許多青年都因畏懼染上腎虧、陽萎、遺精等病而恐慌不已呢？余氏解釋此乃報章劣等廣告要引誘病患購買祕製藥品，以中飽其私囊之詭計，切勿上當。[8] 歸納前論，對青年罹患縱慾疾病之解讀，出現若干矛盾之論述，後者講的是一種廣告塑造之效應，[9] 這其實牽涉到民國時期補養藥物之謎——藥品與身體觀的知識互動，本章即欲分析這類藥物背後的社會文化脈絡與當時患者的心態。

總之，一旦到了發病時期，單靠日常的禁慾舉措，恐已緩不濟急，故謂腎經虧虛、養精寡慾乃保養之道，但也要積極尋求治療，因此需要乞靈於藥品之幫助。[10] 當時藥商更是推波助瀾，指出：「陽萎不舉及色慾不振之原因有很多種，過去醫家遇此種病證多用心理療法，但收效甚寡，遂認此病為難治之症。」又言：近年醫家研究男女色慾衰弱之病，多數是由於縱慾或其他原因導致的「體弱」，須以藥物療治為最佳。[11] 故本章主軸乃針對當時報刊上的藥物加以分析，來探討當時藥品治療縱慾致病之策略。必須在文初就加以定義的原因是：本章分析主體是新藥、西藥為主，但還是會加入一些中醫藥的相關論述，透過這樣的對比，可以使讀者瞭解中西醫身體觀與疾病論述的匯通之處，輔助讀者理解當時患者的思考。其次，本章分析藥品背後所呈現的疾病身體觀與藥品文化之關係，是一種追求保衛生命的層面，而非統計個別藥物廣告之數量或去比較當時實際的療效。分析主體乃報刊上之資料，而非針對醫書，這樣才可以比較清楚一般民眾所接收的訊息為何，而非僅止於醫學上的分析；若牽涉到醫學理論，則仍會舉一些醫者的論述來加以說明。最後，本章不僅分析鎮靜和補養新藥物的科學話語與宣傳，還要研究當時人們對該類藥物之看法，有無使用藥品上的擔憂。由於情慾之事涉及個人隱私，很多人選擇避而不談或逕自選取藥物來服用，除了增長這類藥物的銷售量外，也增添了這類藥物的神祕性，大力倡導「性慾衛生」的西醫余鳳賓認為：人若不知節制，則為性慾之奴隸，志氣事業消亡，為禍匪淺；世間「誤服壯陽、廣嗣、固精、補腎之藥者，時有所聞。」他談到有一蘇州教育家曾說：「今在火車中，欲破岑寂，乃閱某日報中之廣告，見所謂包治花柳，壯陽固精，以及劣等出版品，一一計之，凡一十七見，皆導淫之廣告也，吾青年何能容受之？」余的話又顯示，壯陽、補腎的觀念有時是負面的，特別是當時病患喜歡亂服藥物來壯陽；[12]亦即藥品之療效乃專業科學問題，但民眾羞於啟齒，藥商又誇張療效，擴大想像空間，所以才會衍生一種「治療縱慾的補養壯陽藥品之謎」般的質疑。應該如何解讀，當時的患者擔心或期待什麼？本章也將嘗試回答這一層次的問題。

一、傳統中醫的看法與治法

身體內精液（氣）的喪失，對傳統中國人而言是莫大的身體傷害，所有一切縱慾疾病的基礎，都基於這個道理，無論是早洩、遺精、早婚、過度性交，還是手淫，這些皆被視為一種病機，其實都和「失精」有關。傳統中醫自有一套對遺精、夢遺的看法，例如「遺精一症，係色慾過度、精神衰弱而發。」[13]體內過多的精液流失，牽涉到「陰虛」這個體質概念，基於陰陽學說，陰虛的反面就代表身體容易陽亢或火動。什麼是「火」？與該類疾病最有關係的就是屬於心的君火，「君火一動，則相火隨之」，故導致精關不固，陰精離位、洩精。而且中醫的「腎」主閉藏，不欲外洩，一旦控制不住而精氣外洩過多，則基於五行學說，腎之子「肝」就會肝陽上亢、肝風上擾清竅，故腎（陰）虧之人，就容易產生頭昏腦脹、眼目昏花、健忘等虛弱樣態，這些症狀在民國時期很多廣告內都有論述。[14]但民國時中醫認為，偶爾的遺洩並非全然是一種疾病；這對中醫而言，其實是吸收西醫知識的結果，[15] 例如王治華、胡齊瑞指出：「康健之體，氣盛精旺，淡色慾，節房勞，其有偶然一遺者，非病也，乃盈滿而遺也。若每夜一遺，或三五日一遺，致疲勞倦怠、耳鳴頭眩，則病矣。西醫有生理病理遺精之分，而病理遺精，則又有有夢、無夢之別，與中醫之說，實相吻合者也。」這兩位中醫比較了中西醫對遺精的看法，認為有許多相通之處，例如：「中醫之論遺精，不外有夢、無夢、溼熱。以有夢為心病，無夢為腎病。溼熱為肝經下注病。西醫則曰神經衰弱，脊髓中樞神經衰弱，局部疾患、鄰近疾患三者，細繹其理，中西可相通者。」其中第一項西醫所謂「先後天神經衰弱」或「貧血而兼衰弱」，在中醫皆屬「無夢為腎而遺也」；中醫又稱為「虛勞」病，有「精自出」、「亡血失精」等病因。[16]

而「心與腦」的爭議，本為晚清以來中西醫論爭中的大問題，[17] 但是到了民國時期，西醫已證實腦主控神經，而且心也有神經控制，這使得原來中醫理論中的君火、相火之間的關係得到印證，如謂：「大凡人之見美色觸於目，即入印于腦，而起淫思」、「腦筋通于心，而（心）君火搖，（腎）相火遂因之而熾。」所以縱慾的問題，透過對神經（腦筋）的理解，將傳統中醫的心、腦、腎之功能與彼此間的影響串連在一起，這與當時人認為縱慾疾病總是與神經、心、腦、腎之疾病有關，並非巧合，是透過從晚清以來持續到民國時的論證與病症之間的逐步對照，才得出的結論，[18] 而西醫的知識也透過各種新式教科書逐步改變了中國人既有的身體觀，[19]對匯通理論有正面的影響。如上述王治華等人的第二種病理說法：西醫之「脊髓神經衰弱」即中醫之所謂「有夢屬心」的遺精，他解釋這是因為「脊髓神經中樞受傷者，蓋因房事手淫過度，或淫思所致，而房事手淫之思，實由君火一動，相火隨之所致，心腎二臟，同時受病，特必為主使，而腎受其傷。」這個說法的成立，其實也是透過不斷論證神經連結心臟、腎臟的形質證據，來強化中醫既有的理論，展現一種知識轉型，故其言：「中西醫於遺精病症，雖持論各界，而理則一也。」[20]一九三二年，纂輯《中醫新論彙編》的王慎軒也說：「西說謂射精及分娩之中樞，皆在腰椎上部，上與主宰脊髓之腦交通，下與管轄生殖器之交感神經叢交通，此與中醫腎藏精，腎主生育，及腎生精，精生髓，髓生腦之說，又合符節也。」[21]從這些病理論述來看，中西醫其實是匯通大於論爭的。[22]可知近代以來醫學論述縱慾疾病和治療，多牽涉心、腦、腎、神經之間的連結，已可確立。

其實中西醫在近代以來初步匯通時，也有許多爭論指出腎臟根本沒有「藏精」的功能，它不過是個過濾與製造尿液的器官。[23]但到了民國時，因為解剖學的進一步發展，反而使得腎臟「藏精」之說可以存續。中醫蔣璧山指出：「在十九世紀以前之西人，僅知腎為司溺之臟器。至二十世紀，始知副腎有分泌精液之作用。」他接著詳細解釋內分泌與傳統腎精之說的匯通之處，頗具代表性，他說：

西醫舊說，謂內腎專司泌溺之作用，與生殖器全無關係，故詆中醫「藏精」之說為非。迨厥後發明副腎髓質之內泌素，名曰副腎腺（按：腎上腺素），有迫血上行之作用，火性炎上，與中醫命火之說合，是即所謂陽精也。副腎皮質之內泌素（按：即類固醇），名曰「確靈」，有引血下行之作用，水性就下，與中醫腎水之說合，是即所為陰精，故副腎髓質之內分泌減少，則起心臟衰弱，血壓沉降等症，是即由於腎中陽精之不足，副腎皮質之內分泌缺亡，則發骨骼肌肉萎弱衰瘦之症，是即由於腎中陰精之不足。[24]

此處論傳統精液與內分泌之關係，牽涉了激素（Hormones，荷爾蒙），亦名內分泌物，乃英國人白禮士（Baylies）與史泰林（Starling）所始創。各種身體激素在上個世紀初被紛紛發現，包括胰島素和甲狀腺素，但本章所將論性激素的藥品，各種激素與性之關係，其實導源於一九二九年法國人伯特南特（Buterant）率先從動物睪丸中分出男性內分泌物，隔年由德國人魯雜克（Ruzicka）使用化學方法合成製出，被認為是近代生物化學的重要發展。當時人們因為有此新發明，而確實有如下之期待：「將來人類返老還童、長生不死，也許有一天可以達到目的。」[25] 在中國，這類藥品的廣告大量在三〇年代後出現，[26] 伴隨「性神經衰弱」這一病名，激素藥品更是大行其道。這連帶使古人的補腎、補精之說，有了科學根據，故在民國時期，即使是西藥，也還是會用「補腎」這樣的名詞來推銷，只是加了一些新的西方生理學知識，例如「施斯德補腎丸」的廣告中，「醫師及科學家云：吾人腎臟共有九百萬纖細小管或濾清器，必須時時工作，日夜不息，以清除血中之酸質、病素、毒質、菌類，及老廢物。否則身體勢必徐徐受毒，……如腎及膀胱失司，則君必覺得未老先衰。」風溼骨痛、背痛、體弱無力，甚至不時傷風，必須使用「施斯德補腎藥丸」；廣告宣稱此藥乃西醫之發明，經過「億萬病案之試驗證明」，列出許多醫師之保證，可使患者在四十八小時內，獲得「返老還童之新感覺」。[27] 可見「補腎」一事，實有著治百

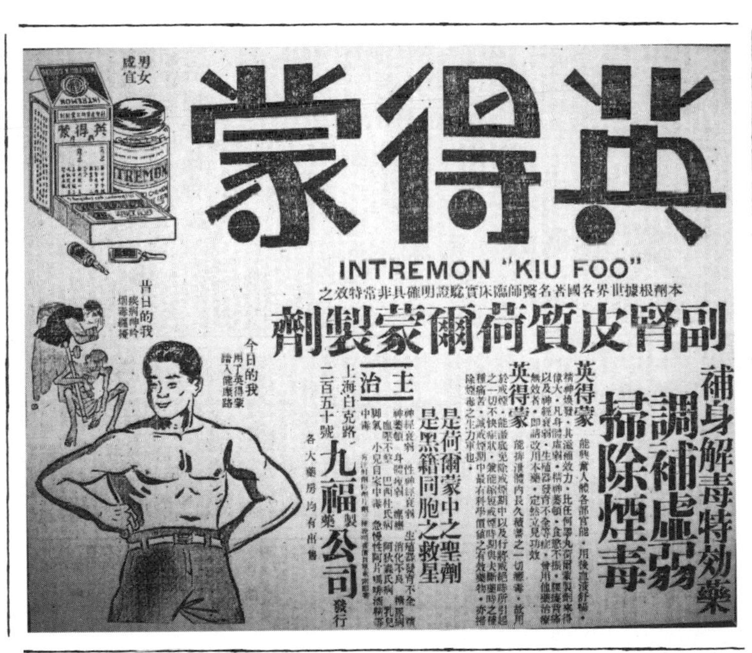

運用「副腎皮質」這樣專有生理學名詞來行銷的藥品比較少，「英得蒙」算是一例。

病的功效，而該廣告也引用了西方醫學的解剖名詞與身體論述，來解釋為什麼「補腎」是合於科學性的。

就中醫而論，當時對於「遺精」或精出過度所引發之病，已經非常明瞭，用藥也已累積很多經驗。大概分成幾種類型，例如：一、有夢之遺：病因為心腎不交，思慮又積勞；治法為降火清心，例如天王補心丹、遠志丸、滋腎丸、歸脾湯等。二、無夢之遺：肝腎之相火屢動，疏泄太甚；治法為封其蟄藏，調氣益肝腎，讓陰氣得以攝相火，例如運用桑螵散、三才封髓丹、六味地黃丸、萆薢分清飲、龍膽瀉肝湯等。三、滑脫之遺：一動心、一見色就遺洩，此為肝火太旺、手淫過度太興奮導致；治方為金鎖固精丸、清心飲、豬肚丸、鹿茸大補湯等。四、鬼魅之遺：女子夢交，[28] 宜鎮心神、壯陽通絡以驅逐陰邪；治方為硃砂安神、蘇合香丸、磁硃丸等。五、陽強之遺：這是陰氣大傷，乃最重之症也，必須服用大補陰丸、龜鹿二仙膠、夏子益奇疾方等。以上為「遺精真義」，[29] 治遺精首重節慾，當然也有很多人在報刊雜誌上詢問之後，中醫直接在報上刊出處方的，例如：生首烏、淮山藥、山萸肉、女貞子、金櫻子、沙苑蒺藜、側柏葉、炒蓮鬚、炒白芍、茯苓等，皆為常見之藥。[30]

中醫陳存仁指出：欲治此（手淫與遺精）患，一方面固需青年自己下最大決心，戒除惡習，另一方面則須長時期服藥，培補本元。陳舉出無甚稀奇的「補養」概念，他說：「每逢冬季不妨進一膏滋藥劑，以藥物補救已耗損之命門元陽，使發育得臻健全。使神經衰弱得以恢復，使一切消極病症完全治癒，使新生機勃然發動，充血生精，而日臻康健。」[31]但是，如果只看這條資料，會以為只靠「補養」即可，但包括陳在內的其他中醫，都不會認為「補」是治療遺精或陽萎的第一步。例如有區分治療陽萎或遺精，「有夢屬心」為相火動，宜服知柏八味丸；「無夢屬腎」乃是精關鬆弛，所以要服用金鎖固精丸。體內有火就要先瀉火，瀉完之後才可以補陽，一開始就用「壯陽」，並非正治，不可一概而論。這些傳統醫學的思路，與我們接下來要談的鎮靜和補養（西方）藥物，背後理論之本質雖異，但在治療想要達到的效果上，卻有不少相同之處可供玩味。[32]

二、鎮靜類藥物的治療

中醫不贊成所有縱慾疾病都用「補」來治療，反而是要先「鎮靜」。古代中醫並沒有「鎮靜」一詞，但民國時中醫因為吸收了西醫理論，所以也將古代的一些藥物功效歸類為「鎮靜」，例如王慎軒指出：遺精病治法，中西醫可相通，「西醫治遺精之初起者，用臭（溴）化鉀以鎮靜神經。即中醫用三才封髓丹之意也。西醫治遺精之日久者，用枸櫞酸、鐵規尼涅，以補濇精管，即中醫用金鎖固精丸之意也。」[33]王指出的藥物，皆非「補養」或壯陽的藥物；[34]而同樣的，中醫在治療中也會指出西藥之效果，例如一九二〇年在中醫的刊物上，就有「治遺精方」，指出用西藥「臭剝」（溴化鉀的日語翻譯，しゅうぽつ）三分，開水一杯對服，長服即有效果。[35] 同樣治療因縱慾導致的神經衰弱病症，中醫陳存仁也認為治療最忌用一時興奮之神經性藥劑，愈用興奮法來壯陽，反使神經愈加衰弱；陳舉出治療這類疾病的幾個方劑，有天王補心丹、磁硃丸，歸脾丸、孔聖枕中丹、酸棗仁湯等等，其實多少都有鎮靜安神的功效。[36] 又例如佛慈國藥廠生產的「佛慈金鎖固精丸」或這則「鎖陽固精丸」，就可以壯元陽、滋腎水、降心火；可以治療的症狀，多與傳統腎虧的論述有關，而「降心火」，即與鎮靜作用有關，所以這類中藥名也著重在「鎖」與「固」兩字上。

第一支店山東煙台北大街路南
第二支店包頭市勝利路南

鎖陽固精丸

治真元不固夜夢遺精盜汗虛煩經久不愈腰痛耳鳴四肢無力漸漸羸瘦面色無光困倦少食此藥固真氣壯元陽滋腎水降心火兆久淋滑精陰囊濕汗每服三錢宜空心淡鹽湯送下忌房事勞碌燒酒蘿蔔

京都永仁堂樂家老藥舖 [illegible]北京王府井大街東安市場南門迤北路東便是

（中國醫藥大學陳光偉教授提供）

不過，中醫並沒有強調「鎮靜」一詞，大部分的中醫，就像上論，還是依照既有的辨證術語來解釋藥效；「鎮靜」主要還是本章所要探討西藥之效用詞彙。首先，日人熊澤義一指出：遺精、夢遺或漏精的治法，當時最普及的藥物就是「溴素劑」（又有另名為溴素樟腦），據言是當時最有效的藥物；還有「阿特靈」或「阿特羅蘋」也有效，成分大同小異。另有「斯其布特爾」，可以收鎮靜緊張筋肉之效；還有麥角精、鹽酸海龍英等類似藥物。甚至有時會建議，如果是「反射機能特別亢進」者，可以加強使用麻醉劑或鎮靜藥，如嗎啡、克加印之類皆可，今日思之頗不可思議。而一般醫師最常用的就是（硫酸）阿特羅類、溴剝劑，有時也用鐵劑來補血。[37]另有一些中醫在二〇年代初指出，「夫精之主宰在心，精之司泄在腎」，雖說了許多中醫理論，但最後補充到治療遺精症的西藥即溴化鉀（Kalium Bromatum），有時還配上鹽強水、苦未酒、龍膽丁、鴉片末、糖漿等等，[38]大概可以了解到當時中醫已對這類西方鎮靜藥物略有所知。

西醫部分，從五洲藥房出版的新藥目錄，可找到不少線索。最有意思的是，有不少治療遺精、早洩的藥物都被歸類在「神經病類」中，例如其藥品說明指出：「神經病及精神病僅有抽象的症狀，尚難確證其病理解剖上之具體的變態。」還指出各種症狀雖非常複雜，但「一以寧神為主」，所以它接下來所刊載之藥方，也多為寧神之藥。[39]在「神經病類」藥物中有「遺精」一大類分項藥物，其中「遺精夢洩丸」（Spermatorrhea pills），成分乃溴化樟腦，其主治說明：

遺精一症，在青年時代每月僅一、二次者，雖未足為病，但先天不足後天失養，全身衰弱或手淫意淫，房事過度、花柳、胎毒，以致性神經衰弱者，則無論自遺、夢遺頻發、間發，均屬病態。馴至陰萎早洩，夫婦寡歡且有乏嗣之慮，故急宜療治之也。[40]

除了治療各種縱慾疾病外，本書不論之花柳、胎毒竟然也都在治療範圍內，可見這種藥物應用之廣，但效果實令人懷疑。又有同類藥物「遺精夢洩藥」（Spermatorrhea mixture），成分是嗅（溴）化物及巔（顛）茄酊、莨菪酊等之合劑，其說明指出：「手淫、意淫、房事過度、白濁留根，先天不足，後天失調，身心過勞，睡眠中膀胱膨滿等等，均足以成遺精之患。若不治癒，終至全身衰弱、精神日萎、性交乏力、生育艱難。此藥能制慾固精，寧神健胃，誠遺精之聖劑也。」[41] 這類鎮靜藥物的主要成分都是溴素，具有鎮靜作用，在更早一些時刻，還有別名曰「臭素」，例如丁福保言預防手淫之法：「藥物服臭素加里，一日三次，每次服五分，化沸水一杯，於食後服之」，[42] 也是使用同類的鎮靜藥物。這類溴化物還常被拿來治療「瘋癲」疾病，例如一藥叫「文武癡癲藥」和「猪羊癲病藥」，主要就是溴化物製劑，具有鎮靜神經之功能。[43]

還有日常生活中一些比較值得重視的部分，例如要保持每日大便，因為便祕容易誘起色慾。而雞卵汁之類，不宜多食，神經質及有歇斯底里者，尤其要注意；[44] 甚至治療「性神經過敏」，有時也會運用具有安眠效果的安神藥來治療。[45] 可看出當時鎮靜藥物使用範圍之廣，也可見當時針對縱慾疾病的描述，相當寬泛，雖有一定範圍，但裡面的症狀和病名還是相當多，顯示疾病定義的邊界還有模糊之處。另有一些被稱為是「溴素」的化合物，加了其他元素在內，例如山西清源平民醫院院長韓錫榮於一九三四年指出：遺精病先使用溴化鉀治療，但不見效；後用了國產注射藥品「補美心」（Bromagsin，溴化鎂製劑），[46] 強化鎮靜、鎮痛的作用，病人睡眠好、精神振作，最後服用「硫酸規甯」多日而痊癒，後一種藥物是補胃的。[47] 由此可看出，當時中國人對於「鎮靜」藥雖能接受，但總還是認為要「補」一下才行。在五洲新藥品介紹內，有「補腎固精類」之分類藥品，例如有名為「補腎固精藥」（Aphrodisiae Mixture）的成藥，主要成分竟然還是具「鎮靜」功能的溴化鉀與溴化鈉，還有次要的顛茄酊、莨菪酊等，多是止痛藥；其宣稱可以治療一切先天不足、後天斲傷、心力過勞、房事過度、陽萎遺精早洩等等。[48]「顛茄」有止痛的效果，但也不是什麼痛都能止，在民國時期似乎是作為一種廣效的止痛藥，治療關節炎或痠痛，但今日卻已不這麼使用；[49] 莨菪酊則同是一種鎮靜藥物。所以補倒沒有什麼補到，「固精」的意思，倒真是成為鎮靜神經、避免觸動慾望而忍不住射精之義。這是一個借用「補」藥意義的例子，下一節還會論述真正的補藥。

　　雖然鎮靜神經不失為是治療縱慾疾病的好方法，但整個民國時期的論述，其實較少有人單用鎮靜藥物的，特別是三〇年代後荷爾蒙製劑被大量製造之時，更是如此。一般運用，也常將溴素製劑混合其他療法使用，例如日人熊澤義一在一九三六年指出遺精和夢遺的家庭療法，自述以他看診數十年的經驗，患有這些症狀的人，住院治療最短也要一個月，平均兩個月，服用慢性藥劑或用器械治療，根本沒有效率。相對於住院治療，家庭

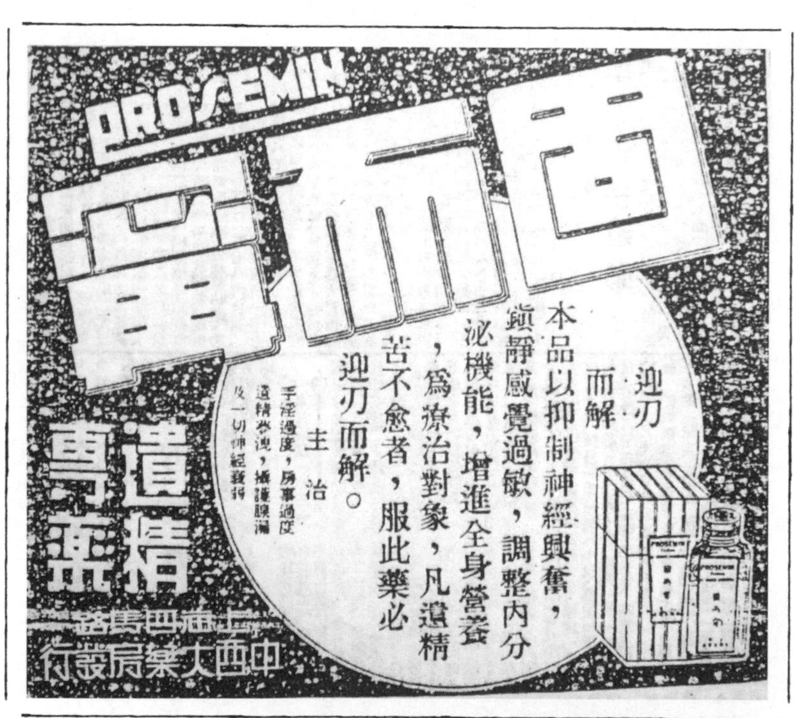

「這個名為「寧而固」的藥物，就是兼顧鎮靜與補養兩種功效，可以治療遺精」。

療法只要遵守調養方法、並「注射或內服生殖器聯合內分泌劑」，或合用「溴素劑」，即可治癒，乃合理又方便的療法。可以看到在他撰文的時代，用新的補劑來治療縱慾疾病，是當時西方醫學界的潮流。他舉了一些普通的藥方，認為一般人都可以找到，例如名為「奇烈歐賓」的生殖器內分泌劑，可以注射或內服，當時被認為最為安全有效，[50]鎮靜藥已非唯一的選擇。另一則有關「奇烈奧（歐）賓」的廣告，是一則刊載於讀者與編者之間的對話，家住西安的讀者「X軒」，自述其不幸之遭遇，他說：「×交（按：應是「性交」，報刊刻意用×，是為顯示讀者不好意思、羞怯之意）過度，遺精之病跟著就圍困了我。」讀者說他憂鬱到幾度想要自殺，還請編者一定要回信。讀者詢問到：該刊物曾介紹的聯合內分泌製劑與注射劑「奇烈奧賓」有無特效？其次，讀者說罹病以後已遍試中西藥方，都沒有效果，西醫只叫他服「溴素劑」以鎮靜神經，這不是根本的治療法，會使病情更加嚴重！這位可以「自我診斷」的讀者還說：希望編輯能夠回覆他，還訴苦說「則我先人亦當含笑九泉矣！」結果編者「不意外的」給了他正面回應，回覆說他得的是「性機能障礙與性神經衰弱」，而該藥（奇烈歐賓）正好對症，服用後不需接受其他治療；編者還說該藥「現經各國性病專家臨床實驗，說明為治療性病特效藥。」[51]沒有當面詢問讀者，編輯就能對其縱慾疾病精準開方？不能令人無疑，誇張作假的可能是存在的，但也可見這類疾病沒有邊界，僅靠對個人身體症狀的闡述，即可進行一種模糊之判斷。當然，這類「讀者問答」欄中也有些是真的，報刊上回應讀者之編輯，很多都是醫師，例如一九三七年同樣有人問遺精，回應者是一位西醫，但他沒有置入任何藥品的行銷廣告，而是安撫讀者說每月遺精一、二次不是大問題，只要避免性刺激，用冷毛巾放在會陰部五、六分鐘即可。[52]但這類讀者問答比較少見。要審思這類藥品的問題，還是要來看看民國時補養類的藥物，會更清楚。

三、補養類藥物之一：營養、血、維他命等新觀念之引進

筆者將接下來的兩節訂為介紹「補養類」的藥物，有其原因。中國人愛吃補藥的調養觀念是根深蒂固的，延續到民國時依舊如此；其次就是這類藥物借用了各種西方新式科學話語，往往說服了更多的病患來消費、購買這些藥物，當然問題也將隨之而來。在五洲藥房新藥品目錄的第一項，就指出：「吾華醫藥失傳，衛生之道不講，社會積習，男子以文弱為雅，女子以輕孅為嬌，馴至人人積弱，日趨於羸尫而不自知，西人稱吾人為東方病夫，雖近謔而虐要亦非無因也。自歐風東漸以來，講求衛生，本藥房應社會潮流製有補益類藥品三十餘種，專為起衰濟弱、益壽延年之珍品。凡有氣虛、血薄、力弱、精枯等患，無論男女老幼，平時或病後、產後，均可選服，願特此與我同胞一雪病夫之恥焉。」[53]當時各種補益類藥品推陳出新，許多新的概念，大概都與「營養」、「補血」、「維他命」有關，[54]而且都訴諸

改變虛弱。特別的是，這些新「補藥」竟然也都可以治療縱慾疾病，乃當時重要的治療趨勢。

在民國時期《衛生指南》一書的「生殖器衛生」條目下，有陽萎、遺精等病，與藥物療法有關者，就是西藥商稱的「強壯療法」、強壯劑。[55]這些西藥的強壯劑有很多種，但他們卻多使用了傳統醫學中「補養類」藥物的概念來推銷藥品；可能源於許多中國傳統方劑類書籍，都是用補養類的藥物來做為方劑之首，例如清代《刪補名醫方論》內的獨參、參附、保元諸湯劑；《湯頭歌訣》也以「補益之劑」為諸方劑之首。[56]而這本西藥書也不例外。例如「五洲大補丸」（Tonie Fills），強調是複方礦物質，內含包括燐酸、鐵燐酸、奎寧等成分，其功效就是「強固神經」。[57]當時有些類似壯陽、興奮之藥，也宣稱可以補養「神經系統」，使得因神經衰弱而導致陽萎、早洩之病患恢復健康。[58]另一種名為「樹皮丸」（Nervine Pills），裡面含有「鐵質」，再加上奎寧、波希鼠李膏等滋補健胃藥，專治體質虛弱、遺精陽萎、精薄精枯等症。藥效中提及：「青年無識，誤犯手淫或結婚太早，以致成性神經衰弱、精關不固，服之清利尿管、強壯性神經，並能滋生精液。」[59]中醫也不甘示弱，介紹許多新補藥，例如中醫劉民叔回答一個遺精不止病人的詢問，即指出除了禁慾與靜坐外，要兼服用三友實業社所發行的「長壽丸」，其藥效是精關自固，弱體可以自強，是一種「經濟的補藥」。[60]

加入「鐵劑」的補養藥是值得注意的，因為它通常與「補血」有關。吳章（Bridie Andrews-

Minehan）注意到民國時期的補血廣告，一般都宣稱充足的血液乃是健康之本，血液太少或是有所虧損，會導致身體衰弱，易患疾病，[61]但其實「補血」也與「補精」治病有關。近代赫赫有名的新藥「人造自來血」，當時即被認為是一種強壯劑，在主治項目上，就有「少年勞損過度」和許多陽萎等神經衰弱之症狀。另一種「紅補血丸」，以碳酸鐵及多種藥物混合製成，聲明為「雅圖士大醫生祕方」，借用「外來的和尚會唸經」的心態，宣稱可添精益髓，主治遺精陽萎、房事過度、赤白帶下等各種虛弱症。[62]

從縱慾疾病來看，還必須注意藥物尚有性別之分。大部分補血藥乃針對女性設計，像是民初著名藥物「月月紅」和「女界寶」，強調「血虛」的病因，成藥中加入了許多鐵、磷、奎寧等補血強壯劑，宣稱：「婦女疾患，不外月事失調、產後血虧等症。」補血的意義，不光是補充物質化的血液，還在於血會影響許多身體功能的運作，所以補血也可以「通經解鬱」、「療虛」。[63]女性總是因操持家務而容易導致虛勞，而非縱慾、手淫導致虛勞，這或許跟女子較容易抑制性慾有關。[64]所以女性的強壯藥就不會強調補「精液」，而是要用這些藥「平肝調鬱」、「活血通經」、「養血調經」，頂多有治療「生殖器發育不全」一語，卻不會有手淫、早洩這些病症出現，[65]補藥在某些地方所展現的性別意義即在此呈現。[66]

當時西藥分類中還有「強壯藥」，這類藥物多非補腎、強精藥物，也不必然與縱慾病有關，但有時也會出現可以治療遺精、陽萎的文字。例如被認為可以治療遺精的「重炭酸曹達」（重曹），其實是促進消化功能的健胃藥，「苦味丁幾」也是健胃藥，而非治療遺精，但在介紹中，這些藥對遺精或夢遺都有治療效果。[67]另外就是各種「魚肝油」製劑，它們通常都會加入各種維他命、礦物質乃至麥精等營養素，也能治療神經衰弱和精力虛弱等症，但談到遺精、腎虧的字眼還是比較少的，而較著眼於肺癆，[68]也可治療血虛，顯示其效用之廣泛。[69]

最普遍的一種，還是加入各種維他命元素的補藥。一九一一年英國人Funk，發現食物中除了有蛋白質、脂肪、礦物質之外，還有其他物質稱「副食物素」，乃維持健康所必需，但未知其內容，故統稱「維生素」（Vitamine）。一九三二年，Chichester第一次合成維生素A，這種替代素不是真的維生素A，而是碘、鐵、麻油酸的混合物。一九三五年Zucker從鱈魚肝油中提煉出維生素D等，可以想見，維他命和荷爾蒙的補藥一起大量出現於中國三〇年代的報刊中，都跟西方的種種發明有關。[70]這類新化學衛生

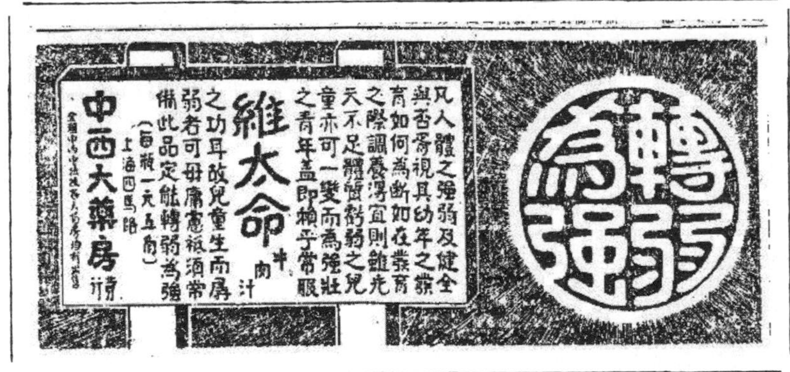

知識傳入中國，說明許多食物具有「滋養生命」能力的元素，可以提取用來製造藥品，於是乎新藥遂應運而生。例如綜合維他命補劑「補天汁」（Nervine Tonic），宣稱能治神經衰弱、勞傷過度等症。[71] 維他命還可「添精」，則也善用「補精」的話語；[72] 又如「實驗保腎固精丸」，專治腎虧遺精，其中就含有「多量的燐質和鐵質的化合物」，它們是「組織人體各部臟器的要素」，點出營養對臟腑的重要性，並言：「通常患腦弱、血衰、腎虧、遺精的人，大半因燐、鐵質消耗過甚的緣故，所以要使血球增多，腎氣充足，非將鐵質和燐質來補充不可。」[73] 這個兼具「保腎固精健腦補血的補劑」，令人詫異其療效之廣，其中補腦一詞，更是近代藥品市場中的大宗。[74] 維他命也可補腦，[75] 這與前述腦、神經與心、腎之關係，有密切的關係，這些身體觀的論點與傳統中醫的學說頗能匯通與互參。在治療縱慾的補腦藥物中，我們發現這樣的文字：北德亞克拿大藥廠製作的「腦慧精」（Nervoesin），雖然用了腦做藥名，但又強調可以「補腎」，主治也包括了陽萎、遺精、早洩、貧血等虛弱症狀；至於其成分，則是用「卵黃」提煉化製。還有稱「特效健神補腦片」者，也是同樣的脈絡，即補腦之外，也可以治療遺精、早洩與生殖器的毛病，該廣告稱，可治療生殖器的「神經性障害」，就是遺精、早洩一類的疾病。民國時期醫師的診所，也會用「腦病與性病」專科診所的型式出現，其實很多都是治療縱慾所導致的毛病，例如在上海由留德醫師盧施福、顧寅所開設的「腦病性病院」，除了治療腦病、神經病外，就是治療腎虧、遺精、陽萎、白帶等這類疾

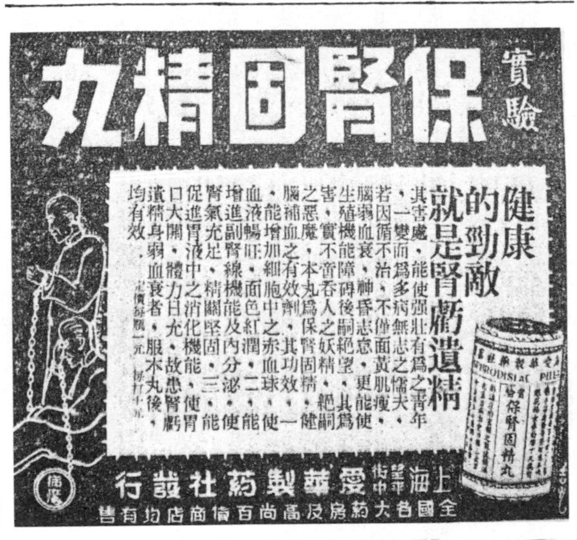

實驗
保腎固精丸
健康的勁敵
就是腎虧遺精
其害處、能使強壯有為之青年
、一變而為多病無志之懦夫、
若因循不治、不僅面黃肌瘦、
腦弱血衰、神昏志意、更能使
生殖機能障碍後嗣絕望、其為
害、實不啻呑人之妖精、絕嗣
之惡魔、本丸為保腎固精、健
腦補血之有效劑、其功效、一
、能增加細胞中之赤血球、使
血液暢旺、面色紅潤、二、能
增進副腎線機能及內分泌、使
腎氣充足、精關堅固、三、能
促進胃液中之消化機能、使胃
口大開、體力日充、故患腎虧
遺精身弱血衰者、服本丸後、
均有效、
定價每瓶一元 每打十元
上海望平街中 愛華製藥社發行
全國各大藥房及高尚百貨商店均有出售

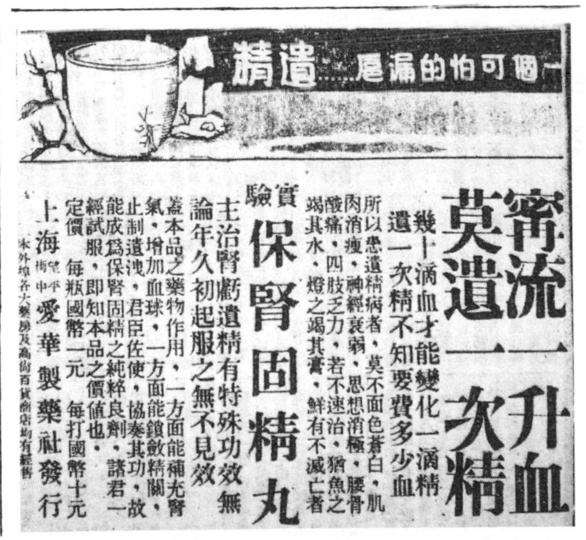

一個可怕的漏卮……遺精
寧流一升血
莫遺一次精
幾十滴血才能變化一滴精
遺一次精不知要費多少血
所以患遺精病者、莫不面色蒼白、肌肉消瘦、神經衰弱、思想消極、腰骨酸痛、四肢乏力、若不速治、猶魚之竭其水、燈之竭其膏、鮮有不滅亡者
實驗
保腎固精丸
主治腎虧遺精有特殊功效 無論年久初起服之無不見效
蓋本品之藥物作用、一方面能補充腎氣、增加血球、一方面能鎮斂精關、止制遺洩、君臣佐使、協奏其功、故能成為保腎固精之純粹良劑、諸君一經試服、即知本品之價值也
定價 每瓶國幣一元 每打國幣十元
上海望平街中 愛華製藥社發行
本外埠各大藥房及高尚百貨商店均有經售

病，如果瞭解上述藥品的脈絡，這類診所的出現也就不讓人感到意外了。或許，很多新觀念、新藥，都是由這些留學的醫師所帶回、引介的；新式藥品很多都是西藥，但卻努力想要融入中國人的健康知識系統內。[76]

中醫也開始盡力去證實舊有中藥內具有西方「強壯藥」的本質，例如分析它們的營養元素，有中醫開始挖掘中藥中含有之鐵、磷、鈣、鉀等等「為太命」（按：維他命），可以滋補、增強消化機能等，當然也梳理各種治療性神經衰弱與遺精、陽萎的文字，例如人參、黃耆這類補藥之藥理在新時代需要被重新詮釋。[77]但這樣的介紹還是不及新藥產品之推陳出新、混合運用中西醫話語之靈活快速，例如明明是西藥的補益劑，竟運用「代參膏」（"Chilai" Nutritive Extract）命名，而根據介紹，其成分為「鈣鉀鈉之燐質製劑及精純麥精等製成」，名稱即營養物（Nutritive）的意義，這其實是代表西方營養科學背書下所製成之藥品，將取代過去中醫補藥之王的「人參」。該藥商宣稱「人參」經過實驗分析後，發現有多種維他命，故以科學方法來製造、融合維他命，其藥效更勝傳統人參，能治療滑精、夢洩等疾病，可預知中藥將須面對新式西藥補藥之挑戰。[78]

四、補養類藥物之二：補充「精」的原質

本章將第二類藥物分出，乃在於這些新藥品都有更明確的「補精」作用，而且牽涉到新的生理知識和藥物科技——荷爾蒙和內分泌製劑。馮萬里指出：「內分泌腺發生障礙時，即餵以相當的呼兒蒙納（按：荷爾蒙），如新鮮的內分泌腺或其製劑，就能使之回復其狀態。如男子生殖器渺小，慾心衰退，則服睪丸類製劑，或注射，此種事實，已為近世醫界所共認。」[79]有關這類藥品的作用，非常廣泛，在三〇年代後，荷爾蒙新藥如雨後春筍般湧現，[80]筆者在下一章還會重點梳理，此處僅針對這類藥品對縱慾疾病的治療情況進行介紹。

先是這類藥品都牽涉到臟腑、身體分泌的激素，所以最初中國人翻譯的時候，都使用「臟器療法」這一名詞，而且多和腎虧、遺精、性神經虛弱等病名連結在一起。一七八九年，法國的勃郎塞加氏曾將狗的睪丸抽出液注射到自己的體內，結果他恢復了精力，就像壯年一樣，被認為是「臟器療法的起點」。[81]很多中醫也注意到這個發現，紛紛舉古人的「臟器療法」來作為不落西醫之後的證據，例如說明「以什麼治什麼」的方法，不知始自何年代，但早為中國民間所習用。不過歷來醫界，多認為不切學理，因而忽略。馮萬里從新的內分泌腺製劑中，聯想到這些古代療法，例如：「一、牛食貓眼睛：眼的視力障礙，用貓眼睛蘸砂糖生食，能回復其視力，不至障礙。即使視力不障礙時食之，亦可使視力增強。二、燉牛鞭或狗鞭：用於陽萎慾火消滅之症，能使生殖器興奮，機能恢復，即常人食之，亦能使慾火增盛。以上二者，據一般人傳說，確著成效，其他如燉豬腦補腦，煲豬腳補腳，雞腳浸酒治腳痺等等。雖未證實其有效，然這『以什麼治什麼』的方法，普遍於我國民間。可概見矣。」[82]這類吃什麼補什麼的例子，其實到民國時期也依然存在，這些方法也被稱為「壯陽」，吳宏鼎指出：「日常當用壯雄豬陰莖及內腎與膀胱，剪刀破開，陳酒洗淨，文火燉酥如網油，常服不斷，久自有效。或單用豬羊睪丸，而生吞之，及榨取汁生服，其功亦著，此即近世醫學借助於內分泌之藏器治療也。」[83]許多學者都指出要多吃動物的內臟、睪丸類食品；此外，牛肉與肉汁、鳥肉、家禽、貝類都有益處；植物類則要多吃蔥、薄荷、番茄、桃、梨、豆類。西洋人認為番茄加葱是一種強精的食物，以上都可以強精補腎。[84]王慎軒則介紹：內分泌可分為二種，一於臟器或組織造成特種物質，名曰覺醒素（Hormone（Starling）），輸入血中可調整生物的生長發達與自律神經系統之作用，由此大概可以看出這類藥品能夠治療的身體疾病。王說：覺醒素分泌缺乏時，可取覺醒素或含有覺醒素之臟器製藥治療之，或使用荷爾蒙藥品；他認為：此和民間所傳播之豬肝、豬腎等療病方法，只有精粗之不同，原理是一致的。[85]當然，新藥品自然與上面的土法煉鋼大不相同，除了運用新生理知識的科學話語外，還運用混合製藥技術與（注射）劑型，提取各種有效成分，予人一種更純化、更強效的印象。一個治療陽萎、遺精的新藥「謀克老病」（Macrobin），號稱可以興奮全身代謝機能，它是一綜合製劑。首先，它加入了「睪丸製劑斯保買丁（Spcrmatin）」，可治神經、生殖、新陳代謝等機能之衰弱，並治一般消耗性衰弱症。所謂「斯保買丁」，就是雄性動物之睪丸與相關的內分泌腺素之提煉物，去掉蛋白質、脂肪、纖維素等，即純化的Hormon。而新藥「謀克老病」，即以「斯保買丁」為基礎成分，更混入適量的有機性砒素製劑阿沙松（Arsozon）及硝酸士的年（Strychinin. Nitric）、鹽酸育亨賓（Yohimbin. Hydrochlar）等等。從其介紹文字來看，「阿沙松」為有機性砒素製劑，可用於貧血與神經諸症；「硝酸士的年」可促進血管運動與神經機能，為一種興奮劑，當時也用來治療神經衰弱、陽萎等病；「鹽酸育亨賓」則被認為對治療陰莖勃起障礙有特殊效果，作用於腰髓的勃起中樞，也可治神經衰弱。以上充分顯示

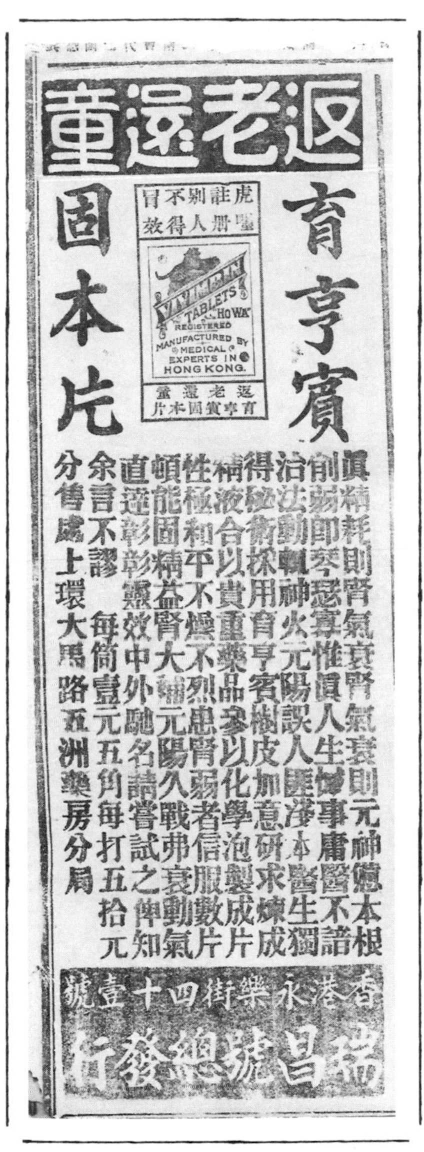

（中國醫藥大學陳光偉教授提供）

這是一混合各種有效藥品的新藥。[86] 當時同樣成分的藥物不少，例如「育維甯」（Juvenin），乃加入改良之育亨賓、士的年及精製有機砒劑合製而成，係滋補虛損、長養精神之聖藥，專能健壯陽道，能治陰虛陽萎之症。[87] 另一個藥品是德國北德亞克拿藥廠製造的「返雄年」（Verjunin），廣告稱該藥是法國醫學博士波蘭耶教授根據最新學理發明，[88] 上海的還爾康藥廠代理，每盒四元、每料（五盒）十八元。廣告說明上海永安公司西藥部有分售，如果消費者買不到，可以直接匯款到總廠購買，買五盒就免運費。有讀者寫信詢問自己染上惡習，導致生殖器短小、變形、精液稀薄。引進該藥的西醫盧施福則回應：可吃返雄年，而患者所有之症狀，即性神經衰弱，可一併治療。[89]

當時這類新藥普遍的採用注射的劑型，且鼓勵病患在家也可操作。例如治療性神經衰弱，被呼籲除了食物和靜養外，還要禁止房事、每天運動，「可用『賀爾賜保命』三日注針一次，連注五針之後，覺得精神煥發，飲食大進；再注六針，舉動輕快，遺精全無，氣血轉弱為強。」[90] 從另一個藥物「百利多命」的介紹中，還可看到混合製劑與注射的例子。藥商宣稱他們的舊型藥「賀爾賜保命」已非常有效，現在新藥可說是更上一層樓。他們將原來的舊藥再加上「提那神」（Dinarsen），跟上述「阿沙松」一樣也是有機性砒素，並添加「硝酸番木鼈鹼」（即硝酸士的年），此乃刺激血管和神經之興奮劑，最後加入一藥——即上面也出現過的「鹽酸育亨賓」，可刺激腰部的勃起中樞。當時宣稱，經無數專家費若干年之研究始發現「米替砒酸」在砒劑中最為無毒，性質平和、功力持久，能補精血，故砒素也是補養藥，常被加入營養素中。[91]這幾種藥，其功能與組成幾乎都類似於「謀克老病」，並皆宣稱可治一切縱慾、發育不良、虛弱、貧血等症狀，都是皮下注射劑型。[92]「育維甯」稱混有育亨賓、所拉純（Solarson）與士的年，三種藥分別注射，手續繁雜，所以不如混合一次注射，效果更優良，[93]這也是混合製劑流行的原因。

當然，也有人指出這些具有壯陽效力的新藥「效用不明」，但另一方面又拼命介紹自己代理的新藥療效，[94]這類廣告族繁不及備載，僅舉兩例。例如注射用的「謀克老病」，甚至有軍醫背書，[95]一九三〇年，有一病人，體質虛弱，服用各種中西補劑無效，而常感衰弱、倦怠、夢遺。接受某西醫治療後，注射鹽化鈣四十餘針，也吃了很多藥，但仍不能治癒。結果以「謀克老病」注射五次，效果良好，可惜當地藥房配給不夠，只好託人從上海購買。當時這類代理的新藥，不見得各處均有銷售，有時還要靠郵購。[96]這則報導是在一雜誌的下方方框內，明顯是一種廣告手法，[97]因為《新醫藥觀》內尚有大量該藥功效介紹之廣告，都極言其功效。另外，屬名山西萬泉中張甕應南醫院的醫師王應南，推薦了中國新亞藥廠的「百利多命」，還有用尿素製成的「恩男龍」。他指出，有一男性患者馮文達，年三十二歲，業商，身分介紹相當明確。他記載到：

七、八年前，伊每五、六日即遺精一次，初未介意，然自此病勢，日趨沉重。……爾時即延醫診治，於每晚睡前，施行冷水局部按摩，講求睡眠姿勢，並服鎮靜藥如溴素劑等，內服補劑。起初尚見功效，但不久復退回原狀，反復二年餘，病勢有加無已，乃吸鴉片，用以安神收斂，豈知成癮之後，病象又作。直至去歲春季，一切症狀，益見惡化，每月遺精約八九次，失眠不安，夜多盜汗，每晚朦朧，精已自然脫出。

這位氣息奄奄、行將就木的病患，一開始用鎮靜藥、普通補藥來治療，效果不大；隨後，王醫師診斷是「沉重遺精症兼慢性鴉片中毒」，鴉片在民國時期也常被當成是一種壯陽藥，但服之有害、廣為人知。在治療的過程中，醫師先是幫病患注射了「百利多命」，然後再注射「恩男龍」，再輔以內服藥水，後來諸症全消、精神旺健而恢復健康。[98]當時這類「驗案」幾乎都如出一轍，全部的新藥服用後都有效果，甚至多有誇大療效，卻連成分也不願意說明的，例如「奧拍泰純」，本為補虛損之聖劑，但報刊僅說明「用之以壯陽、振興性慾，亦極有偉效。據墨西哥醫家勞氏D. A. Laue報告，彼用『奧拍泰純』治機能不調之性慾病甚有功效。可見該藥『補元固本』之效。」[99]這種沒有列出成分之藥物，應該就很容易被認為是害人之春藥，本章下一節會來梳理這個現象，也帶出最糟糕的，所謂誇大療效而衍生出藥物成癮之問題，時人也曾加以討論。

很多人運用藥劑治療的，往往不是疾病，而是一種成癮症。例如一位醫師在介紹「斯保買丁」的療效時，寫下了不少醫案。這些患者大多是本身就因性交過度、手淫等惡習，而患有一些神經衰弱、記憶力減退、遺洩的症狀；打了針之後，又繼續戕害身體、瘋狂性交，然後又開始出現同樣症狀，再去找醫師打針，成了性愛成癮症。幾乎變成每隔一段時間就來注射一次，落入一種惡性循環，最終連壯陽藥都戒不掉了。但醫師的醫案介紹，通常只強調藥物的功能，卻少有強調節慾、防範藥物成癮之呼籲，[100]這就讓這些明明是有科學療效的藥物，蒙上了「劣藥害人」的陰影。更有一些人窮極無聊，想出一些壯陽之法，落入不倫不類的境地。中醫羅燮元於一九三一年指出，時人想要用人工返老還童或壯陽、讓陰莖變大，這些都是非常愚蠢的想法，亂吃壯陽藥更是糟糕。他說：「如近世之返老還童，生殖靈等廣告，大吹牛皮，謂其手術藥功，能使雌雄異性，春腺變形。試問至今，果能如是否？且藥多含刺激，大都辛燥，不損其氣，便竭其陰，縱能興奮一時，終無以善其後……。而但惑於（西醫）機械之精，甘心蹈其陷阱，而至死不悟，不亦大可哀者耶？」[101]羅氏抨擊西醫新技術所帶來之問題，與本章有關的是，當時這類補養新藥品，例如上述「生殖靈」，為什麼會被視為是一種害人之藥？這與治療縱慾藥品的特質有關。

五、是強壯藥還是春藥？

民國時期治療縱慾疾病的鎮靜與補養類藥物，概如上述。既有消費之需求，當然藥商也樂觀新產品的出現；只是，當時藥市中這類藥物之氾濫，特別是補養、強壯類的藥物，很容易啟人疑竇、引發遐想。西醫余鳳賓指出：「今若常閱公布品，謂可包醫、包癒，幾天消退，幾天斷根。陽萎者，可使之壯；腎虧者，可固其精；子息少者，可廣其嗣；在發行廣告者，其中非無濟世為懷之人，但多數恐為營業起見，而青年子弟之恐懼心，以及對於冶遊之觀念，在操守鞏固者，本可始終求未渝，而自治力之稍弛者，遂變其初心，而墮入彀中矣。」[102] 余認為這些廣告都有極大的聳動性，會使青年墜入魔道，而且這些藥品廣告充斥於當時的出版物，有毒化人心之虞。余的擔憂不是沒有道理，牽涉到生殖、性別的科學知識，在近代傳入中國之初即遭受到「淫書」的質疑，[103] 新藥更涉及身體、性慾和生理狀態之改變，社會對新藥品的質疑當不可避免。一九三八年的《東方畫刊》曾刊出一幅描述平津地區某個看板上滿布春藥的廣告，它們所用的話語都是「助陽」、「澀精耐久」、「補腎」等詞彙，非常容易和「正經」的補腎、補養藥混在一起。[104]

補養藥物廣告所用的壯陽、持久、興奮等語詞，容易使人誤解這類藥物即「春藥」。其實，單就壯陽藥而言，不全是負面的，因為這類藥物通常能「固腎添精」；只是「霸道之壯陽藥純為一種激烈之刺激品，專能興奮陽道，即所謂春藥者是也。」有人認為，國醫中最好的壯陽藥就是張仲景的「金匱腎氣丸」，這就不是春藥可比。[105] 但「壯陽」這個字眼本身就很模糊，因為「陽」在中國醫學內所指涉的事物是非常多的，壯陽氣對健康確實有益，但如果壯「陽」是一種壯「性慾」的類比，那就不妙了。當時中醫曾警告：「常人既以縱慾而陽萎，反採壯陽之藥以助之，猶之汽燈將滅，不益其油，徒打其氣，促其早滅耳。」[106] 反之，若談到「春藥」這個概念，民國時人們的印象幾乎都是負面的。這當然不讓人意外，因為古人對春藥的看法本來就多是負面的，[107] 一位筆名叫春草的讀者於一九二八年投書報紙，指出：

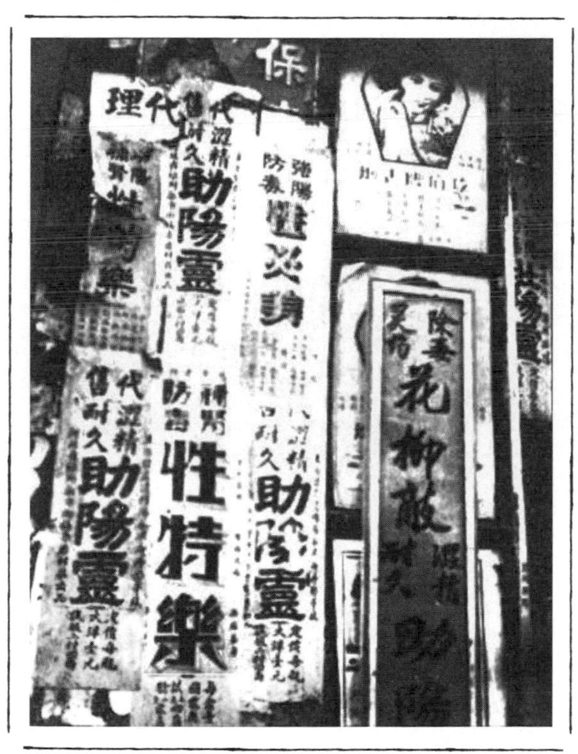

韓文公晚年，頗近聲色，以硫黃飼雞千日，殺而食之，名「火靈庫」，初服有效，後竟因之喪生。明末江蘇一遺老，廣蓄姬妾，博收方藥，自謂得容成素女之祕，後督脈空虛，天柱骨折不能舉，頭俯至胸，脊高於頂，時人笑之，謂之「人蝦」。清代上海一翁，善御女，日夜可御十女，女憊而翁自若，自以為彭祖不是過也。後誇於其友，選妙妓試之，一御而精瀉如注，命絕頃刻。余嘗閱《雙梅景闇叢書》，又嘗獲睹世醫某之家藏鈔本房中方藥，十九皆以辛熱助陽之品，取快一時，否則以酸濇之味，強閉其竅，行之既久，無有不敗。[108]

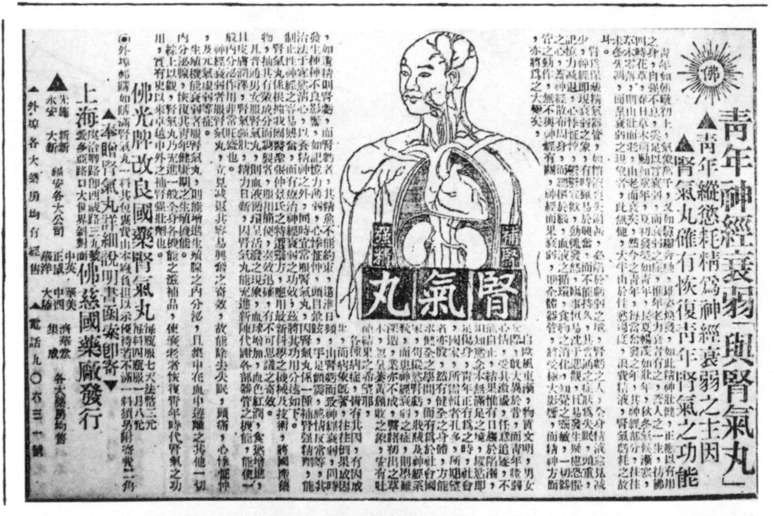

當時不少中醫以「腎氣丸」之成藥及其療效，來對比類似荷爾蒙藥物之功能，也將新式疾病(神經衰弱)納入其療效範圍內。

古代中醫的春藥多是熱藥，通常具有大補陽氣的功能。例如「淫羊藿」有時被認為是中醫的春藥，但在當時中醫也希望透過科學實驗來證實它的藥效，而非只有負面的形象而已。[109] 一九三一年，上海國醫學院教授沈仲圭（一九〇一～一九八六）就指出：「有國文助教曹湘人君，年逾不惑，因以嗣育艱難，納村女為小星（按：即小老婆）。性交時，陰莖舉而不堅，服育亨賓，如石投水，商治於余，余勸食淫羊藿，曹重用一兩，雜於大隊補腎劑中，越日來告，服後同房，迴異平時。據此，可見本品確為壯陽

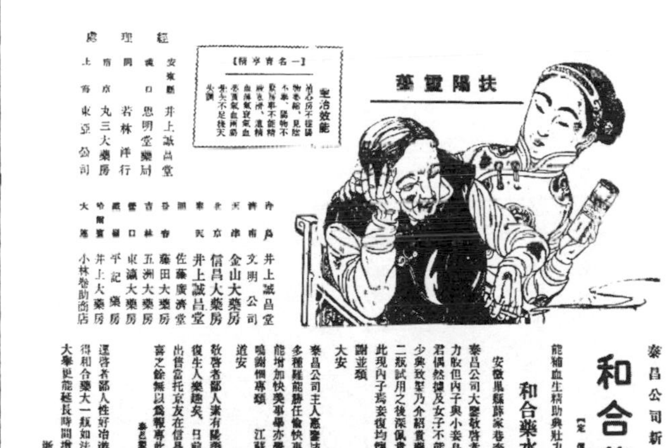

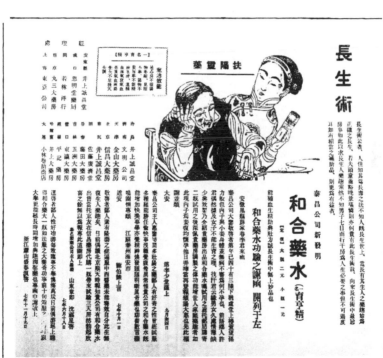

藥，而克治陰萎也。」[110] 這原來的功效是良善的，但當這類藥物變成商品時，它往往除了科學外還有一些需要點綴裝飾的廣告語言，而後者往往是問題之所在。當時報刊抨擊「媚藥之製，各國多有之且自古即然，於今為甚；然媚藥之流弊極大，等於自殺之刀。」這篇文章的作者孟特林列舉春藥之害：

> 一、某商人，蓄有媚藥，每好合之前，必取而服一、二丸，以助興致，亦不告明其妻為何物，妻冰眼觀之，以為必是補藥之類，會夫出外經商，乃試取三、四丸吞之，味甚甘香，異時性發，兩頰發赤，春思大動，遂奔向夫弟求歡，幸夫弟正人，奪門而逃，待商人將歸，其妻恐夫弟告其夫，竟當夜自縊死。（見清人筆記）二、粵紈袴子，得海狗腎數付全服之，忽性大發，有二妾，更番連御，猶不息，天將曉，下部便血不止，竟卒。（見該省司法公報）三、某甲向番僧贈得春藥，服之不效，乃舉瓶悉吞之，異日煩燥若焚，目赤氣喘，妻妾以為狂，均遠避之，甲踊躍號叫，歷一晝夜，人乃疲憊欲死，而生殖器則擴大若手臂，終身殘廢，蓋其家中婦人，無此大量，可以容納其器也。[111]

這類故事的結局大多是悲慘的，目的是要指出春藥之害，囑咐世人不要輕易嘗試吃春藥。余鳳賓甚至指出：「《中華醫學雜誌》之報告中，凡導淫之藥料，導淫之書籍，一概不登，有祕製藥品，最為斂錢計者，亦在摒除之列，而醫學界中承認該項雜誌，有純正之宗旨，至今已八載矣。凡屬日報與雜誌，均具宣傳與教育之責任，皆當以良心為中樞，以改進社會為職務，則於公布事業，安得不審之慎之乎？」[112]即呼籲報刊雜誌應該秉持良心，少刊登這類壯陽藥品廣告。

服用春藥如是為了助興，不在此文討論範圍，但服春藥來治療縱慾疾病，則絕對是錯誤的抉擇，但什麼是春藥，怎麼定義？一九三三年，有人在報刊雜誌上大談伴侶使用春藥配鴉片、酒的經驗，這位女性讀者指出：先生若服用春藥，她受不了，反被先生責難；但若不服藥，先生又早洩，令這位女讀者相當困擾。當時「兩性專家」珍玲（化名）還加以解答：春藥就是淫藥，不可使用，因為會造成一種病態，反而會衰弱神經。[113]另一位作者指出：「凡能使生殖器興奮及引起性慾之藥劑，統名之曰春藥。在陽萎早洩之病人，幾無一不存心得一確實有效之春藥。」但春藥僅為一時性之興奮劑，決非可以根本治療疾病者，其作用均為暫時性的。當時除鴉片外，一些毒品如嗎啡，也被認為是一種興奮壯陽藥，例如謂：「市上奸商，發售壯陽藥物，借廣告之力，行斂錢之實，種種色色，無非毒藥製成。如嗎啡之類，察其內容，實同春藥。」[114]中醫朱振聲則指出鴉片之害：「興奮一時，過後即告萎靡，服壯陽藥亦然。鴉片強提精神，興奮所及，仍屬固有之精氣。正如寅借卯糧，羅雀掘鼠，難以持久，故吸菸之人，精血早枯，終難克享大年。」[115]若以會刺激性慾來看，當時新藥品模糊的治療定義、誇張的療效，很容易讓別人認定其為春藥，例如「特效健神補腦片」，聲稱透過無數動物和人的實驗，確定該藥有返回青春快感、恢復強壯生殖力的功效，主治生殖器衰弱、缺乏快感等症狀，[116] 這豈不就是春藥？春藥大多具補陽的功能，危害不小，它擴張血管，有時會引發中風，又有時妨害神經，而使人變成色情狂，當時俗名「花癡」，[117] 可見其百害而無一利。余鳳賓則指出：壯陽藥大多具刺激性，腎臟組織嬌嫩，不容刺激性藥物摧殘。若罹患陽萎、早洩之病，宜尋找正當醫師，接受合理治法，「或用高密電流，或用按摩手術，或用外敷之藥，或內服之品，或用注射之劑，或用真空療法，冷水磨擦等等，各隨症情而選用，斷不可亂服淫藥，徒自擾耳。」[118]

中醫也對當時的藥品提出看法，認為這是大家分不清「興奮劑」和「強壯劑」的差別。用過興奮劑後，反覺困倦，用強壯劑則為積極作用，有益身體。人們飲酒、咖啡、茶及人參等，一時精神舒快，呼吸增進，「刺戟腦脊髓及末梢神經，而使盛其機能者」，就是興奮作用，可以興淫慾；相反的，若吃薑類、百普聖（Pepsin，胃蛋白酶）、鐵劑等，有健胃及補血之效；「增進食慾及消化，或增加血液之赤白血球而亢進其運行等作用」，是謂強壯作用，此乃對身體有益之藥品。[119] 其實，這很能印證史料所指陳，例如各種補腦、補血、維他命的廣告，都強調能治療縱慾疾病，但卻少有人認為或定義其為「春藥」，這可能與這些藥物都和單純的補身體有關。以下有幾則負面的評價可供檢視，例如前面介紹含有鐵、燐質的「實驗保腎固精丸」，就曾被余鳳賓質疑「吃了半打都沒效」，整個上海藥市充斥一堆無效的保腎丸。他抨擊說：「如某某氏保腎丸，某某氏廣嗣丹，某某氏狗腎丸，以及某某保命水，育興平，並醫腎專家某先生之藥劑，均未嘗試，深恐其偏於霸烈，求治反加害也。觀其各種廣告，均稱藥性溫和，有百利而無一害，未識內中果有一靈效者否？」[120] 這些都還只是「無效」的保腎藥，但完全顯示另一種指陳的是：有些「有效的春藥」，常是指荷爾蒙或激素藥品，甚至有醫師也認為荷爾蒙是一類效力極強之變相「春藥」。[121] 而事實上，沒有一個藥商會宣稱自己在賣春藥，而是這類藥品總是宣稱能壯陽、興奮、治性冷感而得「春藥」之名，或是能治療「缺乏性慾」的問題，可見市場上有一定之需求量。[122] 又如宣稱某名教授渴龍飛 Dr. A. Kronfeld 曾用「育維甯」治天閹之男女數人，多能被治癒而重享房事之樂，故各國醫家均推之為第一固本壯陽藥。其宣稱：凡因腦受刺激、神經衰弱或身體虛耗而致陽萎不舉、房事不振者，尤宜長期注射，[123] 這就容易被認為是春藥。還有些罹患縱慾疾病的人，可能擔心沒有子嗣，結果服用來路不明的壯陽藥，一開始有小用，但最後卻導致腎臟發炎。[124]

推究春藥害人的定義，除了病患與醫者外，還要注意官方反應這一層面。一九二一年，江蘇省長王瑚曾通令省轄檢察廳廳長、各道尹、縣知事等人，據蘇州警察廳長李明遠稱：「竊據職廳衛生科檢呈嶺南華商大藥房售賣『腎中腎』之仿單一紙，核其詞句，類似春藥，當即令區覓購送廳以憑化驗，並通令在未經化驗確定以前，不論何種商店一概不准代銷。經化驗結果，『腎中腎』丸藥中確有催淫藥育汗賓之反應，實與衛生風化兩有妨害。」這類藥丸經嶺南華商大藥房製造，販運內地，他通令江蘇各縣一體查禁。當時稱禁止這類春藥的舉動為「絕毒氣」，乃根絕春藥流毒之風；[125] 而「育汗賓」應即Yohimbe，我們一點都不陌生，當時也翻成「育亨賓」，讀者應不陌生，民國時期它早已被大量加入各種新式藥品中。另一例是在一九二九年至一九三〇年間，南京國民政府數次化驗三德洋行及愛立司洋行發售的春藥「生殖靈」。[126] 其間，衛生部曾下令各地從嚴取締，上海臨時法院暨民政廳遵照發布命令，指出：「請飭屬嚴禁市上售賣之三德洋行『生殖靈』，以杜害源！」該案由上海市第三區黨部，舉發至上海特別市執行委員會，再轉由上海特別市衛生局查明，該局復稱：

竊查下局，對於本市劣商發售淫猥藥物一事，早已注意；除將隨時發見之該項藥品，經中央衛生試驗所證明含有毒質者，函請公安局飭屬查禁外，並於本年四月，擬就取締淫猥藥物宣傳品暫行規則一種，呈准上海特別市政府公布施行在案，下局自前項暫行規則公布後，即派員逐日檢查本市大小各報，將所有誨淫藥物廣告，逐一開單，彙送公安局分別取締罰辦各在案。查三德洋行，及愛立司洋行，實為本市發售淫猥藥物之最著名者，故下局於該行尤加注意，每次函送公安局名單中，均皆列入；且三德洋行之「生殖靈」一藥，業經中央衛生試驗所化驗，證明含有春藥毒質。[127]

當時記載，早有制訂〈取締淫猥藥物宣傳品暫行規則〉，隨即逐日檢查上海市大、小各報，將所有淫猥廣告都進行逐一開單裁罰。公報中指出：這兩個洋行是整個上海發售淫猥藥物最惡名昭彰的商行，販賣的春藥「生殖靈」，早應被取締，但這兩個洋行都位在租界，仗租界之名，藐視法令，政府機關難以取締。所以當地衛生局請示江蘇省政府，可否通令各海關、各地主管機關，一體查禁，以絕害源，可見當時對春藥的查緝非常積極。一九二五年生殖靈進入中國藥市時，甚至還利用徵婚廣告，掛羊頭賣狗肉，竟宣稱某位八十五歲老人吃了「生殖靈」，爾後「返老還童」，所以又可以徵婚了。[128]「返老還童」一直是後來荷爾蒙療法非常喜歡用的形容詞，[129]生殖靈傳入中國較早，一開始顯然有些聳動，引起衛生機關之重視。上海工部局和美國總領事館還曾向中國提出抗議，認為該藥料純正實在，不應取締該藥。[130]但取締的行動沒有停止，並且非常成功，因為有關該藥的銷售廣告，在三〇年代後的《申報》上幾乎絕跡了。但類似的例子恐怕不是一個個案可以說明的，因為之後又有名「生殖素」的激素藥品，同樣可治療早洩、陽萎、腎病、男女神經衰弱等病，雖說該藥是奧國醫師發明的，但難保不是生殖靈「借屍還魂」，當時南京國民政府衛生單位也沒有時間與人力一一化驗。[131]還有些報紙會揭發藥房賣春藥的消息，例如上海立申藥房就被檢舉賣春藥，當時上海有些地方是賣春藥的知名商店街，這家藥房就位在「西藏路會樂里群玉坊諸淫業市場之對面」，店中陳列「措辭荒謬作風大膽之怪廣告」，廣告招牌上寫到：「本店出售賀爾蒙製劑

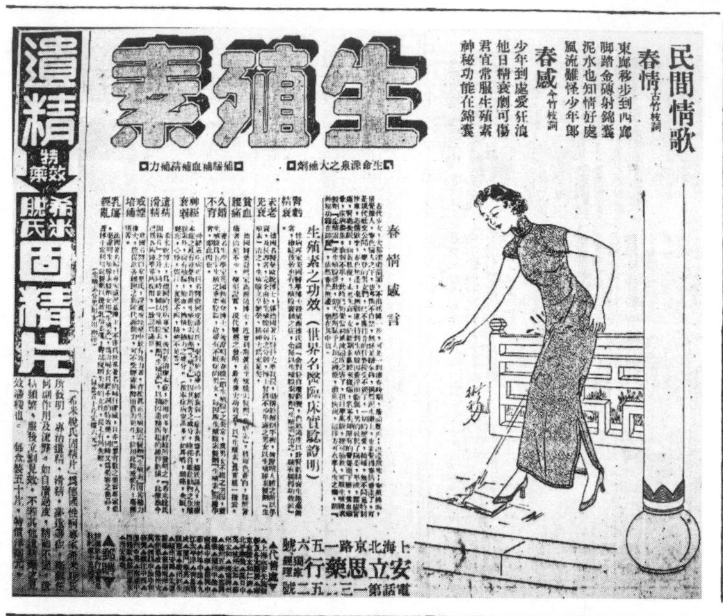
民間情歌
春情 古竹枝詞
東鄰移步到內廊
脚踏金磚射錦囊
泥水也知情好處
風流難怪少年郎
春感 今竹枝詞
少年到處愛狂浪
他日精衰劇可傷
君宜常服生殖素
神秘功能在錦囊
生殖素
生命源泉之大補劑
補腦補血補精補力
春情感言
生殖素之功效（世界名醫臨床實驗證明）
遺精特效藥
希米脫氏固精片
上海北京路一五六號
獨家經理 安立思藥行
電話第一三一二五二號

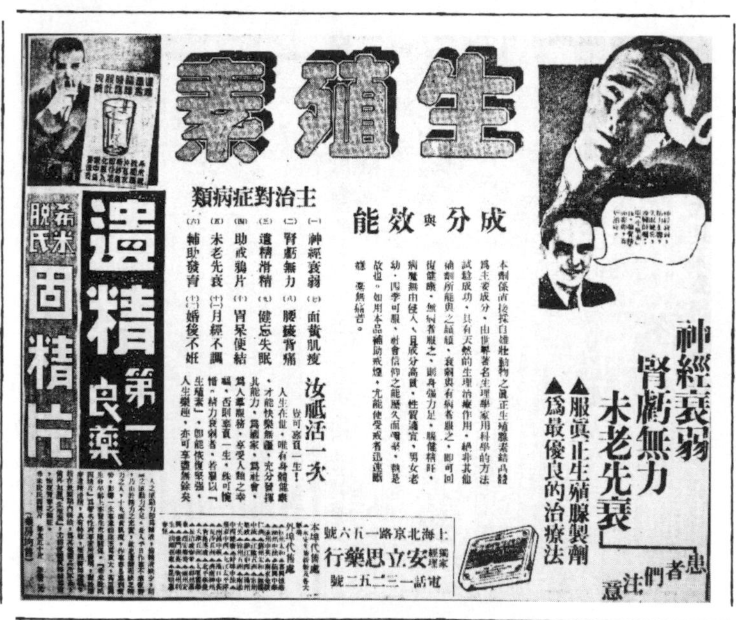
生殖素
主治對症病類
(一)神經衰弱 (七)面黃肌瘦
(二)腎虧無力 (八)腰酸背痛
(三)遺精滑精 (九)健忘失眠
(四)助戒鴉片 (十)胃呆便結
(五)未老先衰 (十一)月經不調
(六)補助發育 (十二)婚後不姙
汝祗活一次 豈可虛度一生！
成分與效能
遺精第一良藥
希米脫氏固精片
神經衰弱
腎虧無力
未老先衰
▲服眞正生殖腺製劑
▲爲最優良的治療法
患者們注意
上海北京路一五六號
獨家經理 安立思藥行
電話一三一二五二號

某祕藥，[132]分男女用二種，男用強身生精、返老還童；女用生滋陰發情，健美調精」，這「滋陰發情」根本就是春藥用語，[133]可謂防不勝防。宋鳳賓曾舉英國為例，言西方取締不正當之醫家與藥品相當嚴格，但人之性慾防不勝防，徒恃智識立法，每不足以處理這類情況，[134]可謂相當切中當時藥品市場之亂象。還有更重要的是，這類不倫不類的廣告，其實已反映出部分人的擔憂與想禁又無法禁止的市場態勢。[135]

又，一九三五年十一月二十六日，我們注意到了春藥和毒品一起被放在衛生署的呈文中，明令禁止。函文記載：「案據報稱本市中路九洲大藥所經售之德國『愛的靈』藥品，係屬壯陽春藥，詎該藥房不顧影響社會，竟在江西《新聞日報》登載荒謬文語之廣告一則，藉資引誘青年購服。」後江西特務處將該廣告剪下，附呈廣告一紙，函請江西省衛生處化驗，結果「確屬春藥」，而且廣告「文字亦極猥褻」。中央衛生署隨即函覆：請即刻取締、通令嚴禁。[136]除了以上這些法令上的例子外，很多治療縱慾藥物的廣告，也極有可能因為害怕被認為是春藥，而努力澄清。像是「返雄年」一藥，曾宣稱可治療生殖器短小，也被某些人認為即是春藥，讀者還寫信問引進該藥的盧施福醫師，盧氏在報刊上回覆：「不是春藥！但確實是根本強壯身體和神經及恢復精力的藥，不論已婚未婚都宜服用，於性交無礙。」盧氏後來還在藥品廣告下打出「絕對擔保不是春藥」的字樣。[137]只是，同樣的廣告與讀者問題，盧氏還兼賣電療器、真空自療器，可使生殖器自動充血變大，盧回應說：最好在醫師指示下操作。[138]

販賣這些器具，又似乎與閨房之樂有關，當時像是「生殖白療器」等怪東西也被認為常和春藥一同販賣，而非為「補養身體」而設，因此同樣會被取締。[139] 盧氏雖不希望別人認為「返雄年」是春藥，但用的宣傳話語、一起販賣的用品「陰莖增大器」等，都讓人想入非非，當時這類廣告就是有如此特別之處，顯示了另一種觀看新藥品與身體關係的視角。

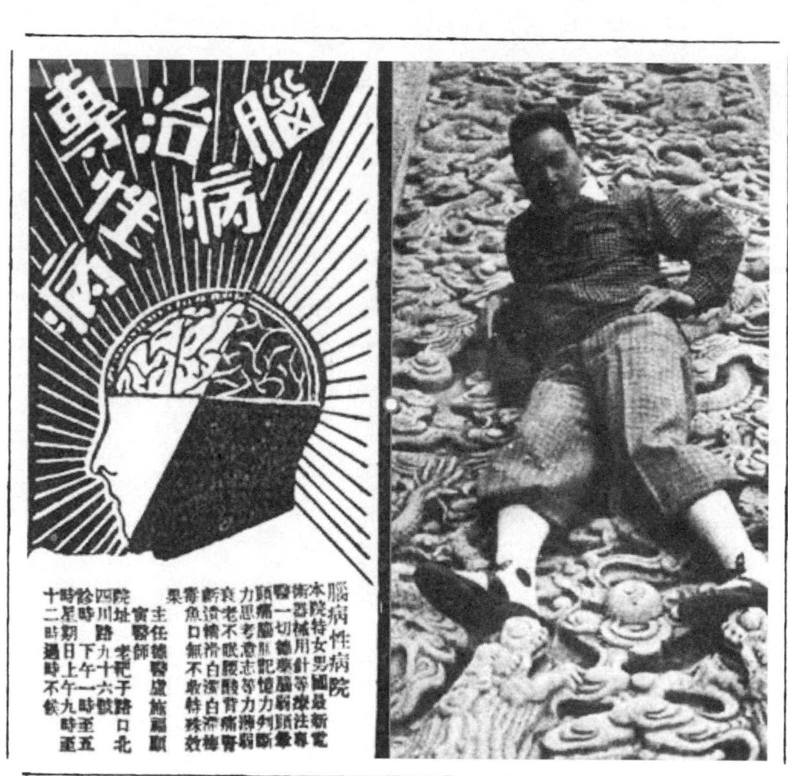

專治性病、腦病的盧施福醫師與其病院刊載之廣告。

六、小結

中國人喜歡補養，倒不用本書來加以證明。但是以縱慾疾病來看，新式補養方式、藥品科技與商品之呈現，以及背後所映照的身體觀和民國時期社會文化思想之開放、與中西匯通等等，都可以透過這篇文章來知其梗概。一則「自來血」的廣告就指出：傳統中醫雖然有各種補劑，但缺乏迅速確實之效，這正是因為科學不精，對於身體某種物質，如血、神經等生理機能與化學成分不明所致，所以「補法多不確實」；也就是新的藥品有強大的科學、生理學、化學等科學知識在背後撐腰，與舊式中醫補劑大不相同。[140] 不過，在中西醫交會的民國時期，以縱慾疾病與身體觀來看，不能說是一種斷裂或衝突，而應該用匯通與轉化來看。從傳統的精液、腎精、心腎交會、君火、相火等概念，其實都可以在西方的腦、腎、神經的身體觀找到知識對應的路徑；而不論是使用鎮靜還是補養藥物，中西醫也有許多類似之處，這兩種治法，頗能看出中西醫在這類疾病觀上對照之可能；鎮靜神經與補養神經，恰可代表兩種不同的治療思維，中西醫都有所論述。當然，尚有許多層面的問題可供本書讀者思考。

慾望難以節制、性慾容易衝動，都給了鎮靜藥物之治療一個合理存在的理由。正如文中所述，大部分的人還是有失去的身體精華要「補」回來的想法，再加上近代各種補養藥品的興盛，遂造就一個豐富的新式補養文化滋生的社會環境。在這裡面，中西醫可以各自表述，學理匯通是大於衝突的，但還是有值得注意的差異。首先，中國傳統的方劑書，都是好幾種中藥之混合，且每一種藥物講究君臣佐使、禁忌、服用須知等細節，[141]而這套知識是深植在中國人的心中的。但是當新藥在民初被大量引進時，它們往往是藉著廣告刊登或藥房製造的商品目錄來行銷，這些新的知識載體必須要讓讀者願意掏錢消費，藥商極力希望藥品能發揮一加一大於二的功效，所以添加了各種同類藥料或不同元素的補劑，它類似於傳統中醫方劑的混合製劑，但問題也隨之產生：傳統中醫方劑有使用禁忌、炮製等規範，但西方藥物的各種禁忌（副作用）、服用時機為何？卻通常不會被詳細介紹；部分藥物雖然有療效之「證詞」，但真假為何？一般消費群眾（病患）大多不會、也沒有能力印證。有些新藥，例如民國時的婦科催生藥，會聲明它用新的科技將有害的副作用成分進行分離，變得更安全，[142]但在大部分的縱慾藥物說明中，科學除了讓效果更強更好以外，似乎較少考量藥物對人體之害的層面。余鳳賓即指：所謂市井密醫之流，豈能窺知科學原理？這些廣告都是西方人的伎倆，因為在西方藥方是公開的，不正當之醫藥業，不交代成分，只能依賴廣告術，利用中國病人多的特色，推行一種或數種藥，謊稱人人可服、救急亦可、常服亦可，人的體質、年齡都有差距，怎麼可能一體適用？結果是放任讓西人聳恿性慾，被剝削脂膏，死而方休。[143]而且，通常報刊不會揭露這些負面訊息，因為報紙的經營還是需要廣告，當時這類藥品的銷量應該不錯，廣告費可能也不算少，故沒有經營者會希望和荷包過不去，而去質疑藥商。[144]

此外，就本章所揭示，所謂「縱慾」疾病，雖有一定的範圍，但所包括的症狀和衰弱的身體，指陳還是非常廣泛的，不問因果，服藥後一律「包治」，當然也就容易讓人聯想到是否為春藥或祕藥，可說是壞了原本「科學實驗」的美意。張仲民認為，借用「強種」、「衛生」，是近代藥品的一種政治話語的轉化；[145] 那麼，是否「遺精」、各種性神經「衰弱」、「腎虛」也是一種另類政治話語？的確非常可能，因為衰弱的病夫本為當時中國人最怕的代名詞。[146] 並且，筆者認為，實際上因縱慾而致病的統計，很難做到精準，因為一個人生病是縱慾致病？還是本來就有病，縱慾只是在病情進展過程中的一個因素而已？實難以定義。縱慾致病之所以可怕，可能在於傳統中國人對「失精」和「虛弱」的擔憂。在生理學上，「洩精」（emission）不過是一種生理現象，而不是病理現象；[147] 又，實在很難說中國遺精、手淫的病患有多少，雖然有統計證明百分之九十以上的男子都會手淫，但手淫與疾病的關係，都還很難說。換句話說，其實「手淫遺精」或「早洩遺精」、乃至「房事（過度）出精」，可能是一些對失去身體精液的擔憂，至於其他各種勞累、思慮的遺精，或許也參雜了一些想像、自我定義的虛弱感，它結合了傳統中醫的疾病觀和參照西方腦與神經身體連結而形成的一種合理化的致病邏輯，而它們剛好大多都指向縱慾的因子罷了。[148] 再加上近代生活忙碌、城市生活燈紅酒綠、性觀念開放等因素，當然也是造成這類疾病被合理化的原因。所以這類藥品，不單只是論「縱慾」疾病，其實已擴展到「不幸患有和縱慾後一樣的衰弱」這一層次上，加上這類疾病往往還有隱密性，患者常常已合理化自己縱慾行為與疾病之間的關係，所以各類藥品當然極力誇大其辭，塑造一種用藥的合理性，迎合消費者擔憂衰弱的預期心理，促使其買單，民國時期的各式中西補藥，也大多具有這種特色，無需重複論述。即使有各種可能和春藥畫上等號的負面論述，但此類藥品依舊是民國時期藥品市場上的寵兒，討論民國的藥品廣告，其弊端與意義還有這些，不可不知。

一個時代有一個時代追求健康的方式與特定之「衛生觀」存在，它會隨著科技進步與社會文化的改變，而不斷呈現新的風貌。筆者相信，醫療史價值之昇華，某部分在於筆墨研究如果真的可以帶給人類於日常生活上的一些反思，使得「聚焦健

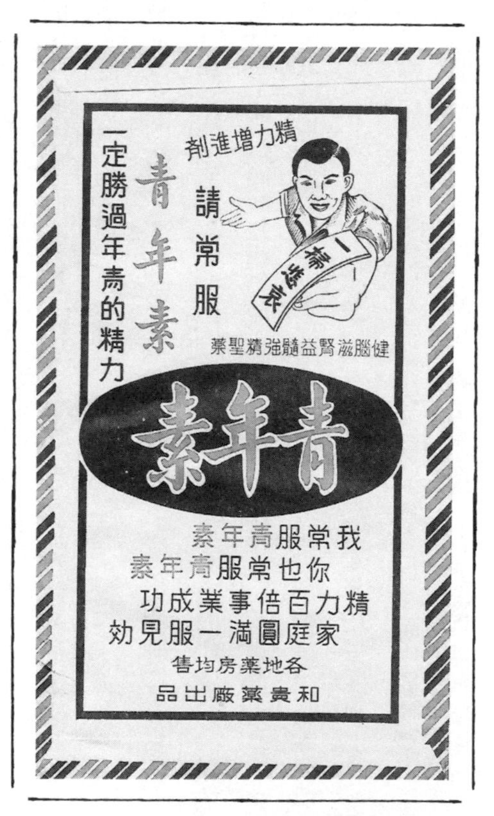

（中國醫藥大學陳光偉教授提供）

康」兼有日常生活史上的「歷史」與「現實」意義；[149]那麼，或許我們都應該更審慎的來檢視我們周遭已被框架的藥品文化及其知識話語，進而去追求更合理的醫療品質與健康觀念。

1 讓・史坦傑爾（Jean Stengera），安娜・凡・奈克（Anne Van Neck）原著，陳姿穎譯，《自慰：恐懼的歷史》（臺北：邊城出版，二〇〇六），第七、八兩章。

2 陳邦賢，《休息與節慾》（臺北：正中書局，一九五八），頁六一、六三～六五。

3 樓浩，〈遺精病與實驗保腎固精丸〉，《通商報》第三十六期（一九三五），頁十五。

4 靜觀生，〈參證《曾文正公日記》〉，《養生叢錄》（上海：上海科學技術文獻出版社，二〇一三），頁五九。

5 「縱慾」致病的脈絡，排除了民國初年頗為常見的性病、梅毒、淋病等問題，而主要以傳統中醫的腎虛、遺精、陽萎等疾病與西醫的「性神經衰弱」之間的對比分析為主，這樣更容易聚焦，而且可以發現此類藥品的許多共通性與當時問題之所在。

6 郭人驥，〈性神經衰弱（即腎虧）的本相病狀和治療〉，《長壽報》第四卷第十期（一九三五），頁一八七。

7 公玄，〈壯陽藥與生育〉，《家庭醫藥》（上海）第二卷第十五期（一九三四），頁十。

8 余鳳賓，《性慾衛生論叢》（上海：商務印書館，一九二五），頁四〇。

9 可參考張仲民的多項研究，見前章引註。

10 陳存仁，《通俗醫話》，收入陸拯主編，《近代中醫珍本集・醫話分冊》（杭州：浙江科學技術出版社，一九九四），頁一〇一〇。

11 乃士，〈壯陽新藥論Zur medikjamentoesen Therapie Sexueller Funktionsstörumgen〉，《天德醫療新報》第一

卷第三期（一九二七），頁十五。

12 余鳳賓，《性慾衛生論叢》，頁三四。

13 黃國材，〈治療顧問：答守一氏問遺精症治法〉，《紹興醫藥學報星期增刊》第十三期（一九二〇），頁七。

14 史介生，〈治療顧問：答甬江張則經君問遺精夢泄治法〉，《紹興醫藥學報星期增刊》第三十九期（一九二〇），頁七。

15 遺精在中醫論述中就是一種疾病，它帶來許多身體不適之症狀，可參考張哲嘉，〈為龍體把脈：名醫力鈞與光緒帝〉，收入黃東蘭編，《身體・心性・權力：新社會史（第二集）》（杭州：浙江人民出版社，二〇〇五），頁二一一~二三五。早期中醫陳存仁也曾提到這個故事，參看氏著，《光緒皇帝的收場》（香港：新文化事業公司，一九七〇）。很有意思的是，該書除論光緒皇帝外，還論述許多歷史名人的病況，而他們很多也都和「縱慾致病」有關。

16 以上引文，見王治華、胡齊瑞，〈遺精病理中西相通之我見〉，收入王慎軒編，《中醫新論彙編》（上海：上海書店，一九九一），頁八〇~八一。

17 皮國立，《近代中醫的身體與思想轉型：唐宗海與中西醫匯通時代》（北京：生活・讀書・新知三聯書店，二〇〇八），頁三四二~三八六。

18 當時說「神經」仍有許多會說成晚清以來的「腦筋」，故言：「西醫腦筋通心之說」。引自王治華、胡齊瑞，〈遺精病理中西相通之我見〉，收入王慎軒編，《中醫新論彙編》，頁八一。甚至有將「神經衰弱」說成「腦筋衰弱」者，見丁福保，〈吸烟須知〉，《醫話叢存》，收入沈洪瑞、梁秀清主編，《中國歷代醫話大觀》（太原：山西科學技術出版社，一九九六），頁一五一六。

19 李貞德，〈二十世紀前半中國生理衛生教育中的性、生殖與性別〉，收入祝平一主編，《第四屆國際漢學會議論文集・衛生與醫療》（臺北：中央研究院，二〇一三），頁一〇一～一五五。

20 王治華、胡齊瑞，〈遺精病理中西相通之我見〉，收入王慎軒編，《中醫新論彙編》，頁八一。

21 蔣璧山，〈興奮作用與強壯作用之區別〉，收入王慎軒編，《中醫新論彙編》，頁三一。

22 最後一種「溼熱」遺精，牽涉的疾病較多，多與縱慾無關，故不細究，僅於註腳註出：「即精囊尖腫瘍，尿道狹窄，龜頭炎，痔結核及直腸炎等。在中醫即屬肝經溼熱下注。乃溼邪入囊化熱傷陰所致也。」引自王治華、胡齊瑞，〈遺精病理中西相通之我見〉，收入王慎軒編，《中醫新論彙編》，頁八一。

23 皮國立，《近代中醫的身體與思想轉型：唐宗海與中西醫匯通時代》，頁三八七～三九八。

24 蔣璧山，〈中西醫論腎抵觸之批判〉，收入王慎軒編，《中醫新論彙編》，頁三〇～三一。

25 吳瑞年，《化學發達史》（臺北：臺灣中華書局，一九六一），頁一二三～一二四。

26 民國時由美商三德洋行代理的德國「生殖靈」廣告，已在一九二五年的《申報》上出現，引自上海申報館編輯，《申報》（上海：上海書店，一九八二～一九八七），一九二五年二月五日，第十九版。它大概是最早進到中國的激素藥物；不過，它與荷爾蒙激素之純化藥物出現的時間點對不上，也就是說，當時的「生殖靈」恐怕沒有加入荷爾蒙，而是不純的、或其他類型的藥，例如有加入「育亨賓」（當時被認為是春藥），引自《申報》，一九二九年八月三日，第十四版。其實，其他的藥也有類似的狀況，例如日本名藥「仁丹」，在三〇年代後中國的廣告中，該藥也趕上風潮加入荷爾蒙，引自不著撰者，《申報》，一九三六年七月十一日，第五張。

27 不著撰者，《申報》，一九三六年八月十七日，第二張廣告。

28 對此現象更深入的研究，可參考陳秀芬，〈在夢寐之間：中國古典醫學對於「夢與鬼交」與女性情欲的構想〉，《中央研究院歷史語言研究所集刊》八十本第四分（二〇一〇），頁七〇一～七三六。

29 張汝偉，〈遺精真義〉，《醫藥指導錄》第一期（一九二九），頁二〇～二三。

30 刁纖柔，〈遺精三載請示治法〉，《醫學雜誌》第九十二期（一九三六），頁八一。
31 陳存仁，《通俗醫話》，收入陸拯主編，《近代中醫珍本集・醫話分冊》，頁一〇〇六～一〇〇七。
32 吳宏鼎，〈問答：答馬善徵君徵求遺精與陽痿之治法〉，《醫界春秋》第六十四期（一九三一），頁二六。
33 王慎軒編，《中醫新論彙編》，頁八二。
34 「三才封髓丹」在《醫方集解》中雖是補劑，但其製方意義是補腎水，腎水足則心火不妄動，人的精液就不會輕易洩出。至於「金鎖固精丸」，古代列入「收澀之劑」，所謂「脫者可收」，筆者認為最有「鎮靜」的意味。參考清・汪昂，《醫方集解》（臺南：第一書店，一九八六），頁八與二七六。
35 黃國材，〈治療顧問：答守一氏問遺精症治法〉，《紹興醫藥學報星期增刊》第十三期（一九二〇），頁七。
36 陳存仁，《通俗醫話》，收入陸拯主編，《近代中醫珍本集・醫話分冊》（杭州：浙江科學技術出版社，一九九四），頁一〇〇六。
37 （日）熊澤義一（作），靜一（譯），〈夢遺遺精精液漏之對症療法〉，《性科學》第一卷第五期（一九三六），頁二六一～二六二。
38 楊燧熙，《紹興醫藥學報星期增刊》第十七期（一九二〇），頁五～六。
39 上海五洲大藥房編，《衛生指南》，（上海：五洲大藥房，一九二四），頁七三。
40 上海五洲大藥房編，《衛生指南》，頁七五。
41 上海五洲大藥房編，《衛生指南》，頁七五～七六。
42 丁福保，《節慾主義》（臺南：和裕出版社，二〇〇六），頁二〇七。
43 上海五洲大藥房編，《衛生指南》，頁七六。
44 丁福保，《節慾主義》，頁二〇一。

45 盧施福，〈醫藥顧問室〉，《雜誌》第十卷四期（一九四三），頁一五三。

46 顧履霜，〈臨床實驗：用「補美心」（Bromagsin）戒煙得偉效〉，《新醫藥刊》第二十五期（一九三四），頁八四。

47 韓錫榮，《新醫藥刊》第二十五期（一九三四），頁八八。

48 上海五洲大藥房編，《衛生指南》，頁十二。

49 上海五洲大藥房編，《衛生指南》，（上海：五洲大藥房，一九三四），頁八四～八五。

50 還有「佈羅拉爾」、「克里塞羅燐酸鈣」、「溴素鉀」，通常配「重曹」或「健幾末」、「苦味丁幾」等配藥。（日）熊澤義一（作），靜一（譯），〈夢遺、遺精、精液漏之對症療法〉，《性科學》第一卷第五期（一九三六），頁二六四～二六五。

51 ×軒，〈健康問答：結婚後×交過度，被遺精病所圍困〉，《健康生活》第九卷第二、三期合刊（一九三七），頁二八～二九。

52 汪丁岡，〈讀者通問：吳鵬程君〉，《國訊》第一六三期（一九三七），頁二四〇。

53 上海五洲大藥房編，《衛生指南》，頁一。

54 皮國立，《「氣」與「細菌」的近代中國醫療史：外感熱病的知識轉型與日常生活》（臺北：國立中國醫藥研究所，二〇一二），頁二八〇～三〇六。

55 上海五洲大藥房編，《衛生指南》，摘要，頁十。

56 董延齡編著，《刪補名醫方論方義》（臺北：瑞生出版社，一九七一），頁一～五。

張瑞璋編著，《湯頭歌訣》（臺北：立得出版社，一九九九），頁一～十五。

57 上海五洲大藥房編，《衛生指南》，頁十二～十三。

58 乃士，〈壯陽新藥論Zur medikjamentoesen Therapie Sexueller Funktionsstörumgen〉，《天德醫療新報》第一

卷第三期（一九二七），頁十六。

59 上海五洲大藥房編，《衛生指南》，頁三。

60 劉民叔，《機聯會刊》第一六七期（一九三七），頁四四～四五。

61 吳章（Bridie Andrews-Minehan），〈「血症」與中國醫學史〉，余新忠主編，《清代以來的疾病、醫療和衛生》（北京：生活・讀書・新知三聯書店，二〇〇九年），頁一八五。

62 上海五洲大藥房編，《衛生指南》，頁二～三。

63 上海申報館編輯，《申報》，一九三六年五月七日，第三張。

64 陳邦賢，《休息與節慾》（臺北：正中書局，一九五八），頁六四。

65 上海五洲大藥房編，《衛生指南》，頁二五～二六。

66 上海申報館編輯，《申報》，一九三六年六月九日，第三張。

67 王人龍，〈西藥類編〉，《衛牛報》第六十五期（一九二九），頁十一～十二。

68 上海五洲大藥房編，《衛生指南》，頁六～九。

69 上海申報館編輯，《申報》，一九三六年八月十八日，第二張。

70 吳瑞年，《化學發達史》，頁一二三。

71 上海五洲大藥房編，《衛生指南》，頁五。

72 上海申報館編輯，《申報》，一九三六年八月七日，第三張。

73 樓浩，〈遺精病與實驗保腎固精丸〉，《通商報》第三十六期（一九三五），頁十七。

74 參考張寧，〈腦為一身之主：從「艾羅補腦汁」看近代中國身體觀的變化〉、張仲民，〈晚清中國身體的商業建構：以愛羅補腦汁為中心〉，前揭文。

75 上海申報館編輯，《申報》，一九三六年七月四日，第四張。

76 引自廣告頁，〈解答健康疑難：（二十一）特效健神補腦片能痊治遺精〉，《生命與健康畫報》第四期（一九二九），頁七。

77 郭若定編著，譚次仲校訂，〈漢藥新覺：強壯藥類〉，《明日醫藥》第二卷第三期（一九三六），頁二四三～二五一。

78 上海五洲大藥房編，《衛生指南》，頁四～五。

79 馮萬里，〈由內分泌腺製劑聯想及的民間治療〉，收入王慎軒編，《中醫新論彙編》，頁三三。

80 王應南，〈「恩男龍」實驗三則：A.「恩男龍」與「百利多命」交互注射治療慢性鴉片中毒兼癒劇烈遺精之偉效〉，《新醫藥刊》第五十六期（一九三七），頁九六。

81 郭人驥，〈性神經衰弱（即腎虧）的本相病狀和治療〉，《長壽報》第四卷第十期（一九三五），頁一八八～一八九。

82 馮萬里，〈由內分泌腺製劑聯想及的民間治療〉，收入王慎軒編，《中醫新論彙編》，頁三四。

83 吳宏鼎，〈問答：答馬善徵君徵求遺精與陽痿之治法〉，《醫界春秋》第六十四期（一九三一），頁二六。

84 郭人驥，〈性神經衰弱（即腎虧）的本相病狀和治療〉，《長壽報》第四卷第十期（一九三五），頁一八八。

85 王慎軒編，《中醫新論彙編》，頁三四。

86 不著撰者，〈武田牌新藥介紹（其二十三）：陽萎‧遺精注射藥：謀克老病〉，《新醫藥觀》第三卷第三期（一九三一），頁十八～十九。

87 乃士，〈壯陽新藥論Zur medikjamentoesen Therapie Sexueller Funktionsstörumgen〉，頁十五。

88 T. M. Cheng Chih Tang（上）、胡家琦（答）、施福，〈解答健康的疑難：第一問：施福先生〉，《生命與健康》第四十四期（一九二六），頁一六九。

89 引自廣告頁，〈解答健康攝影疑難：（三十七）性神經衰弱之自療法〉，《生命與健康畫報》第七期（一九二九），頁七。

90 韓錫榮，《新醫藥刊》第二十五期（一九三四），頁八七。

91 乃士，〈壯陽新藥論Zur medikjamentoesen Therapie Sexueller Funktionsstörungen〉，頁十六。

92 不著撰者，〈介紹：陽萎遺精生殖機能衰弱注射劑：百利多命POLYTONIN〉，《新醫藥刊》第六期（一九三三），頁七二～七三。

93 乃士，〈壯陽新藥論Zur medikjamentoesen Therapie Sexueller Funktionsstörungen〉，頁十六。

94 王應南，〈「恩男龍」實驗三則：A.「恩男龍」與「百利多命」交互注射治療慢性鴉片中毒兼癒劇烈遺精之偉效〉，頁九七。

95 魯一勤，〈治療與藥物：謀克老病（Macrobin）治癒戒煙後遺精症一例〉，《新醫藥觀》第一卷第一期（一九二九），頁七。

96 引自廣告頁，〈解答健康疑難：（二十一）特效健神補腦片能痊治遺精〉，《生命與健康畫報》第四期（一九二九），頁七。

97 關嘏香，〈謀克老病治神經衰弱及遺精之小經過〉，《新醫藥觀》第二卷第七期（一九三〇），頁三。

98 以上見王應南，〈「恩男龍」實驗三則：A.「恩男龍」與「百利多命」交互注射治療慢性鴉片中毒兼癒劇烈遺精之偉效〉，頁九六～九七。

99 引自《天德醫療新報》第一卷第八期（一九二七），頁三。

100 勝俁勝，〈陽萎、遺精、神經衰弱之治療經驗〉，《新醫藥觀》第一卷第四期（一九二九），頁十三。

101 羅燮元，〈問答：答馬君代友人徵求遺精與陽痿之治法〉，《醫界春秋》第六十二期（一九三一），頁二一～二二。

102 余鳳賓，《性慾衛生論叢》，頁三五。

103 張仲民，《出版與文化政治：晚清的「衛生」書籍研究》（上海：上海書店出版社，二〇〇九），頁一五二、二二〇。

104 〈淪陷後的平津現狀：（左）滿佈街頭的春藥廣告〉，《東方畫刊》第一卷第八期（一九三八），頁二三。

105 公玄，〈壯陽藥與生育〉，《家庭醫藥》（上海）第二卷第十五期（一九三四），頁十。

106 朱振聲，〈壯陽與陽痿〉，《長壽》（上海）第十一期（一九三二），頁四四。

107 可參考蘇玉芬，〈明代春藥研究〉（臺北：國立政治大學歷史所碩士論文，二〇一一）。

108 春草，〈色欲問題〉，《衛生報》（一九二八）第二十一期，頁一六二。

109 時人指出：「就本草（神農氏作）所載，其著者不外如瑣陽、淫羊藿、仙茅、陽起石、鹿茸、天雄、附子、肉桂、沉香、破故紙、古盧巴、石燕、雀卵之類。然性皆偏溫熱，質偏慓悍，可暫不可常，多服必生癰疽等症，往往未獲其益，先取其殃，得不償失，甚非智者所取也。」大概可以看出中藥的春藥種類。引自朱振聲，〈壯陽與陽痿〉，《長壽》（上海）第十一期（一九三二），頁四四。

110 葉橘泉、沈仲圭，〈藥物：國產藥物之研究（淫羊藿）（強壯藥）〉，《醫學雜誌》第六十六期（一九三二），頁二六～二七。

111 孟特林，〈等於自殺！「春藥」害人三事〉，《國際新聞畫報》第六十六期（一九四六），第九版。

112 余鳳賓，《性慾衛生論叢》，頁四一。

113 豔霞、珍玲，〈春藥助興的問題〉，《玲瓏》第五卷第三十四期（一九三五），頁二二三一～二二三二。

114 朱振聲，〈壯陽與陽痿〉，《長壽》，頁四四。

115 朱振聲，〈壯陽與陽痿（續）〉，《長壽》第十二期（一九三二），頁四八。

116 引自廣告頁，〈解答健康疑難：（二十一）特效健神補腦片能痊治遺精〉，《生命與健康畫報》第四期（一九二九），頁七。

117 雲，〈春藥與陽萎早洩〉，《大常識》第一一九期（一九二九），二版。

118 余鳳賓，《性慾衛生論叢》，頁三六。

119 禪航，〈興奮作用與強壯作用之區別〉，收入王慎軒編，《中醫新論彙編》，頁二二一～二二三。

120 余鳳賓，《性慾衛生論叢》，頁三九。

121 阿拉記者，〈禁淫聲中之又一奇蹟：立申藥房公然出賣春藥！〉，《吉普》（週報）第二十三期（一九四六年四月二十二日），第一版。

122 上海申報館編輯，〈五洲新藥陸續出品：俾得命藥片優生特靈等〉，《申報》，一九三九年四月十五日，第十二版。

123 乃士，〈壯陽新藥論Zur medikjamentoesen Therapie Sexueller Funktionsstörumgen〉，《天德醫療新報》第一卷第三期（一九二七），頁十五～十六。

124 余鳳賓，《性慾衛生論叢》，頁三六。

125 王翊，〈江蘇省長公署訓令第一萬一千五百八號（通令查禁腎中腎春藥）〉，《江蘇省公報》第二八六九期（一九二二），頁二。

126 劉瑞恆，〈公牘：衛生部咨：第七一號〉，《衛生公報》第一卷第一期（一九三〇），頁一七五。

127 不著撰者，〈部咨取締三德洋行等發售春藥〉，《江蘇省政府公報》第三一七期（一九二九），頁十六～十七。

128 參考陳湘涵，《尋覓良伴：近代中國的徵婚廣告（一九一二～一九四九）》（臺北：國史館，二〇一一），頁二八六。

129 溪譯，〈返老還童有良藥〉，《申報》，一九四七年一月十六日，第十一版。

130 不著撰者，《申報》，一九二九年十一月十八日，第十三版。

131 不著撰者，《申報》，一九三六年九月二十八日，第五版。

132 筆者按：荷爾蒙、賀爾蒙、好爾蒙等，指的都是Hormone製劑，民國時期翻譯新藥名詞尚未統一。有關該藥的爭議，請參考下一章。

133 阿拉記者，〈禁淫聲中之又一奇蹟：立申藥房公然出賣春藥！〉，《吉普》（週報）第二十三期（一九四六年四月二十二日），第一版。

134 余鳳賓，《性慾衛生論叢》，頁三〇。

135 南京國民政府在抗戰前對春藥的查緝是持續不斷的，當然，許多正經補腎藥也因為有「興奮」、「持久」等藥效而被認為是春藥，化驗後又還其清白的案例。這類例子顯示當時社會與法律對春藥害人的疑慮是相當深刻的。引自上海申報館編輯，〈補房取締虛偽春藥兩案〉，《申報》，一九三七年四月二十八日，第十一版。

136 劉瑞恆，〈衛生署咨醫字第一四二號，請查禁愛的靈春藥由〉，《新藥月報》第一卷第三期（一九三六），頁十。

137 引自廣告頁，〈解答健康疑難：（十七）返雄針是否春藥〉，《生命與健康畫報》第三期（一九二九），頁七。

138 引自廣告頁，〈解答健康攝影疑難：（三十七）性神經衰弱之自療法〉，《生命與健康畫報》第七期（一九二九），頁七。

139 不著撰者，〈兩藥房抄獲淫具春藥〉，《申報》，一九三七年三月四日，第十三版。

140 上海五洲大藥房編，《衛生指南》，頁一。

141 例如服用治陽萎的方子，即使是「祕方」，都還會有「燥熱陰虧者，萬不可試」之警語。參考朱振聲，《百病秘方》收入陸拯主編，《近代中醫珍本集・驗方分冊》（杭州：浙江科學技術出版社，一九九四），頁二四九。

142 〈臥褥定：最新最有力最無害之催生劑〉，《天德醫療新報》第七卷第二期（一九三三），頁四一～四四。

143 佘鳳賓，《性慾衛生論叢》，頁三五～三六。

144 有關中國近代的藥品文化史，研究者多運用報刊資料，有許多研究推陳出新，較具代表性的除了前面幾章提到的黃克武、張哲嘉、張仲民等人外，還有祝平一，〈塑身美容、廣告與臺灣九〇年代的身體文化〉，收入《文化與權力——臺灣新文化史》（臺灣：麥田出版，二〇〇一），頁二五九～二九六。皮國立，〈中西醫學話語與近代商業論述——以《申報》上的「痧藥水」為例〉，《上海學術月刊》第四十五卷第一期（二〇一三），頁一四九～一六四，則注意到藥品與疾病知識之間關係之形塑。

145 張仲民，《出版與文化政治：晚清的「衛生」書籍研究》，頁二七三～二九〇。

146 楊瑞松，〈想像民族恥辱：近代中國思想文化史上的「東亞病夫」〉，《政治大學歷史學報》第二十三期（二〇〇五），頁一～四四。

147 蓋頓（Arthur C. Guyton）、侯爾（John E. Hall）原著，林佑穗、袁宗凡編譯，《新編蓋統醫用生理學》（臺北：合記圖書，二〇〇〇），下冊，頁一〇〇九。

148 讓・史坦傑爾（Jean Stengera），安娜・凡・奈克（Anne Van Neck）原著，陳姿穎譯，《自慰：恐懼的歷史》，頁二二〇。

149 筆者希望醫療史能不斷展現一些新的意義，或許這樣歷史與現實之結合，不失為醫療史成為「實學」、「活的學問」的起點。一些想法與靈感之來源，參考余新忠，〈回到人間，聚焦健康——新世紀中國醫療史研究芻議〉，《歷史教學》第十一期下（二〇一二），頁三～十一。以及〈當今中國醫療史研究的問題與前景〉，《歷史研究》第二期（二〇一五），頁二二～二七。

第五章

當中醫遇見荷爾蒙

臟器療法與科技爭議

1920-1949

荷爾蒙（Hormone）在二十世紀初期中國的傳播，是一個醫學、藥品與中西醫學對話的範例。[1] Hormone當時或譯成「活路蒙」、[2]「何耳門」、[3]「呼兒夢納」、[4]「荷爾蒙」等名詞，也稱「激素」，[5]代表該物質具有促進生長與代謝之功能。斯塔林氏（Ernest Starlin, 恩斯特・亨利・斯塔林）於一九〇二年就以希臘文具有「覺醒興奮」意義的Hormon來命名，[6]也有藥物以「刺激（戟）素」來定名者。[7]當時翻譯名詞並未統一，本章一律用「荷爾蒙」稱之。[8]時人常以「荷爾蒙」對照所謂的「臟器療法」，但「臟器療法」本非傳統中醫的既有名詞。陶君孟於一九一一年上海中日醫學校友會編輯的《醫學新報》內寫到：「人體及動物體之臟器，對於疾病而為醫治應用者，謂之臟器療法。」[9]並批評中國古代的臟器療法占了藥物學的重要部分，但卻充滿「陰陽虛實」的迷信思想，這是筆者所能查到最早「臟器療法」一詞的起源。陶氏並謂西方在十九世紀末以來，逐漸用化學知識解釋內分泌激素學說，而賦予西方以臟器提煉荷爾蒙療法的合理性。但傳統中醫亦有「以肺補肺、以肝補肝、以血補血」的中醫式「臟器療法」，不過西醫認為，單純以「肝肺作餌食」，不可能補養相對應的臟器，[10]正如陶君孟抨擊傳統中醫只有吃什麼補什麼的錯誤食療理論。反倒是西醫運用內分泌學說來解釋「臟器療法」的合理性，並在一九二七年於浙江創刊的西醫刊物《廣濟醫報》內，出現名為臟器療法之西藥，[11]開啟西醫荷爾蒙療法在中國的醫療史。

有關中西醫生理學對話和藥品廣告的二手研究，[12] 成果非常豐碩。[13] 但對近代報刊內，中醫對荷爾蒙之相關回應，歷史學界尚未完全注意到。筆者已於前幾章進行初步論述，當時中醫已將傳統的「腎精」對照西醫生理學中的腺體分泌和荷爾蒙知識，用以匯通中西醫的補養文化。甚至以這個雜揉中西概念的「臟器療法」，來解讀、回應近代西醫論述中的荷爾蒙治療。雖然學者曾研究過荷爾蒙在近代中國的歷史，但有關中醫如何回應此一新藥品，以及後來醫界對使用荷爾蒙補養的一些檢討聲音，尚未有足夠的討論。[14] 荷爾蒙藥品之研究雖依附在內分泌學說之下，但人體的內分泌腺體非常多，相關疾病的報導與研究在民國時期非常豐富，[15] 本章主要討論性荷爾蒙（民初多指卵巢、睪丸、腦下腺、濾泡等製劑）這類著眼於性、性慾、補腎等方面的藥品，多取自於動物的性腺與臟器。亦即當時西醫的「荷爾蒙藥物」通常是從動物臟器內被提煉出來，這使得「荷爾蒙療法」與「臟器療法」很容易混為一談；並且，中醫同樣也以具有補腎、補精效能的動物臟器藥，來建構他們對西方荷爾蒙治療的理解。依此脈絡，本章先梳理西醫自動物臟器中提煉出荷爾蒙藥品的應用與治療理論，再討論中醫如何以「食補」、「食療」為中介，橋接臟器療法的科學理論；藉以說明荷爾蒙療法在近代中國傳播時，於中、西醫療實踐中所經歷複雜的轉譯過程。

一、內分泌學說之轉譯與應用

有關荷爾蒙療法的基礎，是一段人體內分泌的學說先行，治療藥品而後應運而生的發展史，中西社會發展皆如是。內分泌學說在較早時已傳入中國，至一九二〇年代後才大量被報刊介紹，特別是牽涉到藥品療效等商業宣傳時，其影響力更是與日俱增。例如丁福保指出：一八五五年法國醫師克洛德・貝爾納（Claude Bernard）率先提出內分泌學說，[16]而提煉出內分泌精華的「臟器療法」製劑，其始祖則為克洛貝克（按：Rudolf Chrobak）的卵巢製劑。[17]而一般較被公認的治療藥劑始祖，是一位醫藥雜誌的編輯張德周介紹的：[18]一八八九年，法國人賽氏（布朗・塞卡，Brown-Séquard）發現，睪丸中有數種內分泌物，藉由血液送達筋肉與神經，可增加生理能力、治療生殖器萎縮、提振食慾並鼓舞精神，當時僅為一種學說。時年七十二歲的他，把自己當成實驗品，自行注射動物睪丸浸出液，之後他忽然感到食慾倍增、體力腦力增強，而且性慾旺盛，猶如返老還童；此報告一出，引發大家瘋狂探索。[19]不過也有學者認為，這是「自己暗示」的結果，就後來的研究來看，仍有誇大之嫌。[20]其後，又有褒氏（Poehl）研究，荷爾蒙有「防禦自家中毒」的效果。到了一八九一年，已有實驗證實，運用睪丸製劑可以治療重度神經衰弱，使微緩的脈搏變得強實，可以「旺盛筋肉能力」，是一種「有力的強壯藥劑」，自此「睪丸製劑遂入於實用時代」。一九〇〇年後，西方荷爾蒙的研究報告更推陳出新，該療法遂風行於整個歐洲。[21] 更有甚者，司太衣那哈（Steinach）在一九一〇年做了一個手術，他將幼鼠的睪丸移植到老年鼠的身上，結果老年鼠呈現返老還童的跡象，此即著名的「返老還童術」，[22] 甚至在後來的漫畫中，還可使衰弱瀕死的小孩長大、起死回生，有如仙藥一般，神奇莫測。（見下圖）[23] 這些看似瘋狂的實驗，建構了荷爾蒙可以返老還童的神話，但神話還需要神奇的藥品來延續。該類藥品常常會利用消費者害怕衰老的心態，來作為廣告行銷的手法，[24] 一直到一九四〇年代，《日新治療》上仍見刊載了一位四十七歲劉姓女子，注射完女性「補力賀爾蒙」後，「每有返老還童之感，且於不知不覺之間，有一種輕浮的氣概」；可見這個神話的魔力，還一直延續著。[25]

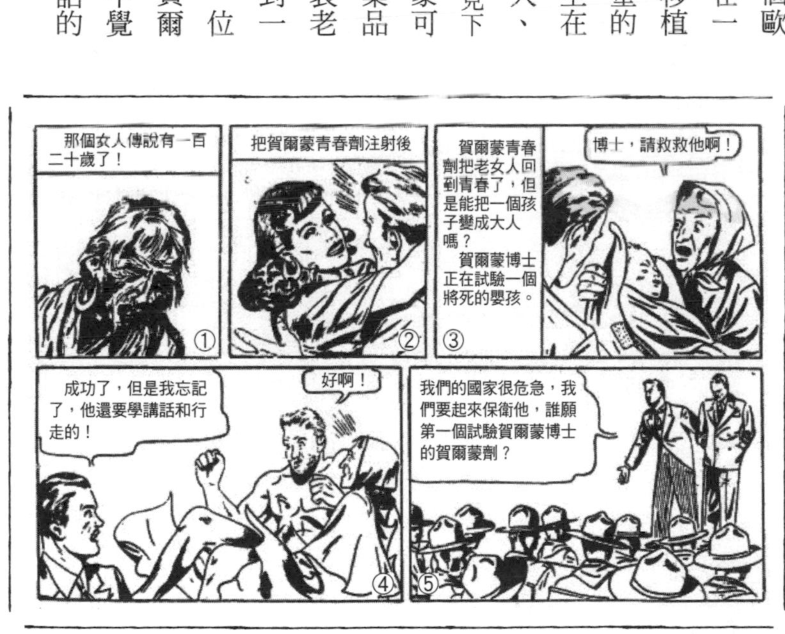

那個女人傳說有一百二十歲了！
①
把賀爾蒙青春劑注射後
②
賀爾蒙青春劑把老女人回到青春了，但是能把一個孩子變成大人嗎？
賀爾蒙博士正在試驗一個將死的嬰孩。
博士，請救救他啊！
③
成功了，但是我忘記了，他還要學講話和行走的！
好啊！
④
我們的國家很危急，我們要起來保衛他，誰願第一個試驗賀爾蒙博士的賀爾蒙劑？
⑤

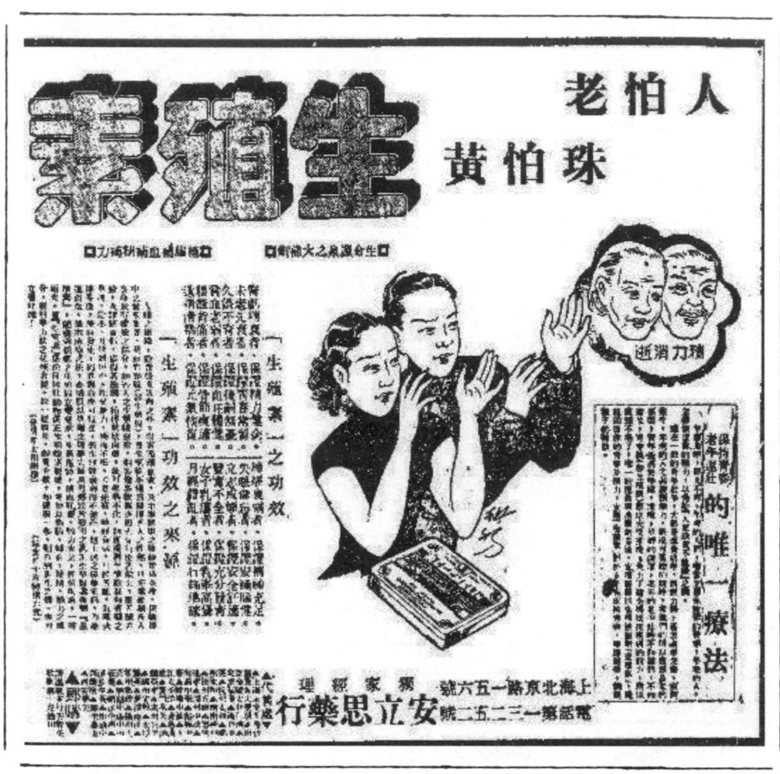

內分泌的腺體有很多，但由於荷爾蒙藥品大多是從動物睪丸和卵巢中加以提煉，所以當時譯名常用「臟器療法」一詞，或稱「內分泌臟器療法」。[26] 而且，雖然人身腺器密布，但當時認為：「八大腺官之中，尤以生殖腺為最重要。」[27] 此觀念反映當時荷爾蒙製劑多與治療性疾病，包括陽萎、腎虧、早洩及其引發之虛弱、神經衰弱疾病密切相關。舉幾個藥品的實例來看，張德周曾介紹一個名為「謀克老病」（Macrobin）的藥品，

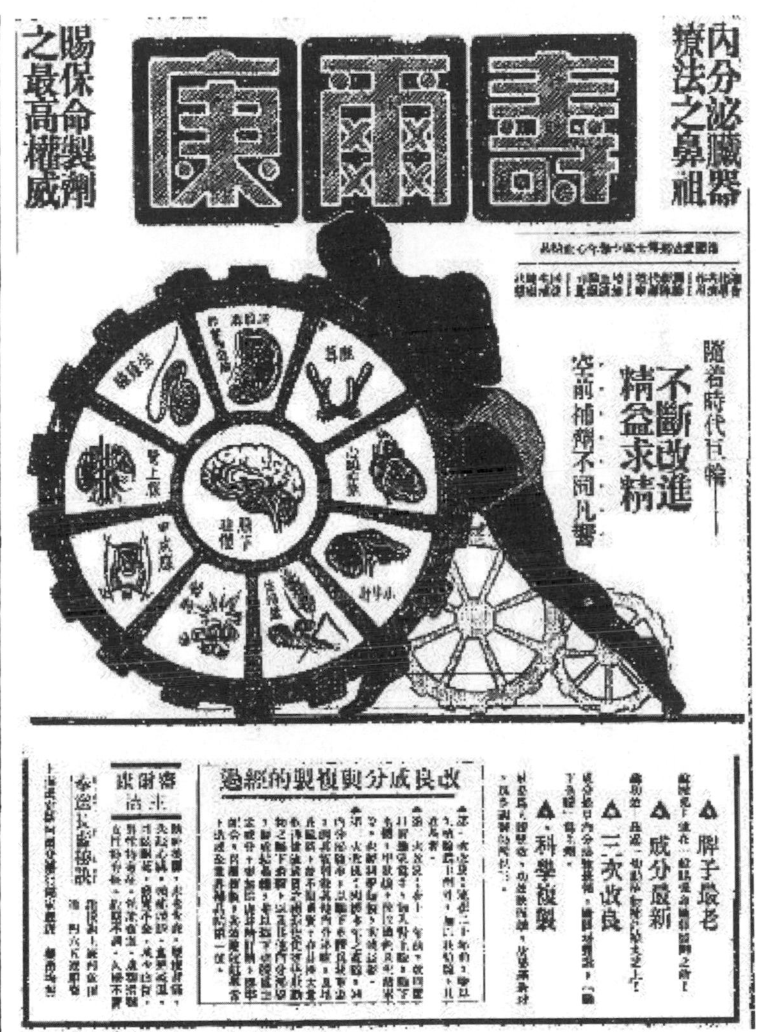

內分泌臟器療法之鼻祖
壽爾康
賜保命製劑之最高權威
隨着時代巨輪——
不斷改進
精益求精
空前補劑不同凡響
▲牌子最老
▲成分最新
▲三次改良
▲科學複製
改良成分與複製的經過

內含睪丸素「斯保買丁」（Spermain），又添加了士的年（Strychinum）、育亨賓（Yohimbin）等藥劑，這些添加物在當時皆被視為神經興奮劑，讀過前章的讀者應不陌生。[28] 該藥針對神經衰弱、陰萎、遺精、性交不遂、早洩等生殖機能障礙，甚至貧血等症，療效卓著。[29] 另外還有日本武田商店發行的睪丸製劑「斯保買丁」（Spermatin），被翻譯成「精液素」，[30] 可治療神經衰弱、臟躁病（Hysteria）、新陳代謝機能衰頹、初老期衰弱等症，還可用來戒鴉片，該藥即為「臟器療法」之運用，同樣是一種睪丸製劑，[31] 以上皆屬男性的性激素。至於女性激素，一九二八年已有卵巢荷爾蒙製劑的藥理介紹，[32] 至一九三〇年代後，除了內分泌知識已為中國人所熟知外，還旁及心理學和婦科學。[33] 而睪丸、卵巢素能治療早衰、癡呆、神經衰弱、營養不良的論文，不斷被刊載與介紹，[34] 其中還包括不少中醫的期刊。[35]

男女性荷爾蒙所能治療的疾病，大概可分為三大區塊，而它們有時是可以相通的。第一類是所謂的「性疾病」，包括缺少荷爾蒙所引起的衰老、虛弱。在荷爾蒙療法出現之前，這類疾病多以服用溴素、鴉片等鎮靜麻醉劑，或育亨賓、砒素、士的年等強壯興奮劑來治療，但只有暫時的效果，荷爾蒙則可「根治」疾病。[36] 當時報刊上的性生理學介紹，已有缺少性激素會造成發育不良的論點，此論一方面確立荷爾蒙是決定男女生理特質、性徵和生長之重要依據，同時說明它與身體健康、疾病的關係。[37] 據此，畢業於上海醫科大學的龔惠年指出，「性疾病」不是指花柳病，而是性慾本能上的疾病。[38] 男性之性疾病有手淫、遺精、早洩、陽萎、色情狂、性器官發育問題；女性則有走陰、陰痙、不感、花癡、歇斯底里與性器官發育障礙等疾病，[39] 皆可透過補充荷爾蒙治癒。[40]

補充荷爾蒙被稱為「臟器療法」，一般都歸功於解剖與生理學的精進，[41] 本為中醫所不及，但因荷爾蒙廣泛被翻譯成「臟器療法」，這促使當時中醫想到了西醫運用的荷爾蒙大部分是從動物的內臟或尿液中提煉，[42] 故許多中醫刊物也會介紹相關學說，並不會排斥。例如由上海中醫包天白（一九〇二～一九八六）主編的通俗醫藥雜誌《家庭醫藥》內就指出：「生殖腺實與性慾有極大之關係」，[43] 由性腺中抽出的荷爾蒙可以治療這些性疾病，已成為一般健康常識。當時這類藥品有取名為「生殖素」者，強調可治療與生殖腺有關的疾病，其實就是一種荷爾蒙藥品。[44] 中醫郭受天（一八八五～一九六五）則運用荷爾蒙理論來論證身體「臟器」可成為治療藥物的原理，例如用動物睪丸磨粉或中藥「紫河車」製成的卵巢製劑，來闡述傳統中醫本草藥物的療效，並和西醫的療法對照。[45]

荷爾蒙能治療的第二大類疾病是所謂的神經性疾病及其引發的種種症狀。丁福保在《國藥新聲》中發表許多與內分泌相關的文章。他認為：用荷爾蒙治療性的神經衰弱（Sexuelle Neurasthenie）和比斯底里（即歇斯底里）的效果良好，兩種病都被認為是生殖腺機能缺失所導致，而不是性器官本身的毛病。[46] 舉藥品為例，有一種名為「恩德蒙」的西藥，是由強健公牛的睪丸精汁提煉而成的注射劑，含有大量的男性荷爾蒙，作為老年或早衰男子的大補劑，可治療神經衰弱、未老先衰等。[47] 荷爾蒙治療神經衰弱的功效，同時出現在「家庭醫藥顧問」一類的專欄中，天津的《家庭週刊》內就有讀者投書提及內分泌製劑可治療神經衰弱，他自述罹患讀書即腦疼、轉動眩暈、幻想、失眠等症狀；一位李子濤醫師回覆他時，沒有用「神經衰弱」，而是使用「腦力衰弱」。醫師建議讀者服用「賜保命」（睪丸素）一類的藥物，沒有指名品牌和藥房，[48] 有可能

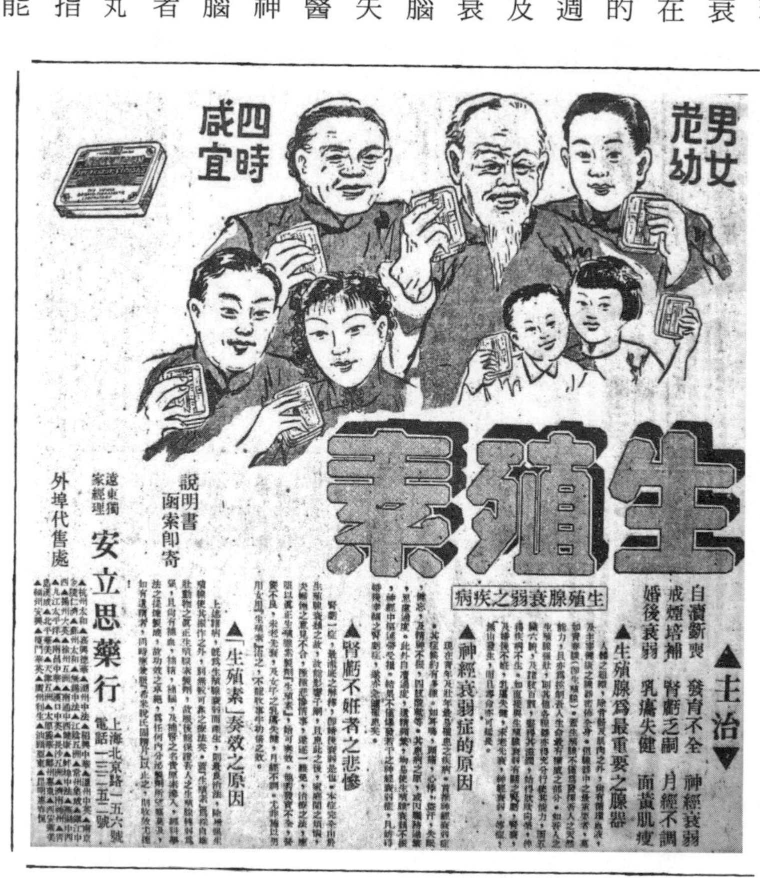

是真的「顧問」，而非置入性行銷。當然，不能一概而論，因為有些「報告」舉了一大串病名後，再介紹特定（信誼）藥廠的「長命牌賜保命」等藥品來說明，極力誇讚其療效，這又與純粹的醫藥顧問有所差別。[49] 例如一則醫生的醫案指出：他治療一位「神經衰弱」的病人，有頭痛、目花、耳鳴、面色蒼白、食慾減低、失眠、脈搏細弱等症狀，運用雄性激素「恩男龍」加以注射，再內服「賀爾賜保命丸」，結果病人症狀減輕九成。[50] 不過，刊出這則醫案的刊物是由上海新亞製藥公司所編輯的，雖以介紹醫藥新知為主，但仍是一種販售藥品的行銷手法。

此外，有關「臟躁」，一位西醫申鳴玉自述，他在臨床上發現有一種婦女，常憂鬱、愛吃藥，卻無大病，僅是一些頭痛、疲弱、腰痠背痛等普通症候，唯一特別的是月經不調或絕經。申氏說此即「神經衰弱或所謂臟躁症」，皆為內分泌失調所致。治療此病，一般都用「賜保命」（Spermin）或更純、效力更強的「補力賀爾蒙」（Prae-Hormon）來治療，後者是從卵巢黃體或濾泡中提煉製成的藥品；這段研究顯示，女性荷爾蒙比男性的更難提煉，製藥成本更高。[51] 雖然男女有別，但當時的醫藥廣告常將各種臟器提煉之「荷爾蒙」視為只有「一種」，常見混合使用的情況。又如香港健康知識出版社出版的《健康知識》，刊載德國藥廠的內分泌製劑「返樂片」。藥商宣稱裡面含有甲狀腺素、腎臟腺素，但兩者提煉出來的激素是不同的，療效應有所差異；然而，這類藥品又總是可以治療腎虧、早洩、神經衰弱等性疾病，這種基於「身體各部腺器，相互連繫，牽一髮動全身」的身體觀，就是利用腺體和神經的生理特性，來解釋病理，用以證實全身虛弱、早衰與腺體之關係，建構服用臟器製劑療病的合理性。[52] 另外，筆者在天津健康生活社所編輯的《健康生活》中看過一篇文章，其所推薦的內分泌製劑——「奇樂保靈」，竟然混雜有卵巢、腦垂體、甲狀腺、腎上腺等雌性內分泌，並宣稱可以治療所有女性的性機能障礙。[53] 這種不考慮藥物混用的後果，單純將好幾種特質的藥物混在一起，就宣稱可治療所有疾病，是當時荷爾蒙製劑的重要表述方式。而這些刊登藥品的刊物，雖以宣傳醫藥新知為主，但多少都帶有藥品行銷的策略。

荷爾蒙學說與製藥不斷在進步，一九三〇年代之後，提煉荷爾蒙的技術更加精純，而且可採用更多的臟器，甚至可從尿素中提煉。[54] 例如拜耳藥廠出品的「溫敦」（Unden, 濾泡荷爾蒙），《天德醫療新報》上刊載了它的適應症與用量，可治療月經閉止、月經痛、月經困難、習慣性流產、不孕、及絕經期的各種病症（熱燥、抑鬱、關節、皮膚等病）。該刊還介紹了路脫侖（Lutren）、補奴郎（Prolan）和百樂朋（Preloban）等三種荷爾蒙製劑；第一種來源為卵巢，後兩者則是取自腦下垂體前葉。以上四種皆為注射用劑型。[55] 另外還介紹了七種不同的荷爾蒙製劑，功效各有不同，其中四種與性荷爾蒙相關，來源分別為卵巢、睪丸和腦下垂體後葉。[56] 但若加以分析，該刊是德國藥廠的醫藥新知刊物，刊載的多為自家藥品，同樣印證筆者分析，荷爾蒙臟器療法的理論是隨著藥品、醫藥期刊的介紹而推展、流行的。[57] 抽取荷爾蒙的來源增加，藥本身的添加物也同時增多，維他命就是一例。像是前述信誼藥廠的「長命牌賜保命」，加入維他命後就成為「維他賜保命」，成為一種複方的荷爾蒙補品。[58] 甚至除動物臟器外，還添加植物性的亞拉伯樹膠和普安馬樹精等，著眼於刺激內分泌腺、興奮神經。[59]

荷爾蒙能治療的第三大類疾病，則為因應荷爾蒙研究日新月異，且提煉法更加精純，故能夠治療的各式疾病也不斷擴大更新。例如日本研究：性荷爾蒙有男、女之別，但腦下垂體前葉荷爾蒙的效用更廣泛，且無性別之分。實驗報告顯示該荷爾蒙可以治療：性的神經衰弱、活力、精神減

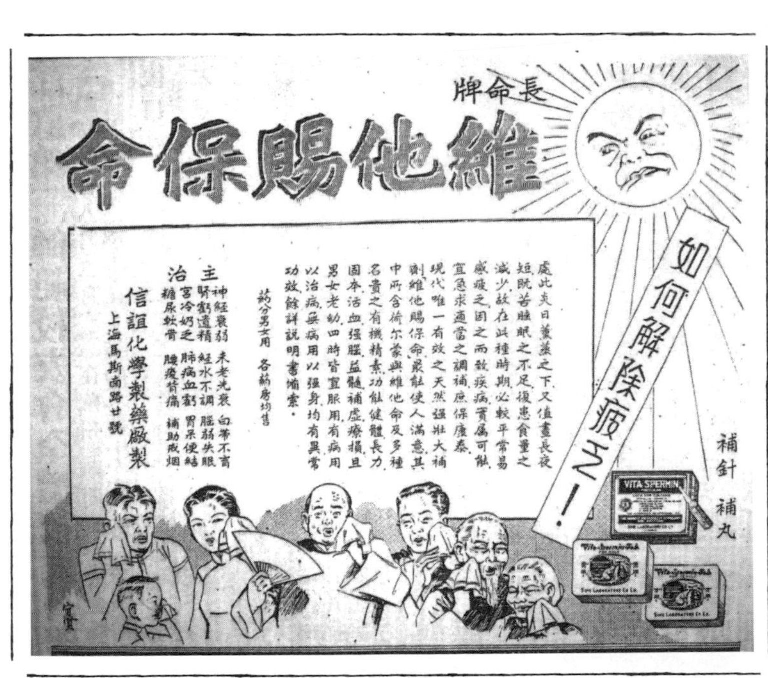

退、高血壓、頭痛、關節炎、貧血、皮膚病、糖尿病、解毒（如瓦斯中毒）、癌症、提高免疫力等。[60]十年之間有所增添，也有重複的部分，但功效大多還是針對與男女性別有關的生理疾病和神經衰弱。而在正式的報告中，「戒菸」是比較少的，[61]新亞藥廠製造的國貨藥「恩男龍」和「婦力蒙」，是由男女尿中提煉的激素，男女分用，可延緩衰老，治療一些性疾病與發育不全，[62]並謂可於戒菸時充當滋補強壯劑。[63]德國的醫學家，甚至宣稱該國醫界累積各種研究經驗，已確立內科疾病中除傳染病之外，「幾無一病變，不能用生殖荷爾蒙治癒之。」[64]荷爾蒙製劑的神奇效果，伴隨著藥品與研究的日新月異，也引起當時中醫的重視，以下分析民國時期中醫對這些新科學的看法。

二、中醫對荷爾蒙概念的早期理解與應用

對於新式荷爾蒙療法的回應，中醫在一九二〇年代中期後已吸收相關知識，並在醫學期刊上發表看法；當一九三〇年代後荷爾蒙藥品如雨後春筍般地出現在藥品消費市場時，回應的文字則更加豐富。在民國時撰寫大量中醫科普文章的沈仲圭說明：「所謂內分泌者，乃不具腺體之輸出管，分泌其分泌物於血液之謂也。此種分泌物內，含有特性的生活必需的物質。名曰Honmone（按：即Hormone），隨血流而達於全體。」[65]血液之所以能夠榮養全身，

其實是裡面含有荷爾蒙，中醫已改變對血液的既存想法。另一位中醫宋愛人（一八九七～一九六三）則指出：掌管人體發育的青春腺乃根源於腎腺，荷爾蒙補腎之論合於傳統中醫「補腎精」的論述，將腎精與荷爾蒙視為類似物質，提供臟器滋補理論新的根基。[66]

荷爾蒙療法被稱為「臟器療法」，已如前述，該類西藥多透過動物內臟提煉出有效成分。其實，中西歷史上都有一些關於荷爾蒙的「傳說」，與服用動物內臟、生殖器、血液、尿液有關。西方將吃驢馬睪丸當成催情劑，中國則有處女初經之血（鉛紅）、胞衣、鹿鞭等補品，後者更被視為長壽補陽之靈藥。[67] 西醫張德周則指出：「夫所謂臟器療法者，乃吾中華之古法也，其名詞雖新，而由來已漸，如中華古時之以腦治腦、以肝平肝，其他如應用童便等，相沿已久，蓋發軔已基於此矣。惜研究漫無系統，風行全祟迷信，卒之鮮有進步，未能推廣應用。」[68] 民國中醫以食用臟器具有實效，當以新科學加以新詮，例如楊志一（一九〇五～一九六六）在〈有益腦與神經之食物〉一文中談到日常食補之科學性：「食物中有牛腦羹，豬腦羹者，普通人愛吃，不知醫理之人，謂要補益人腦，必多吃獸腦，才可增加腦之成分。這種道理並不可信，是因為其中含有磷質，才可補腦。也就是說，補腦之說的科學道理在此。」[69] 若能以中醫數千年的人體試驗為參考資料，用科學實驗證明，則能收事半功倍之效，此時談食補已重視背後之科學理論。

先後編撰《食物療病常識》正篇與續篇的楊志一和沈仲圭，都希望建構傳統食療的合理性，[70]普及至民眾的日常生活中。[71]荷爾蒙理論驗證了傳統中醫運用動物臟器來治療的方法，[72]正如中醫盛心如（一八九七～一九五四）提到：臟器療法本為中國所固有，維新人士嗤之以鼻，但一旦採用科學製劑，則「身價大漲」；他用腎臟功能及其治療來作為說明，認為腎藏精，而精生髓、髓生腦，所以腎臟是腦神經之源頭，用這樣的身體觀來建構「補腎」即補腦、可治療神經衰弱的合理性。他又指出，色慾過度容易導致性神經和腦神經衰弱，可用豬腎去膜、納附子等藥來食用，但這僅是治標之法，如腎元受損，必須服用鹿茸、鹿角膠、豬脊筋、牛鞭等才能治本。腎虛或老人腰痛則可用豬腰、羊腎、杜仲等臟器療法，還可輔助中醫本草藥劑，於食物和藥物兩者一起搭配治療。[73]

一些一九三〇年代風行的荷爾蒙製劑，會同時融入中醫的理論，強調「補荷爾蒙」等於「補腎精」，腎臟的「精氣」可滋養全身，缺乏了就會導致各種疾病。[74]例如中醫惲鐵樵談到身體內腺體與神經的關係，將傳統腎虛導致的疾病和西方身體觀進行一種合理化的接榫。[75]余無言則論「腎臟健則腎腺強」，[76]將補腎和荷爾蒙分泌進行結合，成為中醫「臟器療法」的基礎。上海中醫程紹典同樣引用荷爾蒙理論，將睪丸、卵巢等臟器虛弱作為考量不孕症的一種病理解釋。[77]

雖然「臟器療法」非傳統中醫詞彙，但若於本草學的知識脈絡內溯源，《神農本草經》已提到不少「臟器」藥物，根據馬繼興的分類與輯注，「臟器」類藥物一開始大多歸類在

「蟲部」，例如「白馬莖」，主治「傷中、脈絕、陰不起，強志、益氣，長肌肉，肥健，生子」，確實與民國時所謂欠缺荷爾蒙而導致的陽萎、虛勞、虛弱有關；[78] 當然它還有治療驚癇、瘧疾、辟惡氣等功效，但顯然後者是為民國中醫忽略的，中醫重視前者的功效論述，乃是基於荷爾蒙的效果而給予的解釋與「創新」。又如中醫王山南認為，古代用「膃肭臍」來補中助陽、增強消化力、療虛損，即食用海狗之「陰莖、睪丸和臍」，此乃與補充荷爾蒙的意思相同；[79] 楊志一等人則指出：「海獸的肉，亢奮力最強。若吃了它，就能使生殖器充血，而把性慾亢奮起來。譬如膃肭獸、海牛等是。」[80] 這些都是從療效來思考食補與荷爾蒙療法一致之處。而王山南所提出的：婦人勞損、乳汁缺乏，古人已知用紫河車治療，可見古人已觀察到胎盤內含有激素，可刺激泌乳、滋補虛損。[81] 此論則推測太過，古人不可能知道有激素，乃王氏以現代觀點揣度古人的作為。《國醫導報》則刊載用羊石子（羊睪丸）來治療腎虛滑精，著眼的也是促進生殖腺的健康，藉此說明中醫合於科學。[82] 至於古醫籍記載使用紫河車、馬的胞衣來治療天癸不通、《本草拾遺》用猴子的月經來治療乾血癆（一種經水斷絕的概念，屬虛證）等，皆被詮釋是因為這些藥物含有「女性荷爾蒙」所致。[83]

一九四〇年，程紹典在《新中醫刊》上撰文詳細介紹古代的臟器療法，內容比較完整。他認為西方科學言尿中有荷爾蒙，中醫傳統則有童便、風貍尿、馬尿、貓尿、驢尿、人中白等藥，其各有療效。至於精液方面，傳統中藥則有人精、鹿精等「藥物」。而鹿茸，已如前言，加上各種動物的「角」，其實就是「茸」，進一步研究，程氏認為裡面含有荷爾蒙，應注意中醫知識內既有的臟器療法，擴大應用並發現新療法。[84]臟器療法都是動物藥，還包括少數的「人部藥」，[85]其實不一定都是真正的「臟器」，不過中醫認為它們皆為「血肉有情之品」，其治療效果本非草木藥所能企及。[86]程氏舉了幾種含有荷爾蒙療效的臟器，包括動物的眼睛、皮膚、腸子、血液等，並認為：「苟能以中醫經驗為資料，或有所發現也。」[87]程氏還介紹各種動物的陰莖、外腎（睪丸），內容洋洋灑灑，涵蓋的治療項目非常多，超過藥品廣告所載。[88]楊志一則曾寫〈血症的臟器療法〉來介紹古代已有的血肉、臟器治法，例如用羊肝肺來治療吐血、內臟出血；用龜肉治療陰虛咯血；用豬肺治療久病吐血等。[89]

有些中醫將傳統的「臟器療法」和食療結合，拓展古代既有的食療意義，[90]也可發掘不少和荷爾蒙論述結合的例子。當時的「食療」概念，多從營養學的角度來看，並沒有分動物之部位。[91]若談到動物內臟與荷爾蒙療法的結合，廣東一位中醫馮萬里提到，燉狗鞭、[92]牛鞭可治陽萎、慾火消滅之症，有可讓生殖器機能恢復等療效，這早已在民間流傳，不用什麼高深醫理來證明；「吃什麼補什麼」的概念迅速與荷爾蒙療法結合。[93]楊志一指出：「用豬羊睪丸，而生吞之，不用煮熟，其功亦著。即近世醫學借助內分泌之臟器治療也。」還有其他食物同樣有此功效，例如「雞子黃含有副腎髓質之分泌素，可日食生雞子黃兩三枚，開水調服，勿令熟，熟則無效。」生蛋黃可治療陽萎，[94]受到當時不少「蛋黃素」荷爾蒙製劑的影響。[95]而多數中醫論述這些可以治療性疾病的「臟器」時，多與食用動物的睪丸、陰莖和腎臟有關。

這些知識在當時的中醫食療文本中，大量地被複製與論述。例如中醫尤學周在〈羊腎酒治陽痿骨軟〉中指出，用生羊腰和仙茅、淫羊藿等藥浸酒，可添精補髓、種子延齡、強筋骨壯氣血。[96]蔡濟平在〈雄豬陰莖治發育不全〉一文中提出一則食療的案例：「某年二十歲，身體素弱，宛如童稚」，治療方法是「用雄豬陰莖，將剪刀破開，陳酒洗淨，文火燉酥如網油，常服不斷，久自有效。」蔡氏言若治療一位十八歲卻猶如孩童者，只要常服雄豬陰莖，至二十四歲即可轉為正常成人；[97]這顯然與荷爾蒙的刺激生長特性相同。至於尤生淵則在〈腰疼食療祕方〉一文中指出，豬腎、杜仲等同炒，煨熟後食用，「治腎虛腰痛極驗」。或取童便、好酒，放置一對豬腰入內，慢火煮熟後，喝酒並食腰子，也可治療腰痛。[98]這類相關論述還有很多，或如用山獺、蛙、山羊、雞的陰莖、睪丸，當作不老回春藥；又或以狗膽，混合蜀椒、細辛、肉蓯蓉等，可發揮「強精」之效。[99]程紹典指出：有中醫一碰到「經閉」就想到四物和八珍，但其實用馬的胞衣來通月經，即可促進女性卵巢機能，治癒疾病，程氏抨擊過去醫者太忽略臟器療法的功效。[100]

當時不少中醫對開發新的臟器療法是樂觀的，程紹典言：「科學家苟能以此為發掘資料，則將來之臟器療法，必有光芒萬丈之一日也。」[101]相對於此，看壞或保守的言論也有，例如姚柏麟回應：中醫用臟器療法來比附荷爾蒙，完全錯誤；因為吃豬羊睪丸來治陰萎、足病吃兔子的後腳、牙病就去服狼牙等，不過是一種吃什麼補什麼的迷信，必須補充今日化學的物質意義，即內分泌之學說，才會有意義。[102]畢業於上海中國醫學院的中醫劉行方則說，雖然中醫也有臟器療法，但多使用乾燥藥，雜質多又不夠精純；如果遇上極為虛弱的人，效力不夠，還是需要用西醫針劑注射，國醫應尋求腳踏實地的科學原理和動物實驗，才有能力開發新藥。此話似乎言之成理，但話鋒一轉，又推薦信誼藥廠的荷爾蒙藥物，並參雜廣告話語，所謂中醫臟器療法，此處不過作為一種較差的對比而已。[103]倒是有西醫認為，中國有富翁吃猴腦補身體，或食用人胞、貓胞、狗胞等，對治療虛損衰弱有所助益，但相信科學萃取荷爾蒙將可使療效加倍。[104]

除了以食物對應外，在荷爾蒙療法出現，解開某些人體生理運作之謎後，中醫很快地吸收，並與傳統中醫生理學進行對應，在一九三〇年代後，這些論述便逐步增加。例如一位常在山西《醫學雜誌》上發表文章的袁復初，自述其為數理老師，於家人生病後鑽研醫理。一九二三年時，從一位「日德派」的西醫友人那裡得知內分泌學說。[105]袁氏的文章多為思考中醫科學化的問題，他以經脈來對應內分泌腺體，如任脈對應腦垂體，而卵巢則對照衝、任、帶、督等經脈為主，多以奇經八脈為對照核心；這些經脈與人體養生的關係密切，[106]也符合中醫看待內分泌腺的態度，即用補藥來維持身體健康的預想，例如袁復初說：「摘出妊娠動物之腦垂體，常致流產，故『任主胞胎』。」[107]若以中醫論述之體內物質為代表，聶雲臺（一八六九～一九五三）認為：荷爾蒙及內分泌，在中醫可稱為「陰分」、「陰液」、「腎元」或「腎水」，而這些成分充足的人，通常比較不容易感染瘟疫。他進一步解釋，長時間在烈日中工作或旅行會導致中暑，是因為太熱會消耗體內「陰分」，即荷爾蒙。人體因體力勞動、「腦經」操勞過度或煙毒戕害，都會消耗荷爾蒙。[108] 一位在《衛生雜誌》撰寫日常衛生知識的作者「自新」，舉出《內經》記載：「有所遠行勞倦，逢大熱而渴，渴則陽氣內伐，內伐則熱舍於腎，腎者水藏也，今水不勝火，則骨枯而髓虛，故足不任身，發為骨痿。」他認為這是一種精液內耗而生內熱、口渴，「熱」會消耗陰液，精髓內竭而骨枯髓虛，所以產生骨萎。作者並指出近代臟器療法大有進步，已發明荷爾蒙可以添精益髓以對抗衰老。[109]「未老先衰」當時跟神經衰弱、性機能減退一樣，都是同一類疾病，劉行方解釋，國醫的治法是用豬腎、枸杞、豉汁，加入鹽、辣椒、蒜來做成羹服用，他認為這叫「精不足者，補之以味」，跟荷爾蒙療法原理一致，[110] 由此可見中醫頗為重視性與養生方面的對照。

其他生理學的對應方面，一位西藥師出身的盛展能（一九一五～一九八八）曾撰文說明，所謂「天癸」即指兩性的「生殖機能」，其成熟即由性腺的內分泌所促成。他認為古人富有科學精神，只是後人混入陰陽五行等玄學思想，導致真實意義不能被闡發；男女荷爾蒙就是「精氣」，精是精液，氣則指荷爾蒙。由於內分泌的知識太廣，牽涉的腺體眾多，中醫只能用大的概念「精氣」來解釋。[111] 此外，女中醫姜懷琳於一九三〇年指出《內經》所載：「男子

二八、女子二七天癸至，精氣溢瀉，月事時下，及男子八八、女子七七而天癸竭」，她認為荷爾蒙即天癸。[112] 中醫楊志一和宋愛人同樣曾提出服用荷爾蒙與中醫所謂天癸、腎精、腎氣相通的概念，指出缺乏荷爾蒙與補腎之間的相關性。[113] 也有中醫利用荷爾蒙的特性與其對生理之影響，認為月經病的大原因之一就是內臟虛弱，用了「卵巢萎縮」來概括解釋，對照中醫術語則是腎虛、陽虛與陰虛，治療方法是「大補奇經」，重用紫河車等「內臟製劑」來治療。[114] 另外有一些理論，則比較了中西醫臟腑生理，指出「青春腺者候命門」、「腦下腺者候包絡」，還舉出用菟絲、艾葉來治療；[115] 或指出增加內分泌就是「補先天命門」，意思相同，只是中西名詞有異而已。[116] 這些對照，也有比較難以理解的，例如《國醫公報》上的一篇文章指出：中醫之「麻桂證」就是「內分泌」，桂枝湯主副腎皮質內分泌、麻黃湯則主副腎髓質內分泌，他的理論是經脈貫通全身，等同於西醫內分泌腺之功用，但其說理與對應有不少牽強之處。[117]

一些藥物的新研究，與荷爾蒙和中藥同時相關者，民國時期當以「鹿茸」最為報刊廣泛報導。一般飲食類書籍談論動物肉品，多分析其營養成分而不分部位。例如西醫顧鳴盛談鹿肉，[118] 言中國人相信有溫補之功，但不會特別介紹鹿茸、鹿腎，只介紹內含的蛋白質、脂肪等成分。[119] 但中醫在論述療效時，則會清楚分析動物各部位的療效。例如有中醫指出，鹿茸在古代醫籍中已有生精補髓、強筋健骨、養血益陽的作用。「鹿茸」和「鹿角」跟前文所述「白馬莖」一樣，在《神農本草經》內已提到「益氣、強志、生齒、不老」等文字，頗有返老還童之意味。而陶弘景（四五六~五三六）在集注時則記載其療效；包括虛勞、羸瘦、洩精等症，皆與性疾病所致之虛弱有關。鹿茸其實還可治療其他疾病，但不為民國中醫重視。加入荷爾蒙論述的刺激後，傳統藥物的價值開始被重新創造出來。[120]

有中醫認為，值此國藥科學化之際，應該研究鹿茸的科學醫理，未來應可以超越所有的內分泌製劑。[121] 曾任南京國醫傳習所的中醫李克蕙提到《中報》的報導，根據蘇俄學者研究，證實鹿角素內有大量的雄性內分泌物質。[122] 一九三四年，經俄國科學家研究發現，中藥之鹿茸是一種名貴的藥材，可提煉出純粹的鹿角

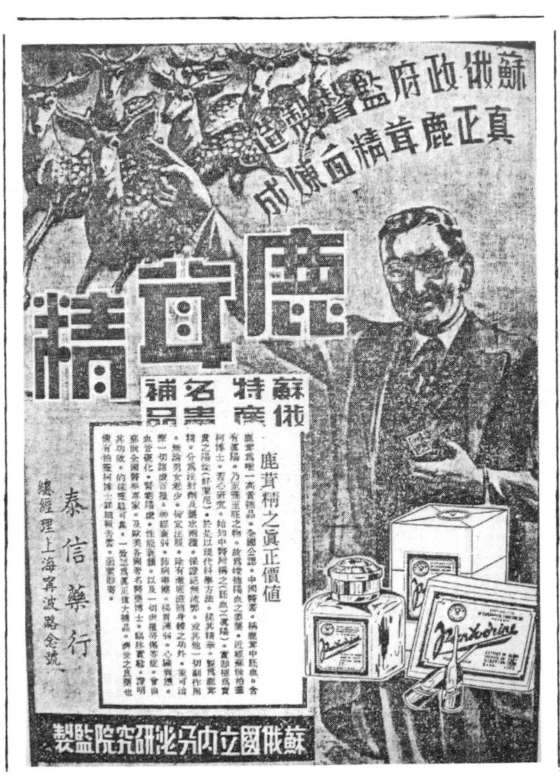

素；[123]經醫院實驗，它能提高身體活力、心臟活動、加速傷口癒合，中醫則稱能治「瘍」、[124]讓食量倍增等效果。[125]李認為，中國古代已創造不少加入鹿茸的方劑，其理論和俄國實驗是相通的；但李氏也警告，忽略中醫辨證精神，而迷信純粹提煉的單一藥物，非常危險，因為鹿茸適用於「陽虛」之人，若「陰虛」之人服用，往往導致高血壓等副作用，應該搭配其他滋潤性中藥，如地黃、天冬等藥，降低其副作用；才能展現出中醫獨特的藥物搭配優勢。[126]

透過本節的梳理可以發現，從臟器療法到生理學、甚至談到藥物科學化等議題，中醫都努力從荷爾蒙理論中得到養分，希望重新詮釋古代醫理；但這些解釋的背後同時顯示一些問題：事事比附的結果，將導致所有的醫理都要從西方醫學來出發，例如丁福保在一九四〇年初開始在《國藥新聲》上大量介紹有關荷爾蒙的知識，包括診斷、實驗、萃取技術、生理學和藥理學等層面，幾乎都用西方醫學來解釋。[127]《國藥新聲》上有一篇文章指出：中醫的醫理知其然而不知其所以然，雖然知道可運用臟器療法來補身體，但沒有再進一步研究理論，結果最多得到一種抽象名詞和原理，此為國醫無法進步的原因。[128]又如王南山在一九三四年就在《國醫雜誌》上發表一系列介紹內分泌與國醫學說的相關文章，一九四四年又以「王山南」發表幾乎完全一樣的文章，民國時期很多醫者的文章可能都是用類似模式轉載，但經過十多年，學說都沒有大幅進步或修正，可見國醫當時並沒有新的、具備原創性之發明。[129]此為瓶頸，也是中醫今後的挑戰。

三、荷爾蒙療法的演化與應用

隨著時間往後推移，一九三〇年代至一九四〇年代末，荷爾蒙研究與藥品的生產依舊興盛，許多報導已非包治百病的思維，而是有科學實驗、具有治療特定疾病療效之報告，並附有治療的診斷書或醫案來證實藥效。然而，新藥的負面問題也開始被提出來檢討，包括質疑前期過於誇大的療效。本節分兩個層面，先探討一九三〇年代後期以來新的研究進展，再探討時人發現的一些缺失。一般激素療法同性荷爾蒙一樣，愈來愈多具有新療效的藥品被開發出來，例如精神分裂症可用胰島素療法、副腎素可以當止血劑或止哮喘等，本節還是著眼於性荷爾蒙和臟器療法的問題。[130] 根據國外的研究報導，輕度的精神病症狀多為自主神經系統不安，而其安定程度又與內分泌的活動有關，故阿圖．圭爾沙姆（Arthur Guirdham，一九〇五～一九九二）曾用男性生殖腺浸出物來治療輕度精神病患者，結果報告宣稱全部有效；若改成提煉精純的物質（非浸出），則效果更強。[131]

雖然時人已知內分泌腺中有荷爾蒙一事，但真正純粹之生長荷爾蒙卻是一九四四年才由加利福尼亞生物學家伊文思（Herbert McLean Evans，一八八二～一九七一）從家畜的內分泌腺中提煉出一種透明的結晶體；伊文思將之注射於一個十歲的小女孩身上，一年使她長高二寸半。[132] 至一九四四年，報刊報導荷爾蒙已可人工合成，[133] 不用從臟器中萃取，這可能是拜二次世界大戰所賜，科學家急於尋求天然藥物之外的替代品，[134]於是開始研發各種合成藥品，[135]功效已等同於從動物臟器內萃取了。[136]其他被報導之新研究還包括：用男性荷爾蒙可以治療女性的乳癌和骨內的癌症，能解除病人痛苦，不需使用鎮靜劑或安眠藥，甚至有治療好轉的案例。[137]老人之重聽與耳鳴患者，也可用男性荷爾蒙治療。[138]以副腎皮質荷爾蒙混合葡萄糖液注射可治療妊娠嘔吐、[139]用副甲狀腺荷爾蒙可治療結核病性咳血、[140]或以男性荷爾蒙抑制因女性月經所引起的頑固性溼疹。[141]當時許多報導都有實際的科學驗證，包括可以治療狹心症、喘息、胃潰瘍、膽囊疾病等療效報告，種類繁多。[142]女性荷爾蒙則被發現可治療難治的創傷，因為胎內分泌素可以促進肌肉組織黏膜的癒合力。[143]又像是「補力賀爾蒙」也可以治療婦女更年期的肥胖與高血壓，原因是它可以促進新陳代謝，使血液流暢。[144]

除了提煉出精純的荷爾蒙製劑外，一九三〇年代後還加入新的滋補成分，製成內服藥，增添其原有的效力。[145]生物學者華汝成（一八九九～一九八〇）就指出，當今生物學界對於生物化學的研究興趣濃厚，營養酵素、維他命和激素的研究日新月異，人們逐漸了解到身體的運作是由許多看不見的物質共同作用且彼此相關。[146]維他命是構成體內酵素的必要成分，而其運作又多受荷爾蒙控制。兩者互相發揮影響力，故於疾病治療時，常一起施用。[147]例如治療不孕，除荷爾蒙之外，還可加入維他命B和E輔助。[148]一九三〇年代開始，人們已積極開發荷爾蒙和維他命配合之療法，也有不少論文被介紹到中國；[149]一九四〇年代後，不斷有更細緻的科學研究持續證實荷爾蒙的臨床療效，例如日本人就研究「補力賀爾蒙」（腦下垂體前葉賀爾蒙），能治療肺結核的食慾不振、不眠、夜汗。維他命B和荷爾蒙結合，還可改善肺結核的虛弱症狀。[150]日本人研究荷爾蒙和維他命之間的關係，是希望能發揮改善體格的作用，背後也有為戰爭考量之因素，故該類研究比較多。[151]不過，維他命的研究，已讓荷爾蒙的既有地盤受到挑戰；德國化學博士黃蘭孫指出，維他命和荷爾蒙都是一九二〇年以來的寵兒，但二戰之後前者的發展依舊持續，荷爾蒙卻不如當年熱鬧，原因就在於荷爾蒙只存在於人或動物體內，維他命卻廣泛存在於大自然的各個角落，未知的新奇與開發空間更大。[152]藥物開發終究需要新奇的療效來滿足人們對健康的渴望。而一九三〇年代後期的一些討論，更點出了荷爾蒙療法的局限與醫療神話之不實。

最早被打破的神話，就是民初曾一度興盛的性腺移植手術。[153]根據前幾章中醫惲鐵樵所言，當時中國追求青春不老之術的人甚多，割換睪丸乃其中「返老還童」之一法。[154]但日本醫師伊藤正雄於一九三四年已指出：在日本接受睪丸移植術的人不在少數，但療效不過是「曇花一現」之命運，這種療法後來就無聲無息了。[155]即使移植同種生物的性腺，也將產生各種排斥作用，窒礙難行，難有永久效果。[156]其實當時仍有各種用腺體移植來治病的報導，但絕非返老還童式的神話，已是針對疾病治療的再檢討。[157]在藥物方面，牽涉層面更加廣泛，內分泌的治療學開始興起，是一九二〇年代後的事情；最早美國醫學會之藥學與化學部，在一九二四年以「內分泌的治療」為標題，一次刊載了三十篇論文，公諸於世，隔年出書，一九二七年即再版。當時學理雖已建立，但許多生理學者和臨床醫師卻不承認其正式之療效。而此問題為什麼值得討論？因為當時各藥廠只憑少許的證明，就製造各式臟器療法藥物，建構其無所不能的神話，遂導致新式藥物的濫用。

當時已有證據顯示，用內服法並不能讓臟器療法產生任何效能。而藥商竟然已製造出許多粉劑與針劑，名目繁多；而且非常荒謬的是，體內包括扁桃腺，都可以被拿來製成藥劑。有作者甚至批評：「此種江湖手段絕無常存之理。」[158]自一九三〇年代後期開始，檢討荷爾蒙藥物的聲音就一直沒有停止，可分為「有沒有效果」和「混用或濫用」兩個層面來分析。有醫者指出荷爾蒙藥劑有昂貴、收效較慢、不長期施用不見其功效、內服吸收差且通常無效、總是必須不斷注射等缺失。[159]多數補充荷爾蒙的療法，只是收效一時，停藥後則舊有症狀復發，並非真能「返老還童」。[160]一九四三年的一則報導指出，雖然荷爾蒙在近代被形塑成靈藥一般，但若內分泌的臟器已衰敗，服用再多激素也無濟於事，想要補充荷爾蒙臟器製劑來「返老還童」，還需更多時間研究。[161]

療效問題背後，是藥品純度不一和濫用的社會現象。有人指出：「激素用之適當，則能發揮其無上之威力。所可惜者，市售激素製劑近於無效者，往往有之。此決非激素之過。蓋臟器之中，激素含量極少，而在化學上，多不安定，提出不易。故遂有不含激素之激素劑出現於市。」[162] 足見不少市售藥品問題重重。荷爾蒙的純度是各家藥廠攻擊其他品牌偽劣，而建構自己品牌形象之手段。但誰來界定荷爾蒙藥品的純度？[163] 當時藥品市場少有規範，即使有也徒具形式而已。對於療效的檢討，一九四三年的報導轉介日本人實驗，更使得補充荷爾蒙可預防傳染病的說法不實，此為對藥品宣傳「包治百病」的一種反思。[164] 上海《中華醫學雜誌》同樣刊出荷爾蒙不能濫用，以及某些毫無貢獻的治療，甚至有害應予以禁用的呼籲，例如攝護腺肥大症、不孕症、疝氣、陽萎，特別是與內分泌無關的。該刊還指出：病患凡遇陽萎一律服用荷爾蒙，即是濫用藥物，因為高血壓、心血管障礙者會有腦出血之危險。而面對另一些疾病：胸絞痛、月經不調、卵巢或乳癌等，其療效也難定論；荷爾蒙之副作用更開始被報導，例如男性荷爾蒙將導致心臟衰弱、下肢浮腫、生瘡、代謝過旺等等。[165] 報刊上還刊載西醫范小峰回答讀者之投書，一位叫名叫王雨亭的男性讀者服用女性荷爾蒙「腎腦賜保命」三十八片卻無效，讀者詢問這樣會不會有害。范醫則回應：荷爾蒙不能濫用，不單無益反而有害，這位讀者沒有症狀是幸運，「切勿再服」。[166]

中醫則認為，西醫荷爾蒙藥物「藥多含刺激，大都辛燥，不損其氣，便竭其陰」，最終病人身體未蒙其利，反被西藥所害，[167] 甚至還有人認為這些新藥乃是「春藥」。[168] 當然，中醫界對於荷爾蒙藥品的檢討聲浪並不多，原因在於一九三七年後，許多中醫藥的報刊因為戰爭的關係而停擺，中醫界也沒有合成或發明新式荷爾蒙藥品，更談不上研究，所以極少對荷爾蒙療病進行檢討，僅在食療與食補論述上發揮。甚至在一九四〇年代後的中醫期刊內，還有引介荷爾蒙藥品的相關廣告，中醫竟舉出醫案說明服用中藥的療效過慢，利用荷爾蒙藥劑反而收效快速，可見許多中醫對新式科技還是持正面的態度。[169] 倒是如前一節所言，中醫運用了不少食補的理論，而食補需要根據體質，[170] 故中醫認為，不能單單服用臟器製藥來興奮或壯陽，而是要和緩地運用食補的療效，這和西醫檢討單純服用藥品的弊病是一致的。例如《中報》上有「國醫與食養」的專欄，裡面有：「動物臟器，歐美人士向來視為棄物，且認為有礙衛生，不屑進食。自臟器療法發明，於是舉世重之。中國實發明其功用已久」、「陽萎病除先天遺傳性外，大都因性慾過度，腎精不充其力所致，療法宜補陰以助陽，不可用興奮藥物，壯陽以刼陰。西法取獸之某部內分泌，注射於人體某部，國醫則用猪羊睪治之，兩者同一意義。」[171] 中醫唐湘清指出，狗的生殖器以黃狗最好，可以治療性神經衰弱；[172] 秦國楨則認為，服用荷爾蒙藥劑療效緩慢，為求速效，可採用整個原始臟器來食用，例如用驢、馬、鹿的睪丸壓碎成粉，添加牛奶和糖服用，可增加精力、壯筋骨；而且「中西溝通、理無二致」，直接食用臟器在價格上較購買荷爾蒙藥品更加低廉、採購家畜也比較容易，此為中醫食療的優勢。[173]

補養之觀念深植中國人心，相對於中醫的臟器「食補」，西醫則是在荷爾蒙臟器製劑的推陳出新之下，更加重視「藥補」，從而導致某些藥物濫用之惡果。舉例來說，楊宜弟認為，女性荷爾蒙若用來治療月經不調和子宮發育不全等病，有極良好之結果，但在中國卻變調了。他說：「由於商人的生意眼與一般人民大眾醫學知識的落後，造成一種使人啼笑皆非的現象。」尤其在上海，有些奸商知道一些關於女性荷爾蒙的作用，因此就大吹大擂說某種新發明藥品，能治女性各種月經病，還對青春及精神不振等皆有奇功，一經服用便可青春常保。但這「最好的補藥」，就只是女性荷爾蒙罷了。例如德國產的Progyvon，簡譯為「保女榮」，有錢的女性不管有沒有病，為了想「青春常保」，不惜花費大量金錢要求醫生為她們注射荷爾蒙來滋補，更有一些太太們當它是萬能的神藥，要求注射一點荷爾蒙針劑。如此以訛傳訛，不明原理就糊里糊塗地打起針來，「結果反而弄巧成拙，甚至月經都弄得不規則了，老太太也放血放白帶了。那時再來尋醫求治，豈非自尋煩惱？」[174] 他的結論是，把荷爾蒙當成「補藥」，絕對是錯誤觀念，即使用來治病，也不應濫用。有一日本西醫指出：他治過幾個患者，有做春夢遺精的、娶少婦為妻而有房事需求的，還有同性戀者和希望自己陽具增大，為了注射性荷爾蒙，謊稱自己是因神經衰弱而需要注射，但都沒有效果，徒增困擾。[175] 更有美國醫師指出，荷爾蒙真正的效力未有定論，但在十幾年前它問世時，多被民眾認為是一種對性機能強化的藥，常被當成「壯陽藥」，甚至視它為「補丸」，只要四十歲以上的衰老疾病都能治療，這些其實都是言過其實。荷爾蒙應是治療因性激素缺乏而導致疾病的新藥，而非正常人想「強化」性機能的壯陽藥物。[176] 當時的報刊也呼籲醫者，以營利的目的去濫用性荷爾蒙，既不人道又損害醫者之名譽。[177]

臟器製劑有很多種，跟身體腺體的功能要能對稱，很多藥品宣稱是由動物臟器提煉出來的，但成分卻不明；[178]更何況當時市面上荷爾蒙臟器製劑往往是混合且不純的，有報導指出甲狀腺和腦下垂體混合荷爾蒙，將導致蛋白尿和腎炎的副作用；而利用該藥提升血壓的作用來提神，無異於「用鞭子打已經很疲勞的馬」，相當不健康。[179]這一點和中醫的觀點雷同：荷爾蒙製劑多添加具有壯陽興奮功效之西藥，有「竭澤而漁的嫌疑」，實在不如中醫用動物的臟器來進行食療，再搭配草藥加以治療，可達更佳之效果。[180]又有一則有趣的故事是這樣的：歐洲一個製造女性荷爾蒙的藥廠僱用男性員工，結果男性員工都出現女性的性徵，胸部和屁股都變大，氣得告發藥廠。但都聘用女工呢？女工吸了荷爾蒙的空氣，皮膚變白晰、身材豐滿健美，結果紛紛辭職結婚，還是造成藥廠困擾。[181]這故事雖然有趣，但說明荷爾蒙製劑的服用，必有其特殊性，男女有別且性質相異，不可濫用。可是當時許多宣稱補腎、治療神經衰弱的製劑，多無清楚載明是哪一種內分泌的製劑，[182]甚至各家廠牌的「賜保命」，也只說是「內分泌製劑」，[183]若如甲狀腺、睪丸製劑或是卵巢製劑，其實天差地別，不能隨便混用。[184]還有很多新的荷爾蒙治療法皆被質疑，例如有研究指出荷爾蒙透過皮膚吸收的功效可能比較好，但醫界僅持保留態度。[185]當時報導美國製造一種內含荷爾蒙的化妝品，號稱可以「化醜為美」。但根據紐約的醫學報導，這根本是一種騙術和噱頭，「公正而合法的各美國醫學團體，沒有一個去研究並予以證實的。」作者呼籲喜用美國貨的中國人要當心。[186]況且這些宣稱加入荷爾蒙的化妝品，使用後還有引發身體活動困難的例證，[187]皆顯示當時言論對新藥的疑慮。

四、小結

荷爾蒙臟器製劑的誕生，是拜科學所賜。科學包含了觀念的改變、生理學的研究和製藥技術的進步。傳統中國不能多談那似懂非懂的男女身體成長，到近代已成為合理的性科學，不再是髒汙、下流的知識。男女之成熟，吸引人的特質，都是性腺與激素的功用；荷爾蒙的知識，賦予了男女生理成長的科學性與合理性，也開啟藥物論述的新時代。[188]

透過研究可以發現，自一九二〇年代中期以後，報刊上有關荷爾蒙知識的介紹日益增多，新的科學研究與臟器製藥推陳出新，建構了近代民眾返老還童、抗衰老、保青春的美夢，更在治療性疾病和性神經衰弱等引發的諸多虛弱症狀上，發揮其療效，開啟民國時期「滋補」藥物的嶄新論述。然而，西醫雖挾科學之用而顯得無往不利，但實驗室中的研究、藥品製造、廣告宣稱和服用後真正的效果，其實皆不盡相同，人們往往忽略當中的細節轉換；一種新理論出現，立刻出現各種臟器製劑，它們之間的混用、提煉技術、療效等，在醫藥廣告中既顯現其偉大，二則又示其誇大不實之處，在本章中我們進行總和的論述，整理近代科學理論與製藥之間的種種正面與負面的風貌，中國歷史上大概很少有對「補藥」有這麼多檢討聲浪的。

臟器製劑的作用，迎合了中國人喜歡「吃補」的文化和心態，再加上西方病理學、生理學的新知識驗證，增添了西藥補養的合理性，才使得荷爾蒙臟器製劑在民初大行其道。相對於中國醫者，面對這種情況，除了積極解釋荷爾蒙的生理與藥理作用，還試著和古典中醫理論進行結合。傳統中醫沒有「荷爾蒙」一詞，但荷爾蒙製劑是一種補充身體缺乏物質的概念，其論述多與古代「藥補」和「食療」概念嫁接；中醫以經過重新詮釋的「臟器療法」，來和西醫的藥品進行功效上的對照。在當時的論述中，還不限於中藥類的「臟器」，像是鹿茸、鹿角等動物類中藥也可以「興奮生殖腺」，[189]足見中醫在談臟器療法時，是在更大的範圍中利用傳統的藥補、食療論述，來對照西醫的荷爾蒙臟器製劑，以科學理論來論證臟器食補的實際功效。

歷史要從長程來看：國醫接受西方生理學的洗禮源自清末，[190]細菌學則於民國之後才影響到中醫經典醫書的內在理路，[191]荷爾蒙則是更晚的事。要創新、匯通，還需要時間與方法上的激盪。西醫在近代不斷進步，內分泌是解剖生理學的一環，我們雖看到中西醫匯通，但卻比較看不到中醫更具有原創性的發明。對照荷爾蒙理論的發展，映照出傳統中醫生理學不夠詳細之處，這是中醫典籍科學化最大的關鍵，不能只有一個大範圍的意義，背後更細緻的原理原則，急待建立。荷爾蒙科學給中醫帶來的反思，是思索過往中醫藥物中的動物藥或「臟器」療法的位置，一位署名「伯良」的中醫在〈食補與藥補〉一文中陳述：食補與藥補是同樣的，但不管食或藥都還是有禁忌，例如「若陰虛之人，而進以人參鹿茸」，則非但無益，甚至有害。[192] 而其實「鹿角所熬之膏，《神農本經》謂之白膠，比鹿茸專補腎陽，久服將生弊端者不同，因其陰陽俱補，益腎助陽。」[193] 故論部位之不同、治療的疾病或相關禁忌也將有所不同，此為傳統中醫的論述。但荷爾蒙理論卻使得這類禁忌界線變得模糊；因為科學提煉，可以將傳統的禁忌抹去，而留下精煉的物質（荷爾蒙），中西醫在這方面論述的差異仍然存在。若論及中醫較有進展者，就本章來看，主要在於建構以「臟器」來藥補或食補的科學性，雖然這個論證的過程仍是間接的，而非直接透過實驗室來生產知識。

西醫的荷爾蒙臟器療法，結合了中國人的補養觀，以及崇拜科學和對返老還童之想像，已產生無限上綱、包醫百病的形象，時人對此亂象已有所檢討。但或許據此以思考中醫，其吸收理論只是初步，如果不能進一步創造新知識，提煉藥物中的有效成分，在自己的論述系統內找出新的治療法，則中西比附不過是在進行作文比賽而已。反而是西醫在近代荷爾蒙研發的歷程上，彰顯了科學不僅是發明創造，還在「取精用宏」，將已有的療法與藥品更精純化，[194] 恐怕才是近代荷爾蒙療法跟中醫古代臟器療法最大的不同，這是對中醫的一大警惕。中國醫學和醫者「怎麼加入尋找與開發」新藥的問題，民初這段中西交會的荷爾蒙臟器療法科學史，或許可以給後來的中醫與有志從事新藥開發的讀者，一些歷史研究上的啟發。

註釋

1 荷爾蒙進入中國是在一九二〇年代中期，它在二十世紀初與後來的發展，在人類健康、身體和性別疾病上所扮演的角色，可參考Celia Roberts, *Messengers of Sex: Hormones, Biomedicine and Feminism* (New York: Cambridge University Press, 2007). 在美國社會的歷史，已有專書，參考Elizabeth Siegel Watkins, *The Estrogen Elixir: A History of Hormone Replacement Therapy in America* (Baltimore: Johns Hopkins University Press, 2007).

2 仲祜，〈內分泌病學（續）〉，《國藥新聲》第十六期（一九四〇），頁三一～三六。

3 M. Fishbein著，黃克綱譯，〈內分泌的生理及其漢療上之效能〉，《公共衛生月刊》，第二卷第一期（一九三六），頁二三。

4 馮萬里，〈論說：由內分泌腺製劑聯想及的民間治療〉，《廣東醫藥月報》第一卷第五期（一九二九），頁三一。

5 沈忠麟，〈醫藥學識：人身的內分泌〉，《新醫藥刊》第四十三期（一九三七），頁五七～六〇。

6 冠卿，〈激素〉，《科學畫報》第九卷第十二期（一九四三），頁七一二。

7 上海新亞藥廠，〈結晶性濾胞賀爾蒙即女性刺戟素：婦力蒙〉，《新藥月報》第二卷第四期（一九三七），頁五八。

8 原引文中的名詞則不更動，以尊重原引文。

9 陶君孟，〈藥物學：藥物上之臟器療法〉，《醫學新報》第一期（一九一一），頁四七～五〇。

10 楊則民，〈（十七）臟器療法〉，《潛庵醫話》（北京：人民衛生出版社，一九八六），頁一五七～一五八。楊則民（一八九三～一九四八）論證：「血肉有情之品，大多能填補精血」，此即臟器療法之基礎，也是西方藥品採用臟器製藥的原理。西藥的例子，詳正文。

11 張德周，〈臟器療法與進步的睪丸製劑謀克老病〉，《廣濟醫刊》第四卷第三期（一九二七），頁三～四。

12 張仲民的研究指出，晚清以來生理學知識的傳播，引發很多性別上的遐想，這讓人不禁好奇當時中醫對這些新生理知識的回應。參考氏著，《種瓜得豆：清末民初的閱讀文化與接受政治》（北京：社科文獻出版社，二〇一六），頁七八～一三五。李貞德的研究也已促使我們注意到民國生理學知識的演進，參考氏著，〈二十世紀前半中國生理衛生教育中的性、生殖與性別〉，前引文。本章撰寫策略，即梳理當時生理學知識化為醫療上的中西醫學對話，使讀者能對這類科學知識的傳播史與語言轉化有更深一層的認識。

13 除前幾章所述，還有較新的吳詠梅，李培德主編，《圖像與商業文化：分析中國近代廣告》（香港：香港大學出版社，二〇一四），關於近代中國廣告研究的論集，裡面也收錄醫藥與身體觀的相關論文。Juanjuan Peng, "Selling a Healthy Lifestyle in Late Qing Tianjin: Commercial Advertisements for Weisheng Products in the Dagong Bao, 1902～1911," *International Journal of Asian Studies* 9:2 (July 2012), pp. 211～230.

14 張大慶、朱音，〈康有為和性腺移植術在中國的傳播〉，《文匯報》（上海），二〇一五年九月十一日，第十四版。相關研究回顧，此處不再重複論述。

15 王唯陶，〈醫藥知識：關於內分泌障礙幾種病及其症狀（續）〉，《廣西衛生旬刊》第三卷第五期（一九三五），頁七～九。

16 仲祜，〈內分泌病學：內分泌學略史〉，《國藥新聲》第十五期（一九四〇），頁三七～四〇。

17 俞允恭、蘇民，〈卵巢「賀爾蒙」Hormon之理論與實驗〉，《日新治療》第三十期（一九二八），頁四〇。該刊為日本大阪「日新治療社」以中文出版，作者大多為中國人。文章內容多為基礎醫學理論、各科臨床經驗、新藥療效試驗等，以科普性的文字來介紹醫藥新知。

18 張德周曾為《家庭治療雜誌》的主編，自述有志於醫藥知識的普及化，曾於民國醫藥相關報刊上發表不少與新藥品相關之文字。參見張德周，〈歲首感言〉，《家庭治療雜誌》第二十五期（一九四四），頁一～四。

19 王公博，〈生殖腺之HORMON〉，《家庭醫藥（上海一九三二）》第二卷第十七期（一九三五），頁十七。

20 劉行方，〈臟器療法與臟器製劑〉，《國醫導報》第二卷第二期（一九四一），頁四二。

21 張德周，〈臟器療法與進步的睪丸製劑謀克老病〉，《廣濟醫刊》第四卷第三期，頁三～四。

22 伊藤正雄，〈內分泌刺戟素的神秘〉，《新醫藥觀》第五卷第十期（一九三四），頁二～六。該刊於一九二九年在日本大阪創刊，在中日戰爭之前所刊載的文章多來自中國醫藥界，而到後期由於中日戰爭的發展，所刊載文章則多翻譯自日本醫藥界。對於研究近代以來新式醫療藥物的普及，具有重要參考價值。

23 不著撰者，《警備車》第二十五期（一九四〇），第十七幅圖。

24 不著撰者，《申報》，一九三七年二月七日，第五張

25 申鳴玉，〈補力賀爾蒙之於婦科疾患〉，《日新治療》一九四期（一九四二），頁二〇。

26 不著撰者，《申報》，一九四〇年一月一日，第五張。

27 俞伯符，〈預防衰老的認識與實踐〉，《申報》，一九三六年八月十九日，第五張。

28 不著撰者，〈武田牌新藥介紹（其二十二）：陽萎・遺精注射藥：謀克老病〉，《新醫藥觀》第三卷第三期（一九三二），頁十八～十九。

29 張德周，〈臟器療法與進步的睪丸製劑謀克老病〉，《廣濟醫刊》第四卷第三期，頁五。

30 劉行方，〈臟器療法與臟器製劑〉，《國醫導報》第二卷第二期，頁四二。

31 張德周，〈臟器療法與進步的睪丸製劑謀克老病〉，《廣濟醫刊》第四卷第三期，頁四。

32 俞允恭、蘇民，〈卵巢「賀爾蒙」Hormon之理論與實驗〉，《日新治療》第三十期，頁三四～四〇。

33 袁復初，〈婦科與內分泌〉，《醫學雜誌》第九十四期（一九三七），頁三二。

34 馮湘汕，〈醫報叢鈔：晚近「內分泌學」進步之概況與實際的應用〉，《中西醫學報》第十卷第四期（一九

二九），頁六三～七四。

35 宋大仁，〈近世內分泌學之研究〉，《自強醫刊》第十二期（一九三〇），頁二九～三六。該刊於一九二九年創刊於上海，主編由著名中醫祝味菊、陸淵雷等人擔任。

36 龔惠年，〈荷爾蒙（Hormone）製劑對於性病治療上之價值〉，《衛生雜誌》第十二期（一九三三），頁九。這本期刊很特別，一九三二年由衛生雜誌社於上海創刊，撰稿人中西醫皆有，主要是探討中西醫藥學者有關衛生醫藥的論著和譯述。

37 沈仲圭編，德璹著，〈衛生叢談：生殖器中內分泌之功用〉，《三三醫報》第四卷第十二期（一九二六），頁十。

38 陳澤民，〈龔君惠年小傳〉，《醫藥導報》第一卷第八期（一九三四），頁五。龔惠年也曾擔任上海《醫藥導報》的編輯，介紹西方醫藥新知，並發表相關醫藥言論，當時上海重要西醫如謝筠壽、余雲岫、汪企張、丁惠康等人皆曾擔任該刊撰稿人。

39 龔惠年，〈荷爾蒙（Hormone）製劑對於性病治療上之價值〉，《衛生雜誌》第十二期，頁九。

40 加藤尚義，〈更年期前後所起之神經衰弱樣症狀與「補力賀爾蒙」〉，《日新治療》第一三三期（一九三七），頁七。

41 不著撰者，〈臟器療法對治療腎痿早洩的價值〉，《健康知識》創刊一期（一九三八），頁十八。

42 冠卿，〈激素〉，《科學畫報》第九卷十二期（一九四三），頁七一一。

43 王公博，〈生殖腺之HORMON〉，《家庭醫藥（上海一九三二）》第二卷第十七期（一九三五），頁十五。

44 不著撰者，《申報》，一九三七年五月三十日，第五張。

45 郭受天，〈人體內隱微分泌的無管腺（續完）〉，《南京市國醫公會雜誌》第十期（一九三三），頁三三～三六。

46 仲祜，〈內分泌病學（續）〉，《國藥新聲》五十四～五十六期（一九四三），頁五一～五二。

47 不著撰者，〈恩德蒙：最有功效之男性荷爾蒙製劑〉，《醫藥導報》第五卷第一期（一九四四），頁二一。

48 李子濤，〈家庭顧問：（甲）醫藥問答〉，《家庭週刊》乙種第九十九期（一九三五），頁四〇～四一。

49 龔惠年，〈荷爾蒙（Hormone）製劑對於性病治療上之價值〉，《衛生雜誌》第十二期，頁九。

50 鮑榮，〈尿液刺激素製劑恩男龍Endonol之神效〉，《新醫藥刊》第五十五期（一九三七），頁九五。

51 申鳴玉，〈補力賀爾蒙之於婦科疾患〉，《日新治療》第一九四期，頁十九。

52 不著撰者，〈臟器療法對治療腎痿早洩的價值〉，《健康知識》創刊一期（一九三八），頁十八。

53 子傑，〈女子性機能障礙與臟器療法〉，《健康生活》第四卷第四期（一九三五），頁二一四～二一七。

54 冠卿，〈激素〉，《科學畫報》第九卷第十二期（一九四三），頁七一一。

55 不著撰者，〈拜耳女性荷爾蒙之適應症及劑量表〉，《天德醫療新報》第十一卷五～六期（一九三七），頁一。

56 不著撰者，〈其他荷爾蒙劑〉，《天德醫療新報》第十一卷五～六期（一九三七），頁一。

57 士，〈五廠合併小史〉，《天德醫療新報》第一卷一期（一九二七），頁四～七。

58 不著撰者，《申報》，一九三七年五月三十日，第五張。

59 張子英，〈調味粉有補充內分泌液（Hormone）之功效〉，《衛生雜誌》第十一期（一九三三），頁七～八。

60 大島正德，〈性賀爾蒙之全身作用及其臨床的應用〉，《日新治療》第一三〇期（一九三七），頁九～十四。

61 俞允恭、蘇民，〈卵巢「賀爾蒙」Hormon之理論與實驗〉，《日新治療》第三十期，頁三四～四〇。

62 在醫藥廣告中，運用荷爾蒙藥物戒菸的文字就非常多。此外，民國時期，類似「補腦」、「補血」、「戒煙」、「滋補」等幾個概念，常常出現在同一種具有補藥性質的藥物中，例如魚甘油也能達到同樣功效，但背後的治療理論卻不相同。本文鎖定荷爾蒙和中醫，在臟器療法上的對話，所以對其他的現象不多論。可參考不著撰者，《申報》，一九三六年八月三日，第三張。以及筆者，〈當「營養」成商品：維他命在近代中國（一九二〇～一九三一）〉，收入劉維開主編，《一九二〇年代之中國》（臺北：政大出版社，二〇一八），頁三四五～三七一。

63 不著撰者，〈國產男女性刺激素之製劑〉，《北平醫刊》第五卷第七期（一九三七），頁六二。

64 不著撰者，〈女性荷爾蒙是補藥嗎——生殖荷爾蒙之治療作用（德國新聞社一九四三年十一月二十三日柏林電）〉，《醫學及文化：德華月刊》第四卷第一期（一九四四），頁十八。

65 沈仲圭編，德璘著，〈衛生叢談：生殖器中內分泌之功用〉，《三三醫報》第四卷第十二期（一九二六），頁十。

66 楊志一、朱振聲編輯，《家庭醫藥寶庫》（上海：國醫出版社，一九三七），頁一四四～一五五。

67 華汝明，〈醫藥學識：內分泌概說〉，《新醫藥刊》第五十三期（一九三七），頁五八～六三。

68 張德周，〈臟器療法與進步的睪丸製劑謀克老病〉，《廣濟醫刊》第四卷第三期，頁三。

69 楊志一、沈仲圭主編，《食物療病常識：續編》（上海：國醫出版社，一九三七），頁七二～七三。

70 有關食療，陳元朋曾梳理各種食療知識在唐宋社會文化史中的研究旨趣，例如其代表作，〈唐宋食療概念與行為的傳衍：以〈千金・食治〉為核心觀察〉，《中央研究院歷史語言研究所集刊》六十九本第四分（一九九八年十二月），頁七六五～八二五。

71 楊扶國編著，《楊志一》（北京：中國中醫藥出版社，二〇〇一），頁二。

72 程紹典，〈臟器治療法之新評價〉，《新中醫刊》第七期（一九三九），頁十四～十五。

73 盛心如，〈臟器治療法〉，《中醫療養專刊》第一卷第二期（一九三九），頁一五四～一六七。

74 不著撰者，《申報》，一九三六年九月二十八日，第五張。

75 惲鐵樵，《讀金匱翼》，收入董其聖等編，《惲鐵樵遺著選》（上海：上海科學技術文獻出版社，一九八九），頁七一～七七。

76 余無言，《圖表注釋金匱要略新義》（杭州：新醫書局，一九五四），頁二二三～二二四。

77 程紹典，〈醫學碎語〉，《中國醫藥月刊（北京）》第二卷第二期（一九四一），頁二四。

78 馬繼興，《神農本草經輯注》（北京：人民衛生出版社，一九九五），頁三一〇～三一一。

79 此物於隋唐時傳入中國，或出西蕃或突厥，一開始就是指「海狗腎」，即雄海狗的外生殖器，當時也有用海豹生殖器來代替者。引自〔唐〕陳藏器撰，尚志鈞輯釋，《《本草拾遺》輯釋》（合肥：安徽科學技術出版社，二〇〇四），頁二〇〇～二〇一。

80 楊志一、沈仲圭主編，《食物療病常識：續編》，頁九六。

81 王山南，〈生理學國醫之內分泌：（一）胎盤（續）〉，《平民醫藥週報》，一九四四年十月二十九日，第四版。

82 張啟文，〈內分泌之今昔觀〉，《國醫導報》第一卷第二期（一九三九），頁二～五。

83 王山南，〈生理學國醫之內分泌：（八）性腺（續）〉，《平民醫藥週報》，一九四四年十月二十二日，第四版。

84 程紹典，〈臟器療法之新評價（續）〉，《新中醫刊》第二卷第八期（一九四〇），頁四四～四八。該刊為上海新中國醫學院教授的學術刊物，其內容特色為與中西醫相關之內容，包括西醫診斷理論及相關藥理研究，新中醫的治療經驗、臨床報告與藥物分析等內容。

85 有關人部藥，陳秀芬有最新的解讀，特別是關於療效的部分：〈從人到物——《本草綱目・人部》的人體論述與人藥製作〉，《中央研究院歷史語言研究所集刊》八十八本第三分（二〇一七年九月），頁五八九～六四一。

86 盛心如，〈臟器治療法〉，《中醫療養專刊》第一卷第二期，頁一五五。

87 程紹典，〈臟器療法之新評價〉，《新中醫刊》第二卷第七期（一九三九），頁四〇～四三。

88 程紹典，〈臟器療法之新評價：（六）中醫臟器治療劑之檢討〉，《新中醫刊》第八期（一九三九），頁十六～十八。

89 若與荷爾蒙論述無關，即不一一介紹。參考楊志一、沈仲圭主編，《食物療病常識：續編》，頁四～六。

90 參考蘇奕彰，《飲食療法中醫典籍彙編》（臺北：行政院衛生署中醫藥委員會，二〇〇七），頁二〇～四七。

91 陳壽凡編輯，《不用藥食物療病法》（上海：商務印書館，一九一七），頁五七～五八。

92 「牡狗陰莖」（又稱「狗精」）在《神農本草經》中也可治療陽萎、無子，具有強壯功能。參考馬繼興，《神農本草經輯注》，頁三一四～三一五。

93 馮萬里，〈論說：由內分泌腺製劑聯想及的民間治療〉，《廣東醫藥月報》第一卷第五期（一九二九），頁三一。

94 楊志一、朱振聲編輯，《家庭醫藥寶庫》，頁一三三。

95 不著撰者，《申報》，一九三七年五月六日，第三張。

96 楊志一、沈仲圭主編，《食物療病常識：續編》，頁十二。

97 楊志一、沈仲圭主編，《食物療病常識：續編》，頁十三～十四。

98 楊志一、沈仲圭主編，《食物療病常識：續編》，頁十五。

99 胡佛，〈臟器療法之醫學史〉，《食物療病月刊》第一卷第二期（一九三七），頁五三～五四。《食物療病月刊》由楊志一主編，該刊主要研究營養學和食療問題，內容涉及飲食衛生、藥用食物的藥性，各類食物的禁忌，食療驗方和經驗介紹。在發刊詞中，楊志一指出，要賦予中國飲食健康與衛生的特性，除了跟西方科學結合外，也要提出中國飲食之療效，他認為東西方醫學在「營養學說」和「臟器治療」上都大行其道，中國飲食將治療與養生置於日常生活中，應該要能結合這些理論加以弘揚。引自楊志一，〈發刊詞〉，《中醫世界》第一卷第一期（一九三七），頁一～二。

100 程紹典，〈臟器療法之新評價（待續）〉，《新中醫刊》第十期（一九三九），頁十七。

101 程紹典，〈臟器療法之新評價（續）〉，《新中醫刊》第二卷第八期，頁四七。

102 姚伯麟，〈臟器療法與內分泌〉，《新醫藥刊》第七十七期（一九三九），頁二五～二八。

103 劉行方，〈臟器療法與臟器製劑〉，《國醫導報》第二卷第二期，頁四四。

104 張子英，〈內分泌腺製劑之研究〉，《衛生雜誌》十期（一九三三），頁十。

105 袁復初，〈中醫科學化之研究〉，《醫學雜誌》第五十四期（一九三〇），頁四三～五〇。

106 李建民，〈督脈與中國早期養生實踐——奇經八脈的新研究之二〉，收入李貞德主編，《性別、身體與醫療》（臺北：聯經出版公司，二〇〇八），頁九～七七。

107 袁復初，〈論說門：金匱要略與內分泌〉，《醫學雜誌》第五十七期（一九三〇），頁二二～二五。

108 聶雲臺，〈荷爾蒙與德國舊禮法〉，《覺有情》第七十二～七十三期（一九四二），頁十四。

109 自新，〈衛生常識：談內分泌製劑應用於骨瘘〉，《衛生雜誌》第四卷第五期（一九三七），頁二二。

110 劉行方，〈臟器療法與臟器製劑〉，《國醫導報》第三卷第二期，頁四三。

111 盛展能，〈天癸與內分泌之奧祕：國醫學基本知識的科學原理（天癸今釋修正稿）〉，《華西醫藥雜誌》第三卷一-三期（一九四八），頁二〇～二七。

112 姜懷琳，〈荷爾蒙是天癸之商榷〉，《醫藥常識報》第三十三期（一九三〇），頁三。

113 楊志一、朱振聲編輯，《家庭醫藥寶庫》，頁一四三。

114 不著撰者，〈月經病總論〉，《衛生報》第一卷第七十九期（一九二九），頁十三～十六。

115 袁復初，〈婦科與內分泌〉，《醫學雜誌》第九十四期，頁三一～三二。

116 不著撰者，〈月經病證治大全〉，《衛生報》第一卷第七十九期（一九二九），頁十三。

117 不著撰者，〈胃脈與內分泌〉，《國醫公報》第七期（一九三三），頁六五～六六。

118 顧鳴盛，字濱秋，江蘇無錫人，約於清末出生，活躍於民國時期。曾主編民初數分醫學報刊，出版許多與中西醫匯通相關的著作，還曾辦過中西醫函授學校。

119 顧鳴盛編輯，《食物須知》（上海：上海文明書局，一九二九），頁六六。

120 關於中醫藥的科學創造性，雷祥麟做過不少研究，例如雷祥麟，〈杜聰明的漢醫藥研究之謎：兼論創造價值的整合醫學研究〉，《科技、醫療與社會》，第十一期（二〇一〇年十月），頁一九九～二八四。以及Sean Hsiang-lin Lei, *Neither Donkey nor Horse: Medicine in the Struggle over China,s Modernity* (Chicago: the University of Chicago Press, 2014), pp.193～222 and 259～282的反思。當然，本文之論並沒有高到國家現代化的層次，而是在人們的日常生活中發酵，主宰常民的「滋補」衛生觀念和混雜著中西醫對性疾病解讀的觀點，其間論述主軸有所差異。

121 健民，〈學術研究：談國藥之內分泌質「鹿茸」〉，《衛生雜誌》第二十七期（一九三五），頁七～八。

122 在西方，鹿茸作為一種藥物，在一九二〇年代後期至一九三〇年初就已為俄國、德國等科學家進行大量研究。民國報刊也刊載，一九二五年就已經發現其內含有各種荷爾蒙（當時翻譯是「好蒙尼」）。參見黃國材，〈科學研究鹿茸之報告〉，《醫學雜誌》第九十一期（一九三六），頁三九～四〇。

123 不著撰者，〈俄科學家巴夫倫科研究鹿茸之效用〉，《衛生雜誌》第十八期（一九三四），頁三七。

124 不著撰者，〈科學證明中藥「鹿茸」之功用〉，《國醫雜誌》第十期（一九三四），頁二八。

125 據民國報刊所載，研究的科學家為俄國巴夫倫科（M. S. Pavlenko）等人，而當時「鹿茸精」（Pantocrine）也已在俄國興盛，成為藥品市場上的寵兒。引自一葉，〈鹿茸的研究〉，《神州國醫學報》第二卷第十一期（一九三四），頁五〇～五一。

126 李克蕙，〈中國發明之科學藥方：（一）雄性內分泌與植物刺激素配合的種子方〉，《國醫砥柱》第二卷第十一期（一九四一），頁二五～三二。

127 仲祜，〈內分泌病學（續）〉，《國藥新聲》第十六期，頁三一～三六。

128 兆榮，〈內分泌與荷爾蒙說〉，《國藥新聲》第二十三期（一九四二），頁八五～九二。

129 王南山，〈生理：國醫之內分泌（續完）〉，《國醫雜誌》第三期（一九三四），頁三六～三八。

130 冠卿，〈激素〉，《科學畫報》第九卷第十二期，頁七一三。

131 葉蘭生，〈用男性性刺激素治療精神病〉，《藥學季刊》第七、八期（一九四四），頁三〇一。

132 不著撰者，〈賀爾蒙助人生長〉，《南北（北平）》復刊四期（一九四八），頁六。以及不著撰者，〈生長賀爾蒙〉，《文摘》第十卷第五期（一九四六），頁二三。

133 不著撰者，〈維生素與荷爾蒙〉，《家庭年刊》第二期（一九四四），頁二六三～二六四。

134 Walter Sneader, *Drug Discovery: A History* (Chichester, UK: Wiley, 2005), pp.151~178.

135 王殿翔，〈維他命與荷爾蒙或激動素〉，《藥訊期刊》第五期（一九四七），頁十二～十九。

136 楊宜弟，〈女性荷爾蒙是補藥嗎〉，《大眾醫學》第二卷第五期（一九四九），頁一二二。

137 康健，〈男性賀爾蒙治乳房的癌〉，《婦嬰衛生》第四卷第二期（一九四八），頁三。

138 謝筠壽，〈老人性難聽之男性賀爾蒙療法〉，《社會衛生》第二卷第二期（一九四六），頁三四。

139 傅師似，〈關於妊娠惡阻以副腎皮質賀爾蒙混合葡萄糖液之靜脈注射治療法〉，《國立北京大學醫學雜誌》第四卷三與四期（一九四二），頁三三九～三四二。

140 方侃著，顧保羅譯，〈結核性咯血之副甲狀腺賀爾蒙療法〉，《中西醫藥》第三卷第二期（一九三七），頁一五二～一五六。

141 不著撰者，〈男性荷爾蒙製劑可治女人之溼疹〉，《醫藥世界》第一期（一九四八），頁二九。

142 不著撰者，〈女性荷爾蒙是補藥嗎生殖荷爾蒙之治療作用（德國新聞社一九四三年十一月二十三日柏林電）〉，《醫學及文化：德華月刊》第四卷第一期，頁十八～十九。

143 不著撰者，〈濾胞荷爾蒙治療頑固難治之創傷（德國新聞社一九四三年三月二十日柏林電）〉，《醫學及文化：德華月刊》第三卷第三期（一九四三），頁八三。

144 余語榮三，〈兼有高血壓、脂肪過多症之更年期障礙婦人應用「補力賀爾蒙」治驗例〉，《日新治療》一七二期（一九四〇），頁十九～二二。

145 不著撰者，〈臟器療法對治療腎痿早洩的價值〉，《健康知識》創刊一期（一九三八），頁十八。

146 華汝成，〈酵素、維他命及激素的相互關係〉，《新中華》，復刊五卷二三期（一九四七），頁三九～四一。

147 Benjamin Harrow著，凌雲譯，〈酵素維他命與賀爾蒙的關係〉，《雄風》第二卷第六期（一九四七），頁十二～十三。

148 吳明，〈賀爾蒙與維他命〉，《婦女雜誌》（北京）第六卷第七期（一九四五），頁二八～二九。

149 K. Zipf.著，林千葉摘譯，〈治療新消息：㈢內分泌素及維他命療法之進步〉，《同濟醫學季刊》，第二卷第三期（一九三二），頁八四～八五。

150 矢崎定雄、潮田智惠子、藤崎澤子，〈補力賀爾蒙（腦下垂體前葉賀爾蒙）對於肺結核諸症狀之影響〉，《日新治療》第二〇九期（一九四三），頁二～四。

151 鈴木梅太 ，〈維他命與賀爾蒙〉，《衛生保健醫藥專號》九月號（一九四三），頁二五～二七。

152 黃蘭孫，〈維生素與刺激素〉，《醫藥學》復刊二卷第五期（一九四八），頁四三。

153 俞伯符，〈預防衰老的認識與實踐〉，《申報》，一九三六年八月十九日，第五張。

154 惲鐵樵，《《傷寒論研究》與《臨證演講錄》》（北京：學苑出版社，二〇〇七），頁一六六～一六七。

155 伊藤正雄，〈內分泌刺戟素的神秘〉，《新醫藥觀》第五卷第十期，頁二～六。

156 梅軒，〈內分泌病學（續）〉，《國藥新聲》第二十二期（一九四一），頁七二～九五。

157 森君，〈神秘的內分泌病及其手術的治療〉，《康健雜誌》第二卷第八十二期（一九三四），頁十四～十五。

158 M. Fishbein著，黃克綱譯，〈內分泌的生理及其漢療上之效能〉，《公共衛生月刊》第二卷第一期（一九三六），頁二三～二五。

159 不著撰者，〈潮信不至，何必荷爾蒙哉〉，《民生醫藥》第六十九期（一九四二），頁二七。

160 華汝明，〈內分泌疾患之藥物療法〉，《新醫藥刊》六十二～六十四期（一九三八），頁三～十四。

161 石霜湖，〈賀爾蒙美容法的效果，尚待醫學界繼續研究〉，《立言畫刊》第二四一期（一九四三），頁二一。

162 冠卿，〈激素〉，《科學畫報》第九卷第十二期，頁七一三。

163 Aurél Mitterdorfer，〈論男性賀爾蒙療法〉，《汽巴季刊》第十一期（一九三七），頁三九四～三九六。

164 鄭奉燮、井上晉，〈性賀爾蒙與免疫體之關係〉，《日新治療》第二一一期（一九四三），頁八～十五。

165 W. O. Thompson,〈男性內分泌之用途與濫用〉，《中華醫學雜誌（上海）》第三十四卷第十一期（一九四八），頁五〇七～五〇八。

166 王雨亭，〈女性賀爾蒙劑若使男性服用時于生理上有何作用〉，《中華週報（北京）》第二卷第十三期（一九四五），頁二二。

167 羅燮元，〈問答：答馬君代友人徵求遺精與陽萎之治法〉，《醫界春秋》第六十二期（一九三一），頁二一～二二二。

168 參考前章論述。

169 陳國熊，〈維他賜保命之治驗一斑〉，《國醫導報》第二卷第六期（一九四〇），頁四一。

170 郭柏良，〈食補與藥補〉，《大眾醫學月刊》第一卷第四期（一九三四），頁七～八。

171 謝也農，〈中國發明已久之臟器療法（一）〉，《申報》，一九三九年二月十七日，第三張。

172 唐湘清，〈臟器療法於中藥〉，《中醫世界》第十二卷第一期（一九三七），頁四五～四六。

173 秦國楨，〈臟器療法之價值〉，《獸醫月刊》第二期（一九三六），頁十九。

174 楊宜弟，〈女性荷爾蒙是補藥嗎〉，《大眾醫學》第二卷第五期，頁一二一。

175 加藤尚義，〈更年期前後所起之神經衰弱樣症狀與「補力賀爾蒙」〉，《日新治療》第一三三期，頁四。

176 A. Hemming 著，丁修竹譯，〈男性荷爾蒙「睪丸素」（Testosterone）的真面目〉，《世界與中國（北平）》第二卷第二期（一九四六），頁二三～二四。

177 加藤尚義，〈更年期前後所起之神經衰弱樣症狀與「補力賀爾蒙」〉，《日新治療》第一三三期，頁四～七。

178 張崇照，〈內分泌與臟器製劑〉，《家庭醫藥》第二卷第十四期（一九三四），頁二〇～二三。

179 不著撰者，〈賀爾蒙混合製劑〉，《同仁醫學》第十卷第四期（一九三七），頁七一。

180 李克蕙，〈中國發明之科學藥方：（三）海狗腎雄雞生殖腺和近代睪丸製劑的比較〉，《國醫砥柱》第三卷第二期（一九四二），頁三四～三六。

181 夏雨，〈世界雜談：女性賀爾蒙〉，《雜誌》第六卷第六期（一九四〇），頁四一。

182 混用荷爾蒙來製藥的狀況相當常見，例如一則「生殖素」的廣告就言該藥「聯合睪丸腎上腺、腦下垂體、甲狀腺等內分泌要素製劑。」姚允平問、周笑函醫師答，〈關於遺精病害的種種及治療方法之問答〉，《申報》，一九三六年八月八日，第五張。

183 張子英，〈內分泌腺製劑之研究〉，《衛生雜誌》第十期，頁九～十。

184 張國華，〈賀爾蒙（Hormon）〉，《通大醫刊》第一卷第一期（一九三六），頁八二～八八。

185 石霜湖，〈賀爾蒙美容法的效果，尚待醫學界繼續研究〉，《立言畫刊》第二四一期，頁二一。

186 不著撰者，〈化妝品含賀爾蒙：摩登婦女要當心〉，《衛生旬刊（長沙）》第七十六期（一九四八），頁十九。

187 滋泉，〈含賀爾蒙的化妝品，慎防外國人的噱頭〉，《婦嬰衛生》第二卷第八期（一九四六），頁十三。

188 穆因，〈賦媚動人是激素的活動〉，《皇后》第十期（一九三四），頁二二～二三。

189 阮其煜，〈龜鹿二仙膠新解〉，《大眾醫學月刊》第二卷第三、四、五期合刊（一九三五），頁七～九。

190 參考皮國立，《近代中醫的身體觀與思想轉型：唐宗海與中西醫匯通時代》（北京：生活・讀書・新知三聯書店，二〇〇八），特別是第二章。以及張仲民，《出版與文化政治：晚清的「衛生」書籍研究》（上海：上海書店出版社，二〇〇九），頁九七～一四〇。

191 皮國立，《「氣」與「細菌」的近代中國醫療史：外感熱病的知識轉型與日常生活》（臺北：國立中國醫藥研究所，二〇一二），頁一四〇～一四一。

192 楊志一、沈仲圭主編，《食物療病常識：續編》，頁六二～六四。

193 楊志一、朱振聲編輯，《家庭醫藥寶庫》，頁一三三。

194 胡佛，〈臟器療法之醫學史〉，《食物療病月刊》第一卷第二期（一九三七），頁五四。

第六章

從荷爾蒙藥劑看戰後臺灣壯陽史

一、一九五〇年代壯陽藥渡海遷臺

看了前述這麼多琳瑯滿目的藥品和五花八門的強身、補養、壯陽觀念，本書將繼續追問這些觀念和藥品在臺灣社會中可能的存在樣態與意義，讓臺灣讀者更有親切感。只是，相關的歷史和物質文化總是過往史家羞於啟齒之事，少見專門研究，但這些事情其實每天都發生在我們的日常生活當中，史家不該視而不見。一九四九年中華民國政府遷臺後，不但帶來的政治、軍事上方方面面的影響，其實，民國時期的思想、藥品之物質文化和身體觀，就好像外省軍民一樣，也隨之「渡海」來臺，和日治時期臺灣人的既有健康觀念結合在一起，產生新的風貌。[1] 另一種「渡海」的意思，則與戰後臺灣藥業史相關：因缺藥與用藥觀念之偏執，遂導致外國藥品來臺、大行其道之市場現象。

筆者印象所及，日治時期的醫藥廣告中，似乎沒有這麼多強調壯陽和持久的藥物，[2] 倒是禁慾和禁止手淫的性教育呼籲與民國時期雷同。[3] 反觀戰後臺灣社會，這類報導非常多，至少是超過日治時期的。而本書所主論之荷爾蒙藥品，也於一九五〇年代大行於臺灣社會。一九五三年，《聯合報》就報導美國醫藥公司出品「強力睪丸片」是當年度最風行歐美及南美洲各國之強力男性荷爾蒙，並說明現已空運到臺灣，服法簡便易於吸收，號稱功效與注射相同，總代理為臺北市的廣生藥房。以上敘事明顯是一則廣告報導，顯示當時該類藥品有不少皆為進口。[4] 戰後政府遷臺，諸事煩擾，許多本土製藥工業在戰時受到損害，中日戰爭後復因日本戰敗，許多廠房、資金和技術都遷回日本或被沒收。取而代之的有不少是所謂渡海來臺的民國老藥房，它們的藥品觀、健康觀和行銷手法遂開始影響臺灣社會，頗值得注意。[5]

一九五〇年代的偽藥現象猖獗，除了維他命和抗生素等藥品的仿造外，荷爾蒙更是偽藥界的「寵兒」。有報導指稱，臺灣物資局報價核售之西藥，計有男、女荷爾蒙一大批，包括米太寶靈，維太康、盤尼西林等共九種，核售對象以公私立醫院、醫師及藥房為限。[6] 由於進口藥品稀缺，許多荷爾蒙藥品都是配售或限售，導致一般民眾很難買到，故偽藥就應運而生，大行其道。一九五二年，臺北市中華路一帶就有廠商偽造日本帝國臟器株式會社所製之男女荷爾蒙藥針出售，此乃因日本「帝國臟器牌男女荷爾蒙」在臺灣銷路甚大、供不應求且利潤甚高所產生之怪象。[7] 該類藥品有不少仍維持民國初年的使用方法，以注射為主。至一九五四年，臺北市警察局會同臺北市衛生院與警務處西藥檢查小組破獲地下藥廠與偽藥案，有藥廠專門將美國製的女性荷爾蒙混合甘油「稀釋」，一針混充成十針，冒充為日本帝國臟器製藥株式會社出品之「女性荷爾蒙」至全省販售；另一起查獲之偽藥乃歐美進出口行，出售冒牌的「強生素蓋世維雄」，也是當時知名的荷爾蒙製劑。[8] 偽藥現象如此猖獗，且大多是偽造外國藥品，報紙就舉了「奧巴荷爾蒙」為例，教導民眾怎麼辨識；基本上，偽藥的英文都會省略或竄改某些字母。此外，該報導還揭露偽造的「奧巴荷爾蒙」主成分竟然是花生油。[9]

為了打擊偽藥，當時政府展開不少查緝行動，雲林縣衛生院及省衛生試驗所即查緝虎尾鎮春陽堂藥廠出品的「得壽多荷爾蒙」。原本包裝上未標記主要成分，後經化驗，證實主要原料均屬合格，也驗出Methyltestosterone（甲基睪酮，為男性荷爾蒙睪固酮的衍生物）屬陽性，證明其符合「真的」荷爾蒙成分，故准予恢復出售，[10] 但仍可看出當時藥商會將西藥原料買來自行調配，自創成藥。直至一九五〇年代末，偽製荷爾蒙藥品的情況依舊猖獗，乃查緝偽藥名單上之常客，可見市面需求量之大。例如臺中市中興化學製藥廠製售的「中央特補維雄」，也是未經許可擅自製造販售的藥品，當時被依法查緝沒收；另外則是在屏東民生藥房查獲偽製的「海獸睪丸素」等藥，皆被沒收，[11] 相關案例可謂不勝枚舉。偽藥充斥的情況直至一九六〇年代後依舊如此，除走私進口者外，大部分係地下工廠私製，大多來自中部和臺北縣三重、中和之地下工廠，而以臺中為大本營。一九六八年報導市售偽藥有抗生素藥品：地黴素、氯黴素、仙桃萬壽丁及感冒錠、荷爾蒙製劑與成藥，其中尤以冒牌日貨者最多。[12] 後來臺北市成立「偽劣禁藥查緝中心」，就抓到抗生素類、維他命營養保健藥劑、胱胺劑、感冒解熱鎮痛藥劑、荷爾蒙劑等偽劣藥品，可見藥品的偽造在當時是一嚴重的問題，[13] 而荷爾蒙更是熱門仿造藥品之一。

除了偽藥猖獗，當時還有另一個值得注意的點。自一九五〇年代起，當時報紙上各種壯陽藥廣告誇大其辭，皆是為了吸引消費者的目光。其中有關荷爾蒙各種療效的宣傳更是如百花齊放，把持了當時的藥品媒體版面。隨手取來，例如某某荷爾蒙西藥標榜「成份準確！效力強大！作用持久！」，其「效能」是治療「性能減退，疲勞倦怠，意志散漫，腰酸背痛。」這些症狀與民國時期同類藥品的療效敘事具有高度一致性。[14] 一九五二年，還有「陰陽人」欲置換睪丸的外科手術報導，希望能藉此舉讓陰莖變長變大，成為一位「真正的男人」。這些與荷爾蒙相關的奇聞軼事，與民國時期令人驚嘆的睪丸（性腺）置換術頗有雷同之處。[15] 當時臺灣還風行接種新鮮的腦下垂體，即將牛類等動物的新鮮腦下垂體直接移植於人體，希望藉此自動產生荷爾蒙。當時臺灣省衛生處長顏春輝（一九〇七～二〇〇一）對此項接種手術及其效果至表關切，還召集各大型醫療院所舉行研討會，包括曾子群、劉錫恭、楊文達，許了秋等醫學衛生專家都一同參與。他們悲觀地對外表示：

（一）牛類等動物腦下垂體與人體細胞組織不同，移植後該垂體細胞不能繼續繁殖，僅原有少量分泌體之存在而已，經過短期間後必然消失。（二）牛類等動物腦下垂體，移植於人體，會引起異物反應。（三）人體經過移植手術後，可能造成變態反應狀態。（四）此項移植手術尚在試驗階段，其效果猶待考險，目前不能視為妥當之醫療措施。（五）從牛類等動物取出之腦下垂體，消毒不易。基於動物體上常有溶血鏈球菌、腦炎毒、破傷風桿菌、炭疽桿菌等多種毒細菌之存在，稍有不慎即受上述各細菌之傳染，有致死之危險。[16]

故專家會議呼籲，一般人不要盲目接受此項接種手術，如體內的確需荷爾蒙之補充，最好採用定量且合格之荷爾蒙藥品，並經醫師指導施用，以策安全。而當時確實也有報導，臺南一間皮鞋店的老闆因心臟衰弱，赴醫院注射荷爾蒙針，返店後即感到身體不適，隔日被發現時已氣絕身亡；但後來被判定為心臟麻痺致死，當時很難證明是與注射荷爾蒙針劑有關。[17] 三重則有一位張姓男子因感到身體衰弱，私自向藥房購買荷爾蒙，並請老闆代為注射，沒想到打了兩針後隨即昏倒，送到臺大醫院治療，隔天暴斃。[18] 這則故事說明當時臺灣人會選擇注射該藥來消除疲勞與身體的虛弱感，因此民間私用荷爾蒙的風氣應頗為興盛。

在戰後的臺灣，荷爾蒙仍然具備「祕藥」性質，有著神奇功效。即便大家已經知道，許多由內分泌不足所引起的疾病可用動物體中提煉、或以化學合成之荷爾蒙製劑來治療，然而一般臺灣人提到荷爾蒙還是有點難為情，「愈是想打荷爾蒙的人，也就更怕別人知道。」有錢的民眾受了廣告神奇的宣傳而花錢用藥，為的就是「返老還童」和「補陰壯陽」；但報紙也評論，效果很難下斷語，當時西方研究會透過報刊翻譯摘錄，提醒民眾不經醫師指導而藥石亂投者將有健康風險。[19] 此外，追求長生不老的夢想，雖然在一九四九年後的臺灣社會已不切實際，但追求更健康的身體和避免衰老的希望，卻依舊是每個人的夢想。一九五四年的報紙刊出：「據說現在流行市面上的男女性荷爾蒙劑，就是古代所謂的長生不老之藥，古代視同仙丹，唯有帝王才可以有機會服用的神藥，現在我們每個人都可以買得到吃得到了。」[20] 尤視此藥為神奇之仙丹妙藥，依舊充滿著吹捧話術。[21]

當時的報紙上書寫著人們對荷爾蒙之熱切需求。一篇連載小說寫到，一位化名「李大壽」的醫師詢問一位林姓病患最近身體狀況。林姓病患表示，他喝了李醫師賣給他加有補陽滋陰藥材的「英國白蘭地」後，不到一小時藥性和酒性即流通全身，「立刻精神百倍，興奮得像個十八、九歲的毛頭小伙子！連老虎都打得死！咳！瞞你說，所有的女人見我都怕啦！」這位病患請李醫師配更多藥酒給他，並表示每晚不喝該藥酒，可以說全無精神，似乎已經上癮了。李醫師聽完後說可以持續幫他配製藥酒，病患詢問藥酒是否對人體有害？李醫師回答：「不會的，我在這酒裡，配的是男性荷爾蒙大補劑，多吃多補，有什麼害處呢？」原來藥酒內加的竟然是荷爾蒙。後來，這位林姓病患竟又繼續向李醫師索求服了可以讓女人「會對男人自動求愛的藥粉」，可以想見該藥粉就是春藥（筆者按：也稱為「媚藥」）。[22]這位林姓病患還說：「我在女人圈子裡混上近二十年，從沒有遇到這樣狡猾的女人，就此下個決心非要把她搞到手不可！李醫師，這次要靠你幫忙哩！只有你的神奇藥粉，才能使她屈服在我的手裡！」

這則刊於報紙上充滿「補身」與「性暗示」的故事，不知是虛構還是真實？但顯然有諷刺、揭露社會亂象與不可告人之奇異黑暗面。作者於文末諷刺，這位林姓病患是「把藥酒當做玉液瓊漿般的飲料，能刺激起短時間的青春活力，以滿足放浪的生活中所斲傷的生理機能。」[23]這顯然反映了某些社會真實。這則故事中的不肖醫者李大壽還違法娶二太太，平日就靠到處推銷增加情慾的「強力荷爾蒙」來增加自身收入，可見當時私下販售藥品的風氣相當興盛。[24]荷爾蒙在市面上熱門之處還不僅止於此，連面霜在一九五四年前後都已有相關商品，報紙上觀察：「由於臺灣地處亞熱帶，氣候溫暖，人體需要補充大量荷爾蒙，因之市場荷爾蒙特別暢銷，若干藥廠專靠製造荷爾蒙賺錢，花樣愈來愈多。」[25]一九六二年時有一則社會新聞，任職於省立宜蘭醫院院長李啟東被起訴，原因是他自己有利用營養品「補腎」的需求，所以在省立臺東醫院院長任上，以職權上之便利，不透過正常看診程序即教唆並侵占一般公立醫院病人極少使用之荷爾蒙、福祿命等高貴藥品，且不付款，以供私用。他侵占的藥品除了高貴的荷爾蒙外，還有蒙利安命、得補、補力多等三十餘種藥物，可見當時社會風氣中私下補身之需求。[26]歸納起來，荷爾蒙相關產品之熱銷，不外乎是延續自民國以來追求健壯與青春不老等目的。[27]

當時的社會生活百態，也會牽扯到荷爾蒙所帶來之性魅力，充滿了情色與性暗喻。例如有一則社會新聞，描述一位王姓前夫由愛生恨，又因為金錢問題，遂縱火燒死其前妻宋氏。當時報導指出，嫌犯自述其前妻雖已三十八歲，但打扮起來卻像二十多歲的人，妖嬌美麗，真是一位摩登女郎。況且，宋女時常要注射女性荷爾蒙，慾望比較強；王姓前夫卻有先天「性弱點」，報導很隱諱，或許即暗指王男性能力不足，且性情守舊，無法使妻子得到滿足，因而導致前妻紅杏出牆，最終演變成殺妻慘劇。這則社會新聞顯示了使用荷爾蒙與慾望、身體強盛之關係，做為負面對照，王姓前夫的虛弱、保守、性能力虛弱，最後竟做出傻事。整則新聞雖非廣告，但荷爾蒙之功效與其代表之強壯、情慾之意象，完全可從這則警世故事中展現。[28] 又有一則報導指出，從前人說「飽暖思淫，飢寒起盜心。」諷刺當時社會上思淫慾者，就是吃太飽、穿太暖，導致荷爾蒙過剩，只好縱情酒色、耽於淫樂。在一般人的想法中，荷爾蒙與性慾與縱情酒色有關，但人們依舊樂於追求。[29] 西方生理學並指出，性荷爾蒙是促進代謝良劑，且是組織主要的建造者，這些在當時的健康概念中都是非常重要的知識。[30] 報紙甚至刊載，熱烈渴望愛情之情慾、富於性感的魅力，這些外在「性的魅力」，都是體內生殖腺荷爾蒙的過剩的現象。[31] 只是一般人並不認為自己的荷爾蒙或性能力「過剩」，卻總是覺得自己非常「不足」，所以才會衍生各種服用、注射藥品之現象。

除了社會新聞報導，戰後臺灣的報紙依舊和民國時期一樣，有許多「讀者投書」和「醫師問答」之欄目，民眾毫不避諱在報上闡述自己的身體困擾，而且大多是男性。一九五三年，《聯合報》上讀者服務欄有位劉裕康提問，他因手淫過度、神經過敏而導致衰弱病症，有什麼好辦法改善？醫師則在報上回覆，運用合理運動，並用冷水沐浴，很類似節慾之呼籲，也談到可用荷爾蒙來治療，惟須經醫師診斷。[32] 另外，也曾有一名叫鍾開源的讀者投書，指出自己有「過瘦」的問題，並自陳「去夏以來每天除了公務外，都埋頭讀書，因此身體漸感瘦弱不支，又加以一個半月前有「遺精」現象（差不多一週一次），最近打了兩劑荷爾蒙，狀況較好，但卻仍有「晚上看書時即感精神疲倦和背部酸痛」等等症狀，徵詢醫師要吃甚麼藥物？報紙上則刊出鄧述微醫師的回答，指出：「除工作外應有適當之娛樂及戶外活動，以調節身心之疲憊，可用營養品。」醫師沒有特別提到藥品，可能是當時面對這種虛弱、遺精的症狀時，注射荷爾蒙針已是一種積極的治療方式；若無效，只能再補充其它營養品。[33] 另外，報紙上還刊載一位「振華君」的讀者詢問，他表示：「本人於十七歲時，誤犯手淫，直至廿八歲才根除這種惡習。以至近年來身體日為衰弱，時常覺得頭暈、目眩、失眠、陽痿、腰酸軟、背亦感到痛、四肢亦酸軟、心裡時常發慌緊張、消化也不良，曾經服了些中藥無效，請問是否可注射荷爾蒙？每月打幾針，像我現年三十歲是否適宜？」這位讀者還有「小便後漏精二三滴，有時大便稍加用力，亦偶而流一滴，雖然服下些藥僅治標而已。」甚至還有掉頭髮，晚上睡覺冒冷汗（盜汗）等相關症狀。關於這些症狀，專欄醫師在報上回覆：「三十歲之年照理不需用男性荷爾蒙，決定它的病因乃處理陽萎最重要之點。許多例子屬於精神心理性，切忌濫用性腺荷爾蒙治療。」雖然醫者提出這樣的建議，但似乎可以看出當時治療陽痿的問題，不論是正規或私下的治療，荷爾蒙療法都是一個非常重要的選項。

當時報紙甚至會直白地刊登，有「哪些」讀者有陽痿問題，例如一則報導寫到：「吳武雄、林壽山、渙萍、陳愛其、黃太山、陸嚴介諸先生，您們的來信均問及遺精、陽痿、性器官發育不全等問題，這些問題目下青年及中年男子患者甚多。」報上醫藥顧問群只說到，關於陽痿，「最要緊的是要決定他的病因，有許多是屬於精神性的，切忌濫用「睪丸製劑」（俗稱荷爾蒙）治療。假如陽痿是因年邁而性機能逐漸減退，或因睪丸的損傷和繼發於腦下垂體機能過低症的萎縮所致，則睪丸製劑療法可使之進步。」[34]，以上談了許多陽痿的原因，特別是心理層面的，但非常抽象，只有服用荷爾蒙藥品是較為具體的解決方式。

一般談及身體的好壞，不透過檢查或具體數字評估來呈現，或許都有以偏概全的危險，不過，「性能力」的高低，往往被作為評斷一個人身體好或壞的標準。一篇報導就直白地指出，具有成功、偉大事業的英雄偉人，不少都是精力旺盛的，例如凱撒、拿破崙、歌德、拜倫、豐臣秀吉等歷史人物皆如此，可謂「自古英雄皆好色」，精力和情慾往往被劃上等號。因此，性能力在四十幾至五十幾歲時即告衰弱，「乃是今後人生一大不幸」。這位作者解釋，有人用酒類或淫藥想回復性能力，在一時或有若干效力，但結果卻反而更促成性能力衰退。若想尋求正規治療，則其敘述以荷爾蒙配合一般神經衰弱的治療藥物一起使用，最為理想。[35]可見即便到了一九六〇年代中期，服用荷爾蒙仍和陽痿、性能力低下等症的治療有著密切關係。

當時受臺灣消費者青睞的這類藥物，幾乎都是舶來品。一九五六年，美國普強藥廠的男性荷爾蒙製品，受到德國先靈藥廠之「特補蓋世維雄」及日本持田藥廠之「達斯能得保」兩藥夾攻，美國藥廠的臺灣代理商大倫行竟然發出毀謗廣告，攻擊日、德藥廠所製的藥品不純，日本持田藥廠的營業部部長甚至親自來臺關切，可見當時進口藥物市場競爭之激烈。[36]在這當中，本土藥廠也不甘示弱，一九五七年初，中國生化製藥廠出品「大補強力維雄」問世，看這藥品名又是「大補」，又是「強力」維持雄性力量，其效能已可思之過半。該藥品宣稱其為臺灣本土製藥廠首創荷爾蒙製劑，品質與外貨相同，效力能維持四至六星期，而價格則僅外國貨三分之一。該藥廠當時還製造維他命劑、磺胺劑、新黴素等藥片、藥膏出口，還有複方必多命（維他命B混合劑）等十餘種針劑，在報紙上宣稱品質均不遜於外貨。當時已有希望本土藥廠可以購買外國藥料，然後在本土生產，再向東南亞各地推銷的聲音，本土藥廠更積極聯繫華僑，希望能促成本土藥品外銷。[37]而商人也不斷挖掘西方藥品，報紙甚至會直接刊載進口新藥，極似廣告，例如：「德國漢洛藥廠出品漢洛保力丸新貨，業已運臺上市，該項藥品係多種維他命、荷爾蒙、礦物質綜合劑，對於中年以後體內各器官之細胞活力衰退、生理機能減弱，即衰老症之前期症狀，極有效力，為最理想的治療未老先衰、預防衰老，和滋補強身珍品。」[38]即大肆宣揚西方荷爾蒙的功效，也顯示愈來愈多的補身壯陽藥品是所謂的「複方」，給人更強力、更有效益的感受。

自一九五〇延續自一九六〇年代，有關荷爾蒙藥品療效之研發，可謂日新月異。其中有個特別被關注的問題，就是中年以後的女性更年期疑難雜症。對於「更年期」的治療，根據李貞德獨具開創性的研究，在晚清的最後十年，已可見婦科衛教和文藝小說採用「更年期」一詞，前者提醒絕經前後的身心疾患，後者則用以比喻中年婦人在四十歲後逐漸喪失女性魅力之哀愁，雖然不是一種病，但卻是一種令人困擾的症狀與身體樣態。李貞德進一步補充，日治時期的臺灣，最遲在一九二四年，蔣渭水（一八九〇～一九三一）也已提到「更年期」，但只不過是作為「月經閉止」的同義詞，表示無生殖能力的意思。雖然蔣在文中形容女子的生殖器官和全身部位將「漸次萎縮退化」，暗示了老年的開始，卻未見涉及任何疾患或健康問題。[39]

到了一九五七年前後，用荷爾蒙治療更年期病症的觀念，首次出現在戰後臺灣的報紙上。女性卵巢分泌荷爾蒙的工作到了最強盛期，以後工作便漸次遲鈍，而附屬於卵巢的其他生殖器官，也由強壯邁向衰老退化，這一段過程即「更年期」。為了治療這樣的婦科疾病，當時即使用卵巢荷爾蒙療法或兩性荷爾蒙混合治療法，以補助卵巢機能衰滅之不平衡；但需由醫師評估，否則可能引起子宮出血的不良後果，甚至可能刺激子宮及卵巢，造成癌變。在一九五七年，也刊載報導德國先靈藥廠發明了一種以天然女性荷爾蒙及其他原料配合製成的「保女榮膏」，據稱能增進及恢復婦女乳房發育、消除臉部皺紋，該藥之特點即為直接由皮膚毛細管吸入，但敘事頗有誇大之嫌。[40] 此外，治療自律神經失調，也可適當補充荷爾蒙，據稱對治療婦女的情緒疾患有幫助。[41] 但是，也有今日頗感怪異的說法，亦即「早點結婚會讓更年期到來比較緩慢」的說法：當時的想法是，獨身女性比較容易孤獨、焦慮、發愁，也享受不到家庭之溫暖，性腺比較容易萎縮，導致荷爾蒙不足，所以又叫「獨身病」。[42] 隔年一則報導顯示，精神病可運用荷爾蒙與維他命丙的混合劑施以注射，能得到良好效果，一次注射可以維持一週，連續注射一週可維持三個月，[43]可見當時認為，這些補養身體的藥物，對情緒穩定有所幫助，也與民國時期的說法頗有雷同之處。

更年期並不是女性專屬的煩惱。到了一九六〇年，臺灣報紙第一次翻譯文章，報導男性也有更年期問題，包括產生容易疲倦、心情沮喪、情緒不穩定等毛病，也被認為和中年後性腺分泌荷爾蒙低下所致。原因正是在於男性荷爾蒙的正常作用之一是給一個男人精力、勇氣和進取心，一旦缺乏，當然就諸事不順。所以適時補充合成荷爾蒙，就有所幫助。[44]雖然情緒低落、疲倦的成因有很多，但此處給了身體感呈現樣態背後一個確定原因，能解決的藥物仍是荷爾蒙藥品。所以，就算已有亂服藥將導致不好後果的零星報導，但當時介紹性荷爾蒙好處的文章依舊不少，包括它可以使人延遲衰老過程，使人神經暢通、調整肌肉的成長等等。如果中年男子或是未到更年期的女性，因受性荷爾蒙的困擾及失調而感到較實際年齡衰老，則用性荷爾蒙治療可以使人感到年輕；但青年服用它不但無益，反而有害。美國醫學協會指出，施以長期的綜合荷爾蒙治療，可以促進一般氣力、體能、精神；老年人，經過長期的荷爾蒙注射之後，更增生活樂趣，改善精神，擁有較好的記憶力。[45]美國也發明一種用人造男性荷爾蒙製成的「肥人丸」，來治療過瘦的問題，[46]荷爾蒙的功用有很多，時不時於報刊上披露，但報導它為「補藥」的功能仍是最多的，而且人們私下也都把它當成「補藥」來使用。

報紙也介紹日本伊藤一郎寫的《性腺與青春》，介紹「男性的荷爾蒙是精液，精液是維持男人性能力的主要因素，男人會具有男性美，即因此等荷爾蒙刺激各部份的器官。」與民國初年的認識相比，並沒有進步多少。倒是該書介紹了由植物取得的「精液」，因其價廉物美且較為安全，其實就是由撒爾沙（Sarsapavilla）草根（筆者按：即菝契）抽取的液體，也是知名飲料「黑松沙士」的主要原料，據言有治療腺病之效，似乎可為荷爾蒙的代用品，象徵各國科學家仍在不斷追尋副作用更少的強精補養藥物。[47]不過，現代人比較不會說該飲料能「強精」，反倒「解熱」是其中一項顯著效果，菝契本為墨西哥一帶原住民常用來消炎解熱的草藥。[48]至於現今臺灣勞工朋友喜歡喝提神、補養飲料配上沙士，雖不知是否有直接的連帶關係，但追求提神、體力好的目的是一致的。[49]

二、保護本土藥品製造之法令

從上一節論述，可知荷爾蒙藥物在戰後初期的風行程度。該現象代表的是一項極為龐大的利益，但可看出多被外國藥品所獨占，如此情況也讓政府注意到該藥奇貨可居，遂開始爭取本土藥品的發展空間。綜合來看，臺灣自一九四六年之後，荷爾蒙之銷路年年增加，但一九五二年之後，才逐漸有外國貨供應。當時本土生產荷爾蒙製劑已有七、八年的歷史，但顯然供不應求，而且臺灣人更偏好外國藥品。西方人很重視臺灣市場，還不止於前述，又例如世界著名德國柏林先靈藥廠在一九五五年派出代表來臺灣考察，當時西德藥業復興，在臺灣也設有代理商。報導指出，當時該廠有一千三百餘名專家正在研究各種荷爾蒙製劑，並發明「特補蓋世維雄」等荷爾蒙藥品在臺販售。[50] 當時荷爾蒙製劑被視為一種「補品」，消耗量頗為驚人。一九五五年時，臺灣的荷爾蒙製劑約有數十種，但經化驗合格的製劑並不多，例如本土所產的荷爾蒙「虎力士」即為合格藥品。那時政府已感到這是一樁財政問題，需要改革，並思考減少外國藥物進口，以節省外匯之損失。[51]

最早於一九五八年三月，內政部醫藥審議委員會就擬定「藥品登記查驗辦事細則草案」，希望透過漸進方式，刻意培植本土藥廠的製藥能力，以降低對外國藥品之依賴。又因時代進步，已有新藥代替而將被淘汰者，政府亦逐年予以清理列入禁止或管制，並已預訂不再辦理新的、特定的外國藥品登記。而當中改列為禁止進口的藥物，多是所謂的「補劑」，包括口服的滋補劑、健胃劑等等，還包括含性荷爾蒙的各種製劑。[52] 當時西藥市場非常混亂，私運販售及國內藥廠之增產，皆導致正統外國藥品貶值，特別是美國藥品，還受到日本藥品的夾殺，導致加速貶值。本土藥廠更開始進口外國藥料，自己生產，特別是抗生素等等，也讓整個美國藥品市場大受打擊。而政府當時一方面增撥製藥工業原料外匯配額，希望扶植國內藥廠順利生產，供應全省需要，避免出現一九五〇年代初期的藥荒；另一方面又有將補劑、荷爾蒙劑、眼藥水等次要的十三項製劑列為管制進口。[53]

而那時廣受歡迎的日本藥品呢？當時日本與中華人民共和國進行貿易協定，臺灣稱為「日匪貿易協定」，政府遂決定減少、甚至斷絕日本藥物來源。消息一出，反使日本藥價格大漲，特別是荷爾蒙藥物，很多都是從日本來的。另外，當時內政部為積極扶植臺灣製藥工業，撙節外匯支出、挽回利權，也準備禁止進包括滋補劑、健胃劑和荷爾蒙等藥物製劑進口。[54]當時有一種對臺灣製藥業先天不足的定見，但到了一九六〇年代之後，政府對國產藥物表現了日益上升的樂觀。就臺灣最缺乏的藥物原料而言，當時報導信誼製藥廠已在收購動物睪丸，以從事荷爾蒙原料之製造，其他臟器如肝臟、胰臟、卵巢等物，亦可收購用來製造增血劑的原料。[55]同年，經濟部工礦計劃聯繫組擬就「第三期臺灣經建四年計劃製藥工業計劃草案」，裡面就包括合成藥品之研發，以因應各種荷爾蒙、維生素等藥品之巨大消耗量，加強其合成製造法的試驗。[56]

一九六一年，時任外貿會主委尹仲容（一九〇三～一九六三）表示，在西藥進口外匯中，所謂的進口「補藥」實在是太多了。每年進口維他命、荷爾蒙、鎮靜劑及補藥竟占西藥進口外匯總額百分之四十，他認為這在外匯支出上的確是一項很大的負擔。[57]隨後，尹仲容就在十月宣布，四類西藥包括維他命、荷爾蒙、鎮定劑和補藥，將限期管制進口。簡單說就是透過登記管理，希望刺激外國藥廠主動來臺設廠生產，提升本土製藥能力，也減少外匯損失。而且，此一政策對外國藥廠實屬軟硬兼施，若國外藥商不辦理登記並承諾來臺設廠，即以放棄權利論，該項藥品立即列為管制進口。若是特定藥物或國內不足時，才會另列名冊，由內政部藥品供應處統籌進口。尹也表示，當時國產維他命和荷爾蒙，品質都很好，意思是這樣的禁令並不會造成太大的影響。[58] 此舉一度引起新藥商業同業公會聯合會的抵制，他們認為這是政府與民爭利，希望外貿會能繼續開放維他命、荷爾蒙、營養劑等西藥進口，以滿足市場需求，這些藥品占了當時所有進口西藥量的百分之五十，足見銷量驚人，實禁無可禁。[59] 後來政策果然做了一次小轉彎，預計於一九六二年五月一日施行之藥品限期管制辦法，便加註一條「維生素，荷爾蒙，營養劑等三類藥品，凡確具療效常用而必需之藥品及本國製造技術或製造過程中之品質控制有困難者，暫不列入管制，候將來視實際情形，再行分別逐步實施。」[60] 也就是不嚴格採取一刀切的禁止方式，仍保有部分進口藥品能引進國內。

不管如何，禁令還是存在，在自由貿易的跨國經濟體系中，此舉勢必引起外國反彈。日本通商產業省方面對中華民國計劃限制日本藥品進口一事，考慮採取報復行動，例如限制臺灣香蕉進口。[61] 當時荷爾蒙藥品的民間需求量大，但外貿會認為該藥對於國民健康上並無多大的需要，近似浪費外匯。國內製藥廠商則認為荷爾蒙成品不允許進口還沒關係，但荷爾蒙原料則需要適度進口，不然國內藥廠的製藥還是會受到衝擊。[62] 一九六二年五月禁令生效後，日本武田、田邊、藤澤等三家藥廠依照規定限期內承諾來臺設廠生產，美國普利藥廠也承諾與本土中國化學製藥公司技術合作製售，所以政府禁令稍微放寬，讓這幾家藥廠的藥品可以直接進口至年底為止。[63] 在一九六〇年代初期陸續仍有機動調整，例如具有催生作用的八種荷爾蒙，就不受當年禁令之限制，仍可進口。[64] 有關藥品進口製造之法令，終非本書重點，但透過這樣簡短的分析，已可見當時該類藥品之風行，政府也不得不加以重視。

三、「荷爾蒙」概念之挪用與其他強身壯陽法

本節我們撇開荷爾蒙製劑之本身，來探討「荷爾蒙」這個科學名詞，與強身、補養和壯陽之間的關係，與其在戰後臺灣物質文化史上所扮演的角色。戰後臺灣的情慾與藥物世界，令人大開眼界，可以說無物不壯陽、無物不能提神。隨手舉例，一九五五年，報紙上諷刺、挖苦市面上打著科學家旗號的發明，創造類似「強身劑」的藥品，說明書寫到：「大補三焦，強陰壯陽，滋腎潤肺，開脾暖胃，烏鬚黑髮，理腰膝，固命門，疏濬血管，開導腺質輸送管之阻塞，新陳代謝等強健身體之中西複合製劑也。」作者指出，若只是報上一般的騙人成藥廣告，也就算了，但常常擺出發明家的姿態，口口聲聲標榜「科學」，才令讓人困惑。[65] 此外，當時報紙也刊載這樣啼笑皆非的景況，例如「我們家樓上樓下，各色丸藥俱備，不是滋補的，就是益腦強身的，還有吃了只放香屁不放臭屁的，反正有百利而無一弊。我在家裡

養成了見藥就吞的習慣。」[66]有時，報紙上還會主動公開介紹一些壯陽食品，例如「洋蟲」，一名九龍蟲，說其自明末始由西方傳入中國，清代飼養風氣特盛，而且多祕傳於上層社會中，正是因為洋蟲的功效能以「壯陽道，生精血」為主，具有壯陽補腎、暖血助氣、補元固本之功效。特別是雄蟲之精力猛壯，很多飼養者都認為是一種春藥，[67]南韓的總統李承晚（一八七五～一九六五）就愛吃洋蟲補氣壯陽，甚至南韓軍隊裡吃洋蟲的風氣很盛，並由南韓傳來臺灣，一度風行；但「吃蟲」畢竟有點恐怖，非一般人能接受，所以只能風行一時。[68]其他壯陽法還有很多，但如此論述篇幅不足，也無法聚焦，所以本章仍以荷爾蒙概念之挪用為主體，來探討壯陽食物與當時新科技觀點結合之現象。在一九五〇甚至延續至一九七〇年代，「荷爾蒙」都是被證實某種藥物或食物對補身壯陽「有效」的一種「掛保證」。戰後初期，毒品也一度被報導是近代以來的壯陽藥，[69]而且常被拿來諷刺共產國家縱容的惡果，但與荷爾蒙概念無涉，故本節也不特別探討這樣的例子。

荷爾蒙種類繁多，多具有副作用，並不適合長期服用，歐美醫界早已不斷強調。但很多人只要提到「荷爾蒙」三個字，都會聯想到性的問題，歐美年青人吃東西甚至喜歡選擇富有荷爾蒙的食物，也與近代中國一樣存在「返老還童」之迷信。[70]其實自民初以來，民眾就已受西方科學與藥理影響，並擴展到戰後臺灣社會。例如有關飲食壯陽法之挪用，一九八〇年代中期以前，臺灣其實有一股吃狗肉進補的風潮，[71]報載民間說法，說是狗肉大補，因為內含「高量荷爾蒙」，吃了冬天不怕冷、陽氣旺；[72] 有民眾一個冬季竟連吃了三四十碗，結果發現嘴裡長白泡，火氣太大，祇好中止進補，可見狗肉「補力」甚強，促使當時的人大吃狗肉。報載臺北的狗被捕獵得很厲害，市面甚至還一度缺肉。[73] 同樣的認知，許多新飲食概念都引荷爾蒙作為其具體功效之說明。一九五七年，日本長壽會理事長糸川欽也博士來臺演講「長壽術」，主題內容是以科學來驗證「不老長壽」觀點，其中一點是「身體中常缺乏荷爾蒙，這種荷爾蒙不能由食物中獲得，一定要依靠特製的藥物，『乳酸菌』就是其中之一，這種菌有二百多種，其中有幾種是有益於人體，使人長壽不老的。」[74] 該學說在臺灣也引起一些迴響，例如「中華民國健康長壽會」就呼應該說，指出日本人的長壽觀念，包括：（一）每天要吃酸乳類液體；（二）人生過四十歲後應隨時補充荷爾蒙，以補足消耗；（三）要精神愉快，要用刺激使肉體健康。在成立大會上，眾人還一起飲用了「相當濃稠的健康乳露」，極可能就是「酸奶」（優格），就是依照前述日人之學說，[75] 這樣的說法可能和今日大相逕庭。

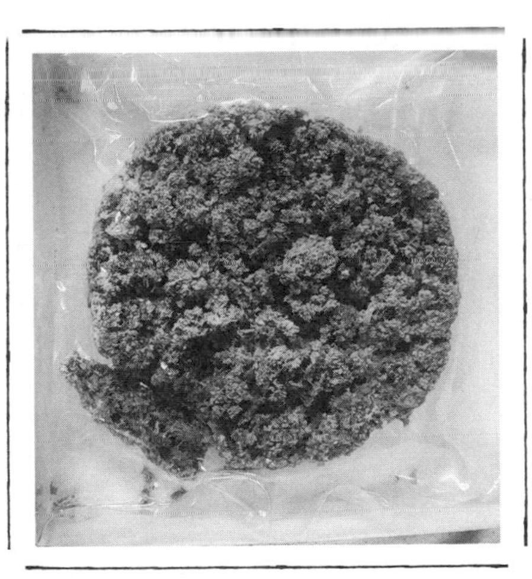

中醫常用紫河車（人類胎盤）來幫助補益氣血

我們談到壯陽與補身的飲食，常常會運用「生猛」二字，例如生猛海鮮，當可思之過半。報刊上介紹烹調菜單時，也會運用荷爾蒙，例如介紹食譜「韮菜鮮蠔炒蛋」時，會指出鮮蠔的營養價值高，富含荷爾蒙，來說明該菜色的營養價值，[76] 民間也都認為吃生蠔可以壯陽。一九七〇年，營養學家曾指出臺灣沿海所產的「蚵仔」，也被稱為「蠔」，含有足量的荷爾蒙及維他命能強身補體，確實可以「壯陽」。[77] 從前只有本省人才喜歡吃的蚵仔，當時已普遍成為一般家庭中的桌上補身佳餚了。[78] 另一個常被提及的壯陽食材，就是鰻魚，報紙報導日本人愛吃鰻魚，就是因為它具備高量荷爾蒙，對男人大有補益；臺灣人於一九七〇年代亦跟進人工繁殖，[79] 產量於是大增，大賺出口外匯。[80] 另外，民間也有人以「鱸鰻」為食材，進行補養。配合燉枸杞、當歸，可治老人虛弱、通血路、補元氣；還可以燉紅露酒或中藥八珍。據報導，「鱸鰻」油質膠質特多，也被宣稱富含荷爾蒙，合乎民間「生猛野物」的燉補原則，民間盛傳吃了即有「壯陽」之效。[81] 另一個知名的食材或藥材，就是鱉肉。在一九六〇年代初期的臺灣，養鱉是一種新興事業。當時臺北的大飯館中，一客甲魚（鱉）售價五、六百元上下，幾乎是一桌菜的價錢，所費不貲。鱉自古以來就被視為高級補品，例如鱉血可以做強壯劑，「含有豐富的天然荷爾蒙」，是現代人最歡迎的東西，而日本人探病也有送一碗鱉湯來補養病人元氣之習俗。[82] 鱉被認為是一種補品，當時也被詮釋，其荷爾蒙含量和蛋白質很多，給了補養之力一個科學解釋，符合當時流行的認知。[83] 當然，也有報導指出，鱉之所以這

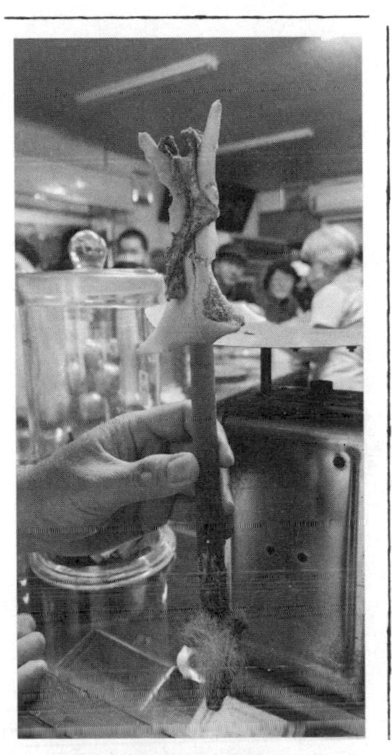

動物性器官時常被認為有補腎壯陽之效，圖為鹿鞭

樣富於營養，除了含大量的荷爾蒙，也有可能就是吃了小魚小蝦，甚至是死雞死貓肉的緣故，[84]是臺灣具「補養」性質之養殖業中極具特色的菜餚。[85]

臺灣請客宴席上常常出現的雞睪丸，討論度也相當高，但比較晚才見於新聞報導，可能吃內臟本為國人根深蒂固的飲食習慣，並不用特別論述，反而是到了可以更為公開討論科學的一九九〇年代後，理所當然的舊知識反而被拿來重新審視一番。一九九四年，高雄關稅局查獲十一噸走私雞睪丸，由於國人常有「吃什麼、補什麼」觀念，因此，在餐廳、山產店及夜市路邊攤，常可吃到被用來炒麻油、薑絲或煮湯的雞睪丸，就走私行為來看，可見民間深信不移，需求量很大。[86]民國時期論述動物睪丸含有荷爾蒙之論述，已見於本書前面章節。反倒是過了這久的時間，到了解嚴後，中西醫都還對其功效提出不一樣的看法。同一年，高雄醫學院附設中和醫院營養師許玉恆指出，有些人認為吃了雞的睪丸有增加荷爾蒙的效用，但目前醫學上無法證明雞睪丸有此功能。不過，似乎持肯定說法的專業人士更多，例如時任衛生署中醫藥委員會執行祕書的中醫師張步桃（一九四二～二〇一二）指出，動物睪丸多少都含有性荷爾蒙，對人的性荷爾蒙分泌有刺激作用，亦即吃動物睪丸確實有壯陽作用，而部分中醫表示「吃雞睪丸補荷爾蒙」是無稽之談。臺北新光醫院泌尿科黃一勝醫師指出，雞睪丸是含有較高的性荷爾蒙，因此對缺少性荷爾蒙的人而言，吃雞睪丸的確具有補充性荷爾蒙的作用；只是雞睪丸所含的性荷爾蒙在烹調後，還剩多少，沒人做過研究，不敢妄下定論。[87]終究，民間仍深信不疑，甚至在喜宴上都有這道美味

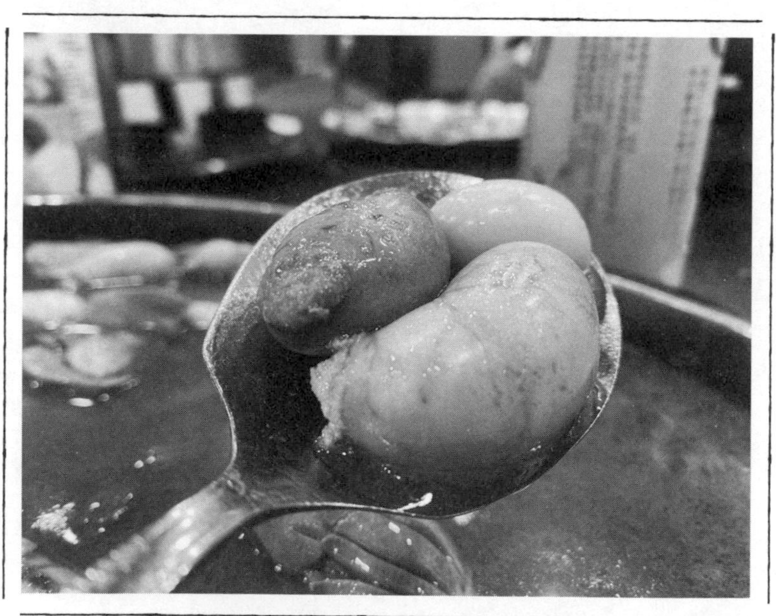

雞子，俗稱雞腰子、雞腩胇、雞核（閩南語：ke-hut、kue-hut；白字俗寫雞佛），指雞的睪丸

大補食材，要讓新郎補一下，以免晚上「漏氣」。中醫鄭振鴻表示，民間常以藥材、動物性器官泡酒作為滋補用，致使藥酒成為「壯陽藥」的代名詞。傳統的臟器療法觀念認為，動物鞭（指生殖器）、睪丸或腰子等器官，皆可對人體相對部位發生調補作用，可補充人體荷爾蒙，對於男性陽痿症狀確實具有相當程度的效用。當時也有醫者在報上介紹一些食補菜單，包括用豬腰子和豬睪丸等食材，搭配具有補腎壯陽的中藥來烹調，可作為民間食療壯陽的普及食材。[88] 當然也有不肖業者冒著觸法危險，走私虎鞭進入臺灣，結果被查獲，一化驗才知道竟然是用「牛筋」充當「虎鞭」，因兩者有極高的相似度，肉眼很難分辨，企圖詐騙想要壯陽的民眾上當，可見「壯陽」真是一門好生意。[89]

另外一種很有意思的食物，是筆者小時候路邊賣蛇膽、蛇肉、蛇酒的小攤子。那華西街一整條街的蛇肉店，大概是臺灣許多中、老年人的共同記憶，其實，蛇肉在東亞普遍被認有具有療效，「壯陽」當然絕對是其顯著功能之一；有意思的是一種怪異的說法，就是女性不能吃蛇肉，不然吸收太多陽氣後，女性就會轉而男性化，真是對食物的一種綺想。[90] 臺灣一九九〇年代以前，缺乏動物保育觀念，愈毒的蛇反而被認為愈「補」，大家都要吃毒蛇湯，因為「更補」，喝點蛇血再吃些蛇肉，都可以補身壯陽。前華西街「亞洲毒蛇研究所」第二代老闆郭懿堅表示，自己父親郭來貢六十年前於華西街開設吃蛇的所在，「當年華西街是最著名的風化區，很多男人來市場喝一碗蛇湯、蛇酒，就光榮地上場。」[91] 蛇湯、蛇酒就是充滿補身與情慾的食材。不過，曾在一九八一年發生一起案件，當時報導華西街的蛇店，經常吸引許多慕名而去的男性，他們大都對「蛇鞭」深感興趣；當時衛生署消費服務中心接獲許多消費者寄檢的「蛇鞭粉」，化驗結果卻發現，部分蛇鞭粉竟添加男性荷爾蒙「甲基睪固酮」及「咖啡因」。咖啡因本來就是一種興奮劑，有刺激中樞神經的效果，具提神效果；至於甲基睪固酮則是一種男性荷爾蒙，只用於極少數缺乏荷爾蒙的中、老年男性身上，一般性功能方面的問題，不能單靠荷爾蒙治療，但很顯然地，這個加入西藥的蛇鞭粉末，具有很強的提神、強精功效。醫者警告，人的肝臟

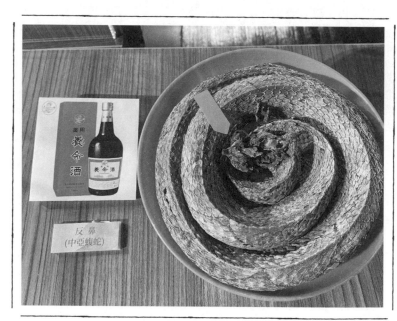

浸泡腹蛇後製成「養命酒」

對甲基睪固酮過敏，大量服用會造成肝臟損傷，點出了荷爾蒙添加物對人體之損害。由上述報導可見，荷爾蒙熱潮在一九七〇年代後似乎逐漸消散，但仍被當成「有效的」添加劑，被加在所謂的補藥中。長庚醫院泌尿科黃敏雄醫師則表示，蛇鞭是將蛇的「陰莖」乾燥後磨成粉狀，主要成份為蛋白質，與一般肉類相同，對「壯陽」並沒有真正作用；服用甲基睪固酮時間一久，將會使服用者體內自製男性荷爾蒙的機能萎縮，只會讓陽痿更加嚴重。[92] 此處已點出不少濫用荷爾蒙之害，已非名詞挪用，而是真正添加在藥食中了。有關荷爾蒙之害，下一節還會再補充說明。

自一九五〇年代起，就有不少具壯陽、補身的中成藥製劑或廣義的補品，流行於市面上，至今不衰。有些會挪用荷爾蒙概念，有些則是真的加入了荷爾蒙成分。例如宇宙製藥廠創製「宇宙牌大補全鹿丸」，甚至借用臺北市中山堂會議室舉行「祭鹿式及活鹿與藥品原料展覽」。據該廠監製人陳九如中醫師指出，該藥內含荷爾蒙豐富，可以補腦補腎、補氣補血，對神經衰弱症有特效。[93] 鹿茸、鹿肉等製品，是中藥也是食物的一種，在民國初年即已有人說明富含荷爾蒙；戰後臺灣的鹿茸，也被賦予這樣的角色，更影響了民間養鹿的風潮。[94] 一九六六年一則報導就指出，鹿茸銷路好，是因許多人都要進補「荷爾蒙」的緣故，並聲稱那比西藥中的「荷爾蒙」更具功效，還報導古代皇宮中有「鹿苑」之設置，其實那些鹿正是要給皇帝增加「營養」的，以供應皇帝夜夜辛勞，努力繁衍皇家後代之需求。[95]

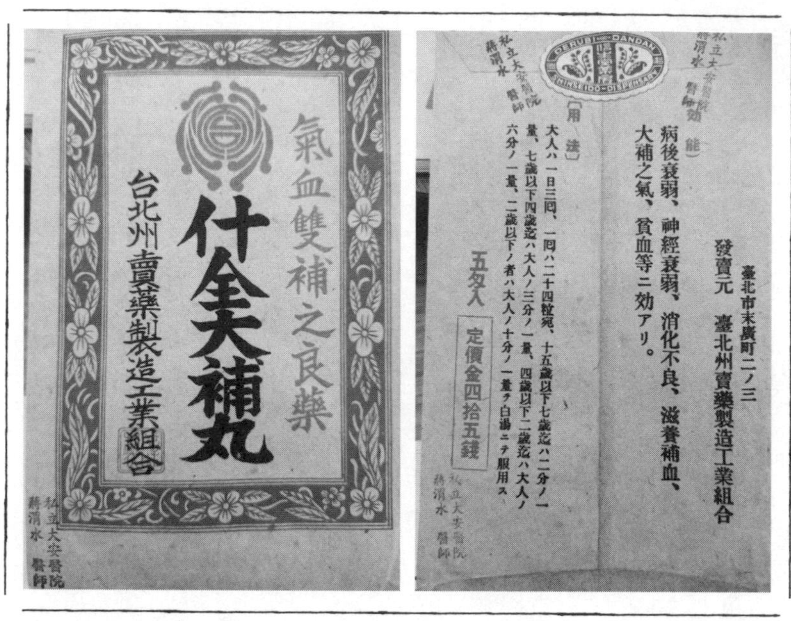

蔣渭水醫師賣的大補丸，可以滋養補血，治療神經衰弱和病後衰弱（殷揚智醫師提供）

「挪用」荷爾蒙概念，或是真正把荷爾蒙加入藥食當中，是完全不一樣的，尤其是後者，更容易引發健康疑慮與法律問題。早在一九六一年，臺南市一間普濟堂製藥曾向內政部請領中藥製成之「普濟十全大補酒」許可，當時為迎合用戶心理，製成仿單（說明書）刊印，指稱：「該補酒含有綜合荷爾蒙，多種維他命及植物質，採取荷爾蒙及維他命之精華，榮得世界學者公認。」可以促進新陳代謝，調節荷爾蒙、永保青春。省衛生處據報後，認為有誇大虛偽之嫌，乃下令取締飭其限期收回更正，並通飭各地西藥商不得陳列銷售具有虛偽說明書之成品。[96] 不過很有意思的是，即使不直接標記「荷爾蒙」在中藥藥品上，傳統中藥房仍能用生理學解釋的方式，將西方生理形質和中醫的氣血學說結合在一起，成為說明中藥「具備良效」之說帖。例如報上一則妙安堂集歷代驗方的廣告，舉出很多「靈藥」的精華就是在「救腎」，這則廣告宣稱古代《神農本草經》內所謂的「上品藥」，其實就是營養強身劑，並說明古代生理學與荷爾蒙的關係，寫到：

> 中醫稱為「腎」者，包括內外兩腎，內腎即腰子與副腎，主要的是副腎分泌副腎激素，能使人力勝千鈞，外腎一名腎子，即睪丸，專司男性性腺機能。總之使性的活力旺盛是男性荷爾蒙的作用。女性亦然，女性由副腎分泌男性荷爾蒙。在藥品方面，當前我國妙安堂公司出品的「救腎」更是集歷代名家驗方的精華，煉製的特效良藥了，目下中外人士，競相服用均獲良好的療效。

這副稱為「救腎」的中成藥，加入了海狗腎、鹿茸、爬蟲類蜥蜴科（蛤蚧）、人蔘、龍骨、山茱萸等等藥材。若以「海狗腎」之說明為例，該報導指出：

> （海狗腎）海狗之陽具，係連陰莖、睪丸及臍一併割取者，置器中長年濕潤，臘月浸水不

凍，含多量雄性激動素。海狗出東海，似狗而魚尾之哺乳類膃肭獸，性淫一牡輒交十餘牝。味甘鹹，性大熱，補腎助陽，治虛損勞傷，陰萎精冷，腹肌攣急，體力衰弱，精神不振，頭昏目眩，食少作瀉，健忘多夢等因性腺機能衰退而致之諸虛弱衰退症狀。[97]

可看出這樣的論述既解釋了中藥的名實與功效，也連結到性腺機能衰退之西方生理學話語，以作為論述藥理科學性的依據。

在各種新式藥品大行其道的社會，傳統中藥仍有一定的市場。舉人蔘為例，即便當時報導，所謂現代人的滋補之道已多採維他命、荷爾蒙之類的藥品，但小康以上之家，「亦每於冬至臘月之際，購買若干，或浸酒，或燉雞，滋補一番，以收培元益氣健胃養神之效，而回復一年來身體及精神的疲勞。」[98]一九七三年的報導指出，人蔘在當時被認為是補藥，是家喻戶曉的萬靈丹、壯陽劑，其實在東亞世界，人蔘也被視為是一種有效的春藥，可以增加性能力。[99]並舉倫敦大學世界草藥權威的佘拉教授表示：人蔘有免疫及驅除疲勞的功效，可以使神經鬆弛，身體支撐更久。他認為人蔘內有幾種其他植物內尚未發現的糖苷（Glycosides），能增加體力，抵抗傳染病。一九七四年在漢城舉辦第一屆國際人蔘檢討會，有七國參加，會中宣布多種新發現，包括人蔘汁可以增加耐力，還跟幾種荷爾蒙有關連，加上維他命及其他成分可以治療精神病。[100]對於壯陽或取得像荷爾蒙的療效，也可以透過傳統的中藥來達到效果；傳統藥物之效用依舊被現代人所需要，包括抗疲勞、增強體力等功效，這個時代的科學研發又賦予傳統藥物新的意義，[101]也逐漸改變了荷爾蒙自一九五〇年代以來作為獨霸壯陽、抗虛弱的主流藥品態勢。現在臺灣市面上目不暇給的人蔘萃取飲品、提神液，可視為是這個趨勢的延續。

另一個新興的抗疲勞、提神的明星及保健食品，則是維他命，被認為比較沒有副作用。一份一九五七年的報導顯示，當時進口的藥品，抗生素當然非常重要，而各種補藥，鈣片、營養補充品，包括荷爾蒙在內等等，也是琳瑯滿目，例如補斯可胖片（田邊）、配悉鈣（武田）、持續性雙荷爾蒙、英男兒萌人補（帝國臓器）、維他命B12（太平洋）、維他命E等等，[102]此處維他命的製劑，也被歸在補藥類別中。當時認為，要增進身體活力，除了補充飲食的營養外，維他命的效能被提到更高的位置，尤其是維他命B複合劑，已被認為是促進新陳代謝以及身體活力的關鍵補給品，此概念也一直延續下來，例如：「維他命B群一缺乏，則必賴有腦神經系統全體興奮的性生活，自然受影響。所以維他命B群是主要的強精藥；或是加上維他命C來補助，那就是真正的強精法。」[103]這則在一九六〇年的報導，竟然也指出維他命可以「強精」。其實早在民國時期，維他命就被添加在荷爾蒙製劑中，加強補身壯陽之效果，但這時維他命的功效被更廣泛地開發出來，已獨立作為保養藥物，比較少被加入荷爾蒙製劑中來行銷了。

一九六〇年代後，還是有很多人私自使用荷爾蒙來增強性慾、補腎強精，但負面新聞逐漸增多，下一節還有論述。那麼，若不使用荷爾蒙，還有什麼方法來「壯陽」呢？當時報紙報導，有很多人以鯉魚血、蛇粉、蛇酒、蠑螈、九龍蟲、五加皮、何首烏、黃精、枸杞等中藥來補腎強精，都是當時市面上常見的辦法，但是效果不明。其他幾種藥物，也很有意思，像是「育亨賓」，是從非洲一種茜草科植物皮中提出來的植物鹼，能促使性器官充血，這款藥劑民國時期就已有人服用，沒想到在臺灣市面上也有販售；有醫師曾指出，它算是唯一被認可的春藥，常常和其他藥劑混合在一起服用。[104] 另外就是一種叫豆斑貓的甲蟲粉末（筆者按：應是指中藥斑蝥，俗稱西班牙蒼蠅或金蒼蠅），也被使用為催淫劑，因為其藥性在經過尿道時會刺激尿道壁，引起勃起作用，但這些被定義為「催淫劑」，講白了就叫春藥，並不能真正達到「補腎強精」，對身體健康並無幫助，斑蝥素還有毒性，臺北榮總就表示曾有病患為了壯陽而服用過量斑蝥，最終中毒死亡。[105]

另外一項臺灣人都非常熟悉的，就是所謂的提神類藥物，與今日的認知相同，大部分都是添加維他命Ｂ，它們在一九六〇年代中期後開始陸續出現。一九六四年報紙報導，臺灣已逐漸從農業社會步入工業社會，因此不論何種職業，如果沒有強健的體魄及旺盛精力，真是無法勝任。當時據統計，市面上有數百種強身補劑應運而生，當中包含了不少的荷爾蒙或葡萄糖製劑，但人們可以選擇來拯救虛弱的藥品也愈來愈多，例如西德默克大藥廠發明新藥

「精力旺」，又名「利振神」（Reactivan），在報紙上有大篇幅報導。此藥劑內除含數種維他命，最重要的成分就是高單位維他命B群（當時稱為維生素乙），有振奮精神之作用。這則報導其實是則廣告，它顯示了今日看來無甚稀奇的維他命B群綜合補充劑，在當時還非常新穎，廣告並引述了科學驗證，說明德國醫學教授從事一連串的長期臨床試驗，以測驗受試者的智能和體能，發現服用該藥後，機警力、記憶力、決斷力、思考力、辨識力、工作的耐久力等等，都大幅提高。顯示「虛弱」不只是體力問題，還包括要應對現代社會的一切技能與身體素質要件，包括清醒頭腦，良好的記憶力、決斷力和自信心、樂觀熱情等等，服用該藥即可掃除抑鬱與既往畏縮不前之虛衰狀態。[106] 這些症狀幾乎與民初以來荷爾蒙藥品的療效高度重疊，顯示以維他命為基底，更安全的主流補藥逐漸出現，大有取荷爾蒙而代之的態勢。而市面上逐漸出現的各種提神、補身藥品，乃至提神飲品在一九七〇年代後大量出現，都大大削弱了既有荷爾蒙藥品之需求，下一節將接續論述。同時，隨著時間的推移，荷爾蒙的負面新聞愈來愈多，同樣也逐步改變了原來補身壯陽的市場。

四、荷爾蒙之害與其負面形象

一九五〇年代後期，荷爾蒙的新功效慢慢被發現，但同時負面形象之報導也不少。綜合而言，主要是食品和藥品的安全問題，以及藥物的副作用。一位醫師投函報館，抱怨各種雜誌登載過多維他命和荷爾蒙的報導，諷刺病人比醫師「更懂」，都買來自行服用。[107] 甚至還有女婿亂吃岳母養顏美容的荷爾蒙，療效根本不同，估計是當成「補藥」來亂吃了。[108] 一九五八年，專門研究荷爾蒙的加州大學李卓皓教授來臺演講，指出荷爾蒙研究日新月異，逐步被發現的已有三十種之多，而且各有功能；需注意的是，人體可自行生產荷爾蒙，正常人並不需要刻意補充，他說：「荷爾蒙不同於維他命，要慎重使用。維他命吃多了，或者吃錯了，不會致人於死；荷爾蒙若是使用錯了，那便要使人受到嚴重的損害。」[109] 他抨擊當時該藥流行的怪象，指出：「有許多夫婦結婚很久不生孩子，這可能是先生或者太太缺乏生育的荷爾蒙所致，應該補助這一類的荷爾蒙。但是有些不道德的商人把若干不正當的密藥宣傳為荷爾蒙，使人服用之後只是興奮刺激，那只會有害人體，並不能使人得到正常的荷爾蒙供應。」無論是本章或其他章節，其實都顯示了不正當的「密藥」對人體興奮刺激之害，這是荷爾蒙藥品在二十世紀初於華人社會流行後，始終伴隨的亂象。當然，李也認為，這些害處在當時並非每位醫師知曉，當然也就不會去嚴格禁止了，顯示當時專業醫者對其副作用與害處，也並非全然知悉，負面的新聞與研究逐步出爐，才逐漸改變了人們的用藥習慣。[110]

還有一些新聞，更塑造了荷爾蒙的負面社會形象。例如一九五七年，各種化學添加物對人類的影響，已慢慢被揪出來檢討，其中一項就是荷爾蒙被運用在動物生長上。西方的農業科技證實，在雄雞頸內植入一二顆女性荷爾蒙，雞隻就迅速變肥，不到二年，荷爾蒙已廣泛使用於牛羊豬隻，加快生長速率。但是，科學家已指出，吃過被荷爾蒙影響過的肉類，對人體可能有害，甚至有科學家指出這些經荷爾蒙處理的肉品，將導致人類罹患癌症，有些國家已禁止使用，但當時在臺灣還未立刻引發重大爭議。[111]臺灣一般消費者對肉雞生長發生懷疑，是在一九六〇年代中期，民眾認為肉雞快速生長是因為打過「育肥丸」（荷爾蒙劑），這類飼養家畜家禽的育肥藥物 Diethylstibestrol——一種無色結晶體的合成荷爾蒙，常被注入家畜家禽體內或混入飼料中餵食，均可刺激禽畜異樣旺盛之食慾，但經過動物實驗，已證實將引發人體腫瘤。臺灣大約在一九六五年前後，該育肥藥物就有多種仿製品製售，後經政府禁絕，而民眾依舊懷疑市面上有黑市銷售。因此，荷爾蒙的形象，代表了「不天然」與「危害」，形成一種食品添加劑的危機，一直持續到後來。[112]這些新聞的出現，其實是民眾對於濫用荷爾蒙的擔憂，這樣的傳言和憂心，一直存留在臺灣社會，直到一九八〇年代速食業大量進入臺灣社會後仍不停歇。當然，這樣的歷史現象與本書主旨相關的，不是養雞技術的改變，而是人們已在當時就逐漸拿掉「荷爾蒙＝補身健康」中間的那個等號，開始產生質疑。[113]另一種負面形象，是荷爾蒙藥品變得和毒品一樣，是控制人體的工具，一九六六年的報紙指稱，有人口販賣集團在臺南被查獲，總共十六名，都是原住民少女，她們都被軟禁在特種茶室中賣淫。集團控制她們手法，包括經期來時只准休息一天，第二天起即被迫用棉花塞進子宮裡繼續接客，甚至年齡未滿十四歲，「發育不全者每星期打荷爾蒙針劑六針」，可見荷爾蒙不但變成控制身體的藥品，也成為賣淫者的幫兇，可見當時這類藥品濫用之程度。[114]

當時荷爾蒙醫學仍在發展中，愈來愈多的副作用也被挖掘出來，包括亂服荷爾蒙將導致病人排泄機能失調，使尿裡遺留糖質，還會讓血壓增高，甚至導致胃潰瘍。最危險的反應是荷爾蒙能刺激腦神經，過量施用後，會令病者發狂、精神分裂。相對地，美國仍研究新的荷爾蒙藥物，雖然仍有副作用，但可治療嚴重關節炎和皮膚病，可見該科技仍在發展中，但不確定性甚高。[115] 西方醫學在保持人類的性活力方面，不斷進行多方面的努力，曾嘗試各種性腺移植術，除了本書前面章節提到的部分，還包括黑猩猩性腺移植、牛的腦下垂體移植法、胎盤埋入法等等，但後來都被證明失敗了。透過報刊介紹，大部分都是效果短暫或不彰，而使用注射法注入人體，一開始有效，但過一段時間後，人體本身的荷爾蒙機能反而急劇衰退，對其藥效的不確定性與副作用之擔憂日益增加。[116] 有意思的是，荷爾蒙之害，其實在一九四〇年代的民國時期就已被提出，但在臺灣，大約在一九六〇年代後才被重提，可見醫療、保健資訊未必完全公開透明，一般民眾也很難知道「歷史上的過往」曾經發生什麼事。

一九六〇年時，平面媒體上所謂「專治陽萎早洩」的廣告目不暇給，這些廣告歷久不衰，證明社會上罹患這種病的人非常多。在這當中，就有藥商和江湖郎中對「荷爾蒙」功效大肆宣傳，讓民眾大量注射或服用荷爾蒙的針藥和丸劑，使其壯陽、興奮而逞快於一時，但後來卻導致身體機能上的疾病，甚至導致癌症。亂服荷爾蒙將導致癌症，是當時頗顯著的「警語」，而連續使用荷爾蒙更可能導致子宮出血，一旦停用，體內原來製造荷爾蒙的腺體，便會產生嚴重衰退現象，身體將突然感覺虛弱。[117] 時任臺北醫學院董事長胡水旺，就對報紙上醫藥廣告的幾乎全是「根治陽萎早洩」、「保證補腎壯陽」等話語感到憂慮。當時醫界呼籲，「沒有一種真正有效且安全的方法可以治療這些病症」，科學家正努力改進，而且還未完全找到合理的治療法，荷爾蒙之濫用，弊害無窮。[118] 這類不要濫用荷爾蒙的呼籲愈來愈多，甚至認為「醫學的專家現在仍然未能完全瞭解性荷爾蒙的性質，也不知如何加以利用和控制。」[119] 充滿不確定性，這些因素都逐漸改變人們對這方面的補養概念。[120] 一九六九年，宜蘭縣羅東鎮六十七歲的吳姓老太太，去醫院注射一劑荷爾蒙，結果引發強烈反應而亡，顯見即使是在醫院注射，這類藥物還是可能讓人一命嗚呼。[121] 而某一種的荷爾蒙太多時，便會引起其他荷爾蒙分泌失調，誤用女性荷爾蒙劑，還將導致卵巢嚴重出血，種種惡果，實無法預料，都透過報紙不斷教育民眾。[122]

當時臺灣的識字人口逐漸增加，民智已開，媒體報導也不斷宣導各類健康觀念，人們對健康和養生的詮釋，已逐漸產生改變，並有自我辨別之意識。一則報紙報導顯示：臺灣在戰後的醫藥廣告特色在於「談起廣告，笑話更多。一位外國朋友指著報上的一塊醫藥廣告問我說：『貴國出產的這種藥品，能醫這麼多病嗎？』當我一看廣告上所列的適應症多達三十餘種，並且是「男女通用，百試不爽。」現在已經改變了，例如「永不變形的皮鞋」、「返老還童的荷爾蒙丸」等等，與其說是廣告，還不如說是神話，被批評「這些廣告在民智未開的時候亦許有效，而現在恐怕採信的人不會太多。」[123] 所以，即便荷爾蒙能讓「男了用於增強精力，女子用來增加魅力」，但其壞處在一九六〇年代後被一一點出，相較於維他命，其副作用要嚴重得多，所以當時大眾媒體也建議與其注射或服用荷爾蒙藥劑，反不若從食物中覓取補充來得安全可靠。一則報導就指出：「含有荷爾蒙成份的食物，首先應推各種動物的內臟，而且內臟又比肌肉容易消化，雖然加熱後荷爾蒙會受到破壞，但仍然遺留著那些製作荷爾蒙的原料，吃進人體內可仍舊繼續製造人體所需的荷爾蒙。所以多吃內臟，對於發育不良、冷感，或精力不繼、貧血和病後的人，是有很大的好處的。」顯示吃動物內臟，確實對身體有益處，更能補充到安全的荷爾蒙。[124]

其他層面的問題，不是指藥物可能帶來的副作用，而恰恰是因為它有效，才更加危險。一九六七年，藍昭堂醫師指出性與心臟病的關係，認為在性行為中，都容易引起中樞神經的高度興奮，導致心臟血管系統的充血，而使血壓上升，導致猝亡。他呼籲，有心血管疾患的人，應該儘量節制性行為，千萬避免使用壯陽藥劑，如男性荷爾蒙「士的年」及「育享賓」等，稍一不慎，可立刻致心臟休克而死亡；即使倖免於死，也導致半身不遂，臨床上的病例屢見不鮮。此處把荷爾蒙列為壯陽藥，而且對某些人來說，服用這類藥物是危險的，將導致

「樂極而終」的悲劇。[125] 此外，偽藥之疑慮也不可忽略，一九六八年，臺北市衛生局就破獲地下藥廠案，一位慣犯一年內就被抓了三次，他先後偽製「奧巴荷爾蒙針」、「合利他命F50」，「長效男性荷爾蒙針」，可見當時偽造這些流行的補養藥品還是非常具有市場利潤。[126]

另外一個很大的轉變，是荷爾蒙自民初以來「補藥」的特性似乎慢慢被消解，隨著荷爾蒙科技的逐步發展，它變得更像是治療的藥物，而非補養、壯陽藥。例如西德先靈大藥廠在臺灣醫學會第六屆年會中展出一種新藥「普女榮」，是天然女性荷爾蒙首次被用於口服的成功製劑，可以治療女性更年期的症狀。[127] 到了一九六〇年代後期，用荷爾蒙來當作補藥的廣告，逐漸減少，荷爾蒙的功用變多，包括美容、避孕甚至變性等等，但缺失的報導也同樣增多，醫囑和呼籲變得更多，但著重改善「虛弱、疲勞或性事」的介紹減少了許多，一九七〇年代之後，多數荷爾蒙已轉向治療型藥物，較少強調民初以來那種強身補體的功能了。有零星的藥物介紹，雖然仍強調能抗虛弱、補體力，但有專門的治療病症，也不再強調人人可以服用了。例如報紙介紹西德先靈大藥廠的「普維雄」（PROVIRON），宣稱其為更為精純且無副作用的荷爾蒙，主要就是針對中年以後的性機能減退，身心活力日漸衰退，遂導致頭暈目眩、心神不安、失眠易夢、記憶與思考判斷力的低弱、身體與心臟虛弱，情緒抑鬱與營養障礙等症狀，依舊很「萬能」。[128]

反過來思考，雖然報紙未大幅報導，但不代表荷爾蒙就這樣消失在民間了。一九八〇年代後，荷爾蒙仍以概念形式存在於各種藥品、補品中，但直接打針或吃藥的人似乎不多，多是以偷偷摻入產品內來蒙混，誘使消費者購買。報紙評論當時蛇藥、補藥加入西藥（荷爾蒙）的現象，乃西藥原料商想要打入過往為中醫所獨占的補藥市場中，故導致許多中醫師的藥丸、藥粉，添加西藥成分，甚至傳出許多廟宇都在香灰中摻入抗生素，皆顯見法令管理仍有疏漏之處，[129] 而且中藥添加西藥而成為壯陽新藥的現象，一直持續到二十一世紀之初，可謂歷久不衰。[130] 讀者在後面會驚訝地發現，這類流入地下藥品市場之交易，竟蓬勃發展到令人驚訝的地步。

五、新式抗疲勞飲品之誕生

一九六〇年代中期開始，口服的提神、補養飲品日漸增多。雖然本書並不是要專門探討這類飲品，但分析荷爾蒙藥品的興衰或一代人如何抗虛弱、抗疲勞，稍微提一下這些發展是必要的；特別是，提神飲品在現今臺灣的消費市場上相當驚人，史家應梳理如此現象之成因與緣由。

令人驚訝，早在一九六四年時，就已經有荷爾蒙口服液於市面上販售，衛生當局表示查無該品的處方依據，服用可能有害；當然，該藥也可能是假冒的，是打著荷爾蒙旗號而生的特殊消費文化。[131]正如本書所言，自民國時期開始，中醫也會運用流行詞彙與概念，例如荷爾蒙，來詮釋中藥的療效。但一九六五年時內政部已規定，凡中藥成藥均不得使用「荷爾蒙」字樣，表面上是正本清源、規範化，但實際上也切斷了中藥與科學話語結合的道路；而且就實際研究而言，後來證實有不少壯陽類中藥確實具備刺激荷爾蒙分泌之作用，[132]只是當時政府衛生主管機關無能力，也無心加以驗證。取而代之的，可能是更多中西藥藉由其他組合之形式而誕生的各式口服飲品，甚至是偽藥。[133]一如我們今日所熟知的補身飲品或口服液，很多也都具有中藥和西藥，例如加入各種維生素、人蔘的混合飲品。

一九六〇年代末，更多所謂的提神、補養飲品問世，與荷爾蒙表面上逐漸淡出健康、補養、提神市場的時間，頗為一致。當時報導，市售「康復力」瓶裝飲料，被檢舉廣告宣傳具備滋養補體之效，有不實之嫌，事實上該飲品原是一種中草藥配方，被製成飲料，因成分不明而一度禁賣，[134]當時這類口服飲品可能已相當多。至一九七〇年代，是口服提神飲料發展的關鍵時期，最早宣稱含有維他命，能消除疲勞的汽水「維他露」，廣告在一九七二年已出現。[135]維他露食品有限公司隔年又生產「維他露一六〇口服液」，宣稱具有創造活力、消除疲勞、補給營養、強肝美容的功效，其成分已具備綜合維生素、有機酸、高麗人蔘、天然蜂蜜、純正砂糖等配製，顯見中西類藥料皆備。[136]當時市面上已出現多種「營養飲品」，由於它介乎「藥品」與「一般飲料」之間，有關主管機關感到很難界定，市場上頗為混亂。

當時報導，在歐美及日本等國「口服液」藥品早已出現，但因成分混雜，所以管制法令愈趨嚴格，才使各國業者動了創製「營養飲品」的想法。這些不受藥品管理法令所束縛，又異於一般飲料的「營養飲品」，經常聽到或看到它的宣傳字句如：「消除疲勞」、「增強體力」、「營養補給」、「提神活力」、「增進食慾」、「潤膚美容」等等，大多摻有維他命及胺基酸等人體必需營養素，功效常與藥品效用混淆；飲用這些「營養飲品」，以勞動階層和夜生活工作者等居多。而且這些飲品都有添加「咖啡因」，常用「紅茶抽出物」這樣中性的字眼來取代前述較為負面的添加物名詞，因為「咖啡因」將導致心臟跳動加快，血管擴張，易於引起中樞神經興奮，對人體有不良影響，特別是對患有心臟病或腎臟病者不利。當時這些「營養飲品」代銷範圍很廣，跟今日一樣，除了在一般便利商店、商家出售外，藥房也可以買得到，這種介於藥品和食品間的模糊不是困擾，反而擴大了它的功用、增加銷量。又，業者常以「取得檢驗證」的手法，先將樣品送請地方衛生主管機關，請求查驗有否含有大腸菌及不合規定的色素等，等取得衛生檢驗的合格證明後，即以該「合格證明字號」同時刊播於廣告中，讓消費者以為它有經政府機關認可之「療效」，也是一種常見之行銷手法。[137]

一九七〇年代初期的康貝特和後期的愛肝口服液，都深植於臺灣人的記憶中；[138] 更有宣稱「每家必備，每日必喝，使身體健康強壯」的「成吉思汗P飲料」，能消除疲勞，使人精神煥發，還發展出創意喝法，可和果汁、洋酒、或汽水攪拌在一起，增加美味；甚至還介紹能將其混入牛奶，成為養育嬰兒的聖品；混入烈酒，更成為老人的補品。這些有創意的服用法，倒沒有形成風尚，口服液還是以直接飲用為多，[139] 倒是後來還有將黑松沙士或伯朗咖啡加入相關養肝、提神產品中的喝法，至今仍是臺灣勞工階級的一種特殊飲食文化。[140] 一九七〇年，中國扶桑生晃製藥工業股份有限公司，製造一種高單位維生素E的口服液「永舒福朗」，該公司董事長曾水照表示，該藥與日本扶桑及生晃製藥株式會社技術合作，在中壢設廠製造，指出該口服液能補給營養，滋養腦下垂體，促進末梢血行以預防人體多種病症，具有防止老化，增加精力，促進細胞再生，對抗疲勞，治療腰酸背痛，肝炎、肝硬化，自律神經失調等多種作用，頗似荷爾蒙藥品般的誇大；該製藥公司最知名的產品，還有知名的康貝特。[141]

一九七三年報紙報導，當時所謂「營養口服液」在市面上銷售者已有四十多種，例如康貝特P、恩旺、勇勇口服液等產品。原本衛生署禁止藥廠販售「藥物型口服液」，因為多數口服液中含有多量的咖啡因及興奮劑，如經長期服用後，將影響中樞神經系統，應列為治療用藥物；而後來新的「營養口服液」產品，則是在衛生署禁止藥物口服液製售後，才開始陸續上市的，至於有沒有換湯不換藥?實為各家廠商的祕方，很難確知；有意思的是，這些「營養口服液」其實都是由原製造「藥物型口服液」的製藥廠商製造，那是由於衛生署禁止製藥工廠同時製售此類營養口服液，故各製造工廠，竟然「上有政策下有對策」，先後向經濟部申請設立登記，再另行設廠製造營養口服液。而且，這些「營養口服液」的效用普遍都有提神、解除疲勞，甚至有美容的效果，踩在「療效」的模糊地帶。當時衛生署、經濟部等單位召開會議，將營養口服液正式歸類為「食品」外，已上市銷售的產品，將要求即速補辦「食品」廣告申請，否則將不准繼續銷售，至於成分超過食品添加物規格標準的，一律視為藥物，自一九七三年七月一日起一律禁止製售。[142]可見法令雖為禁止藥用，但實際上卻促成了「營養口服液」的合法化，各廠商遂可大加製造販售。若再加上臺灣工業化的發展和大學聯考的壓力，[143]使得各種體力的透支變得必要且不可避免，口服提神飲料更加風行，一直延續到一九八〇年代之後，各地零售藥局甚至為了搶考生的消費，大量進貨，各地考生服務站也都指名要採購這些飲品，當時還有克勞酸華蒙、硫克肝等知名飲品，[144]難以一一羅列介紹。

從上述產品可知，大部分「營養口服液」中的「營養」乃維他命和胺基酸，並非荷爾蒙，當時人還有各種維他命成藥可以使用，可以說補身、抗虛弱的市場在一九七〇年代後被大大地重組，這些都和荷爾蒙補充品在表面上逐漸淡出健康養生市場有關。此外，新興的健康飲品不斷推陳出新，在日本，因社會人口結構高齡化，以致各種具身體防禦、機能韻律調節、疾病預防等功能的機能性食品及飲料，廣受消費者歡迎。機能性飲料的發展大約起始於一九八〇年代中期，並大量進入臺灣的消費市場中，臺灣業者鑑於臺日兩地市場及消費習慣的相似性，普遍看好這類飲料的發展，遂相繼投入開發，或與日本技術合作推出新產品。日本於一九八九年舉行的機能性食品懇談會中界定的定義是：「具有身體防禦、調節身體韻律、防止疾病、恢復健康等調節身體機能的食品成分，且經設計使其在身體內能夠充分發揮機能的加工食品。」

進入一九九〇年代，臺灣的機能性飲料市場更為熱鬧，各種標榜添加了不同營養素，如維他命B群、高蛋白、鐵質的營養輔助類飲料也一一問市，顯然這類多功能性的機能飲料正在市場上崛起，當時也推測這波飲料風潮之興起，和日本與臺灣的高齡化社會來臨還是有關，人們對自己的健康更為重視所致。[145] 這些商品包括含有添加營養成分的奶粉、酵素、飲品等等，例如市面上大量出現多種纖維飲料及強調含有乳酸菌的飲料，由於「機能性食品」介於一般食品及藥物間的現代化產物，針對人體部分機能的需要而研發出來，以增強該部門器官或機能的功效，也是介於與藥物及一般食品間的產物。又如金車公司的奧利多（OLIGO）飲料就是當中的代表，宣稱是一種從大豆中提煉出寡糖，以做為BIFIUS（乳酸菌類）的養分，可促進乳酸菌的活力，以幫助消化。[146] 一九九〇年代前後，市售的機能性飲料，依功能可略分為食物纖維、營養輔助及腸內活性三種，看似與補養無關，但也結合臺灣過去口服液興盛的風潮，包括強調補充維他命的有葡萄王的「康貝特來富飲料」、「金車倍能」、「鐵佳鈣」、補充葡萄糖的「統一高點」、補充養份的「老虎牙子」及補充人蔘精的「韓國元祕D」等，還是有將日常補養的文化概念融入其中，[147] 與前述「營養口服液」頗有類似之處；但有些飲品若含有生藥抽取液、咖啡因等物質，則現今仍被歸類為藥品，而非飲料，不能隨意在超商買到，違反規定則將觸犯藥事法。而機能性飲品則更多了日常飲料的色彩，也更加普及，一般商店都可以販賣。

略為梳理這些營養飲品後，還是必須回到正軌。關於「性事」那檔事兒，男性私下想要增強性能力的壯陽綺想，絕非單純靠這類抗疲勞飲品可以解決的，虛弱和壯陽的概念牽涉非常多面向，若要一刀切分是有難度的，只能說上述飲品解決了民眾部分抗疲勞、提神的日常需求，但私下不能解決的性衰弱，包括陽痿和早洩，還是必須想方設法來解決。

六、告別荷爾蒙：新藥的救贖

經過上一節論述，可知各類補養、健康飲品之誕生，實消解了人們對荷爾蒙藥品的依賴。一九八〇年代後，運用荷爾蒙來直接補腎、補身的人更少了，在新的西方明星壯陽藥物未出現之前，中醫藥適時填補了這個空缺。當時報導，「性功能障礙」多年來一直是困擾臺灣地區多數病人與醫師的「重大問題」，多數患者都在尋求一些道聽塗說的治療；當時發表性功能障礙治療法的，多數是精神科或泌尿科醫師。高雄醫學院附設醫院精神科醫師文榮光和臺大醫院泌尿科王經綸醫師共同研究發表〈在臺灣性功能障礙治療的現況與展望〉，表示當時臺灣的性功能障礙患者，其尋求治療的途徑大概如下：

一、自我治療，中式或西式性生活指南圖書閱讀、色情視聽媒體的觀賞、食補與所謂「祕方」、自己使用性交輔助器具等。二、藥房的治療，包括中式藥品（以補腎壯陽藥和所謂『春藥』為主）和西式藥品（以性荷爾蒙劑和局部麻醉劑為主）。三、中醫治療，包括腦腎專科和腎虧專科。四、西醫治療，包括泌尿專科與所謂「性」專科。五、傳統中式「行為」治療，包括天元神功強精術、國粹祕笈強身術、密宗拳與瑜伽氣功點穴等。六、公立醫院性問題特別門診，包括泌尿科與精神科特別門診。

在這些千奇百怪、五花八門的治療法中，荷爾蒙竟還是占有一席之地。可見上一節所談的營養飲品，僅削減了一般疲勞、虛弱民眾對藥品之依賴，在性事方面之衰弱，還是要靠荷爾蒙。此外，許多中藥的補腎壯陽藥物，也是這類病人喜歡選擇的方式。當時統計，約有百分之八十的性功能障礙患者會求助中醫藥治療，代表當時中醫藥仍是治療性功能障礙的主要手段，這可能與荷爾蒙價格高昂、取得不易和有多種副作用有關，一般經濟能力不好的民眾，並不會去注射或服用荷爾蒙。該文還指出：他們曾收集國內兩大報《聯合報》與《中國時報》在一九八一年初的統計資料來看，可以說「壯陽」幾乎都是中醫藥的天下，例如以篇幅面積計算：中醫治療（有十六家廣告），占全部性治療廣告面積的五〇・七％，而傳統中式「行為」治療廣告占二五・六％，可能是針灸或按摩。也有看書尋求答案者，例如查閱《補腎祕訣》、《男子回春祕訣》、《持久不洩祕法》等書，共占一六・七％，這些內容也都是中醫或中國文化式的養生法。[148]

這些知識歷史悠久，在臺灣坊間有不少的醫書、小冊子，多不勝數，只能擇其一二來加以介紹。例如一九六八年出版的《實驗效方閨房醫庫》，作者名為王九鼎，但極可能是化名，因該書取名「閨房」之意，就是闡述男女私密處的隱疾，都是不太方便對外言說的，包括遺精、陰痿、性冷感、不孕等等，裡面還觸及各式婦女病之困擾。[149]而延續民國時期的論述，手淫、夢遺、早洩等症，皆為青年容易觸犯之疾病，所以臺灣書市上也有《青年病自療法》，來解答怎麼處理這些疾患，還包括論述虛癆、血虧、見色流精、生殖器短小、腎虛等各種性疾病與虛弱病，讓讀者可以按圖索驥，依書上之方劑來買藥服用。[150]此外，在中藥廣告部分，有蛇鞭壯陽祕方、百樂丸、人蔘補腎固精丸，以上各法，占了大部分報紙的篇幅。而其他有關妙妙圈、女用按摩器、夫妻恩物、情趣玩具等物質文化，或是西醫的健康書籍，包括閱讀《性醫學大全》、《幸福指南技術圖解》、《夫婦福音函授》、《彩色蜜寶》等書，整體僅占一二・一％。至於西醫西藥的治療，在當時已經很少出現在報紙上，多轉向醫療院所的治療，但顯然不能解決大多數民眾的問題，故在民間尋求中醫藥、甚至偏方治療的方式的民眾還是非常多。[151] 對照中醫施明福所言，正統中藥裡沒有所謂的「春藥」，只有陽起石、肉蓯蓉、淫羊藿等壯陽藥物，作用是在男性積弱不振時，助長其性功能，但中醫對女性性功能治療著墨甚少，助長性功能的藥物也多半以男性為對象，是中醫藥治療的特色。[152]

當時輿論顯示，西醫對這塊似乎不太重視，例如談及「臺灣有性問題的人很多，但是對治療性問題有經驗的西醫為數卻很少。合格醫師放棄了現代醫學中的這一個重要部門，使不相信廣告醫生的病人求治無門，使以賺錢為目的的

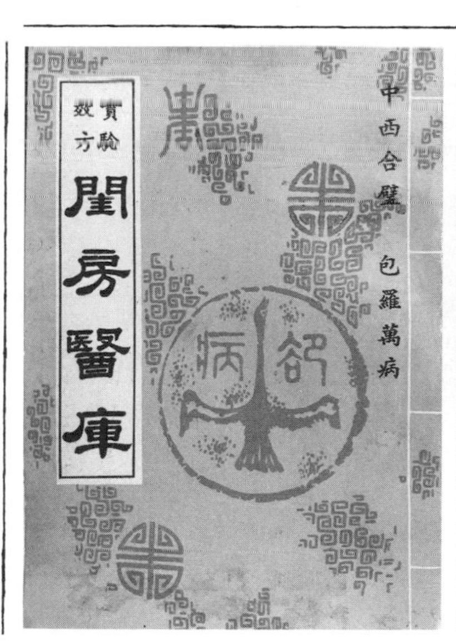

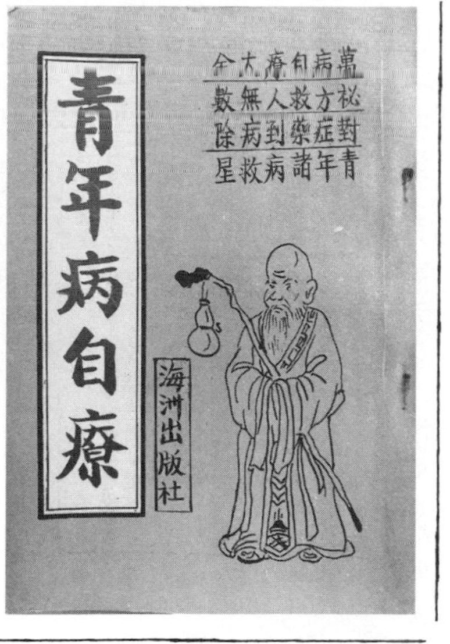

坊間出版的醫書與小冊子

江湖郎中大發利市，實在是很不好的現象。」這則評論意外地與本書一開始所談的現象有所牴觸，也就是「手淫、夢遺都是危險行為，代表身體虛弱或有病」，這些論述竟然都是被塑造出來的，該說法乃營造手淫是惡習、夢遺即「腎虧」，嚇得病人趕緊去找藥來治療；其實，該言論認為這些都只是「正常現象」，西醫應該介入性教育，教導民眾正確的生理現象，而非讓民眾亂買藥來服用。[153]它提醒我們，從另一個視角來看，自民初以來的虛弱病症、手淫恐慌、腎虧焦慮等，在這個時代的詮釋中，有種說法是它們都是被「建構」出來的，是藥商和不肖中醫要民眾掏錢買藥的伎倆。甚至醫師臨床診療發現，青少年飽受各類壯陽、腎虧廣告的影響，故困擾於夜間遺精、性器官短小或畸形者非常普遍；醫師表示，這種統稱為「腎虧症候群」的諸般症狀，大部分屬於錯誤認知，導致懷疑自己的性器畸形或功能缺陷，也讓人懷疑自己的手淫行為，其實，多數人應該都是正常的。[154]這就難怪，筆者在書前提及，生長在這個時代（一九九〇年代前後），會被教育說多數「手淫」或「夢遺」是正常現象，不是一種病態。序言中來自幼年的疑惑，於此得到初步的解答，這與民國過往的歷史認識，竟然是如此不同。

不過，性疾病牽涉的症狀多端，即便「手淫」或「夢遺」是正常現象，但「陽痿」和「早洩」畢竟不能言正常，還是困擾著眾多患者。一九八二年，時任北醫附設醫院泌尿科江漢聲醫師指出，有這麼多的中藥壯陽方在市面上流行，應該好好檢驗。他常在報刊上發表相關文字，顯示對醫學史的興趣。在西藥部分，主要是運用荷爾蒙，他認為就是一種「醫用春藥」，在臨床上確實有不少醫者不分青紅皂白地給陽痿病患長期注射該藥，[155]或是用類交感神經藥物來幫助性功能。再不就是運用精神藥物，才是醫師最常用的治療方法，這類藥物多是緩解陽痿病患精神上的焦慮、緊張，使之恢復正常；換句話說，也不是真正的「壯陽」，畢竟正規西醫治療中，並沒有「壯陽」的概念和實際療法，而是透過安定神經讓負面心理因素消失。[156]當時還是有令人啼笑皆非的新聞，例如一九八五年時，國內小兒科醫師在門診中發現，部分父母因擔心幼兒的生殖器過於短小，從五、六歲起即帶他們去藥房注射男性荷爾蒙，以求「那話兒」長大。江漢聲就評論，這種「壯陽」的歪方根本無效且令人擔憂，男性荷爾蒙並不會使陰莖長大，[157]除非是缺乏荷爾蒙所導致的「天閹」病症或陰莖短小，該藥才有效用。[158]可見「壯陽」仍有市場，而荷爾蒙之濫用，依舊有零星案例續存。

一九八八年，榮總泌尿外科醫師林信男透過對狗的研究指出，大多數所謂的壯陽、補腎藥物中，都含有雄性激素，一般人也認為雄性激素能夠增強性能力，但該次實驗證實，補充雄性激素對性功能無補，只會增加性慾，但對陰莖的勃起和射精並沒有任何影響，還會導致攝護腺癌；[159]此外，同理可證，臨床上觀察許多切除睪丸的病人，也可以發現他們仍能進行房事，這個實驗和這些現象不謀而合，也就是「荷爾蒙與房事的正常進行」並沒有關係。研究也發現，男性荷爾蒙並沒有壯陽效果，但在生殖方面卻有「強精」的作用。也就是說，男性荷爾蒙只能提高性慾，對「那話兒」起不了任何作用。不過，男性荷爾蒙對精蟲稀少的病人可能有幫助，例如男性荷爾蒙可增強精蟲的游動力，倒是有助於生殖能力。其實，「壯陽」和「強精」間的模糊關係，在此處是兩種不盡相同的概念與意義，民眾不一定分得清楚，所以才有這麼長久以來的混淆之說。[160] 這些實驗與當時的報導逐步打破了荷爾蒙可以治療陽痿、甚至壯陽的說法，而且還會致癌或導致攝護腺肥大的副作用，延續前論，更強化了胡亂補充荷爾蒙的危險。[161] 一位臺中的藥師王茂富就提出相同的見解，顯示市售仍有不少壯陽藥，其實都添加類似成分。[162]

一九八八年，報紙報導衛生署針對當時經常於報上大肆刊登宣稱具有壯陽、美容、減肥或增高等嚴重違規之食品廣告，主動出擊，刊登「反誇大不實廣告之宣傳廣告」，以提醒社會大眾勿受違規廣告的迷惑，並將違規廣告產品依法處置。當時被列入黑名單的藥品有十二種，包括金仕勇、金銀配、補老樂（二）＋性腺鎖精源、金陽寶＋性荷爾蒙激素、樂高１８８、英國Ｌ—１８０生長激素、能舒得美、益美肝軟膠囊、舒美特＋纖寶、美身寶、喜悅＋真珠粉等等，看得出來，這些藥物皆以壯陽藥、長高、美容等藥品為大宗，而且不少確實仍有添加荷爾蒙。[163] 泌尿科醫師也指出，吃藥治療陽痿效果並不明確，而且所謂「壯陽藥」和勃起機制風馬牛不相及，很多是摻入男性荷爾蒙或類固醇，頂多能增加情慾，完全是心理作用，短時間內固然讓男性很有活力，長期下來卻會造成年輕人睪丸萎縮，甚至致癌。[164] 當時就有報導指出，不少前列腺癌病患體內男性荷爾蒙濃度偏高，且有陽痿現象，極可能是長期服用壯陽藥所致。[165]

那麼，當時西醫治療陽痿的「正規」療法為何呢？主要就是以自我注射前列腺素E1為主，之前也有人前使用罌粟鹼注射，但可能影響肝臟功能，海綿體纖維化比例較高，也較常發生因過度持久，金槍不倒，只好跑到泌尿科掛急診的案例。而無論哪種方法，如果「硬弟弟」現象持續四、五個小時，就要趕緊打緩解藥，因為缺氧過久破壞海綿體，將造成無可挽回的損傷，可見當時藥物不是不穩定，就是副作用太大。[166] 即使到了一九九〇年代，仍持續有人注射荷爾蒙來壯陽，就是為了能一夜風流快活。報載一位八十歲老翁，每月固定注射男性荷爾蒙，領一個月分的VitE（筆者按：營養補充藥，可能是維他命E的縮寫）及多種維他命，已持續十幾年。後來一度得了性病，治好後又繼續要求注射男性荷爾蒙壯陽，好繼續「出陣」去尋快活。這位老翁表示，太太中風臥床已五年，向外「尋春」找女人，也是沒有辦法的事。醫師用注射男性荷爾蒙可能導致癌症一事來規勸老翁，該老翁竟然說：「我從五十多歲用男性荷爾蒙到現在，還沒有什麼問題，萬一將來得了前列腺癌，我也願意承擔，和您無關，我會在病歷上簽字，表示醫師已將所有利害關係詳細說明給我聽了。」這位老翁硬是要打荷爾蒙，還真是意志堅決。[167] 江漢聲還說了個印度神油的故事，這類局部擦拭的塗劑、噴劑，由於含有局部或表皮麻醉劑，可降低龜頭或性器官的敏感度，達到延遲射精的目的，對於早洩男士或可收部分效果；但起因於生理功能失常、陰莖無法勃起的陽痿患者，則無法藉此重振雄風；曾有陽痿患者不明白其中道理，猛塗印度神油，直到那話兒麻木、失去知覺，還是無法正常勃起、一償風流夙願。[168]

拜現代報刊資料庫之便，還可以搜索到一些在檯面上被報導的春藥，包括臺北榮總曾接獲兩例年輕男性因服用俗稱「斑貓」的春藥，又稱「西班牙蒼蠅」（洋斑蝥）而致死之案例。這種春藥能使末稍血管擴張、造成陰莖勃起，排出體外時也會刺激泌尿道黏膜，使勃起持久；問題是，它也可能造成腎小管壞死而致急性腎衰竭。江漢聲在第一屆藥用植物應用於生殖醫學國際會議中指出，從古人愛用的各種動物鞭、麝香油，及外國人相信牡蠣、蜂蜜及驢奶能催情壯陽，到目前常用的荷爾蒙、「育亨賓」及結合現代醫學的「複方春藥」等，確有某種程度的療效，但不一定對每個人都有用。他說，臨床上，十個陽痿病人中，約有三、四個經過這些「春藥」等安慰劑的治療，性功能確實有所好轉。[169]

據統計，自一九八〇年代中期後，有不舉困擾的男性經常自己注射各種壯陽藥，希望重振雄風，但其中只有 Caverject 是經過美國食品藥物管理局核准治療陽痿的藥劑。Caverject 的俗名為 alprostadil，即前列腺素Ｅ1的合成荷爾蒙，可以放鬆陰莖的肌肉組織，改善血流。這種藥必須在每次性交前，直接注射至陰莖，每劑十五至二十五美元。[170]不過，把注射的過程當成性交的前戲，予人感覺不佳，有損男性尊嚴，但可見荷爾蒙製劑確實被用來治療陽痿或不舉。也有泌尿學家至少找出了兩種藥物罌粟鹼（papaveme）和 phentolamine，兩者都能引發一小時的勃起，效果似乎一樣好。當時坊間流傳，有「約會聖品」、「強姦藥片」之稱的快樂丸、FM2（筆者按：為苯二氮平類藥物，具有鎮靜、安眠效果，臺灣民間也俗稱「強姦丸」）等，也能助興（性）。臺北榮民總醫院毒物科醫師蔡維禎指出，其主要成分不是安眠藥就是安非他命類的興奮劑，並無增進性慾之作用，不算春藥。另外也有以春藥為名的荷爾蒙製劑，像是坊間的「金剛砰砰丸」，經化驗發現其實就是男性荷爾蒙，過量使用有罹患睪丸癌之虞。[171] 總之，在治療陽痿的「妙絲」（Muse）（筆者按：即前列腺素E1）和「威而鋼」（viagra）合法前，臺灣根本沒有正式核准過「壯陽」藥；「妙絲」和「威而鋼」則屬處方藥，不但不能打廣告，在一九九八年以前，在臺灣也未上市，醫師若非法販售，將被移送法辦。[172] 不論中、西醫師都表明，直至一九九七年為止，還沒有人能夠真正確認所謂「催情的春藥」真的存在。[173]

約莫在同一時期，最受矚目的即是一九九六年輝瑞等藥廠積極爭取真正壯陽藥的核可，就是大名鼎鼎的藍色小藥丸威而鋼。當時報導，該藥在性交前一小時服用，可增加流向陰莖的血液、增強男性對性刺激的正常反應，而且百分之九十情形有改善，[174] 令有隱疾的人士感到興奮且躍躍欲試。江漢聲醫師表示，當紅的治療陽痿藥物威而鋼之所以引起如此大的震撼，主要在於其為第一個經醫界證實可有效治療陽痿的藥物。但即使如此，根據國外大規模研究數據顯示仍有近四成患者無效，但它畢竟是第一個有效且副作用較少的壯陽藥，開啟了另一個新時代。[175] 威而鋼正式於一九九八年三月二十七日獲得美國藥品食物管理局核准上市，之後在世界各地掀起了一陣藍色旋風，臺灣則迅速在該年十二月三十一日獲得行政院衛生署通過核准上市，而輝瑞藥廠則於一九九九年三月十九日，將第一批五萬顆威而鋼運抵臺灣，由於方便、有效且較為安全，迅速替代了荷爾蒙針的注射風潮，正式使其告別了主流市場，迎向另一個追求性事不虛弱的時代。

七、小結

將本章梳理完畢，就好像完成未知的旅程一般，感覺對自己、讀者，都有了一個較為圓滿的交代。每種藥物都有它的時代性，和其對治療、人類文明意義的界定乃至轉型、沒落，就好比荷爾蒙一物，在二十世紀初被研發出來後，迅速在全球醫藥界產生重大影響，本書其實是全球史當中一塊不算小的近代中國（一九一二～一九四九）和現代臺灣（一九四九～一九九八）拼圖。在一九二〇年後，荷爾蒙藥品於中國社會大行其道，引發一連串追求保衛生命之風潮，誠為當時衛生界的一大明星商品。那時所能治療的病症，以性疾病，包括陽痿、夢遺等症狀，再加上一些神經病症，包括神經衰弱與歇斯底里、憂鬱症等等，還伴隨治療虛弱、疲倦、沒有精神、消極等外顯症狀，藥效雖不至於到無所不能，但幾乎已具備萬用藥品的概念了。那麼民國時期之後的情況呢？一九四九年是一個政治、軍事、經濟局勢丕變的年代，但對於藥品使用與服藥行為之歷史延續，令人感到好奇。一代人對於健康概念的認知，其改變是緩慢漸進的，而且裡面有各種不同的人文光景，從短時間內還看不出來，必須要將討論時間稍為延長一點，方能產生不同的認識。本章可謂補充了既有論述之空白，闡述荷爾蒙在戰後臺灣延續被使用和逐漸沒落的歷程。

以一九五〇至一九六〇年的報導頻率來看，荷爾蒙製劑所受的矚目確實很高，甚至於名稱與概念也被挪移到各種補身食品中。更讓人驚訝的是，一九五〇年代報刊大方地討論讀者的早洩、漏精、陽痿，其言論之開放程度超乎常理。當時很多藥物都需要靠國外進口，另一方面，政府也制定禁令，希望本土藥業可以逐步自給自足。自一九六〇年代後，亂服荷爾蒙補養的報導逐漸減少，隨後興起的維他命、「營養口服液」和「機能性」飲食，多少分散了既有荷爾蒙抗疲勞、提神的市場；而層出不窮的負面新聞與新研究，都證實了荷爾蒙製劑不適合作為一種日常保健品，隨意服用將有致命的危險。不過，一九六〇年代之後，荷爾蒙藥品也非真的消失，而是這些疾患、服藥和康復的經驗，都流入「地下」了，一直存在於臺灣社會的角落；它表現在不肖商人私下添加，創造出許多複方，多是非法藥品，缺乏進一步的實驗，轉為地下藥品之流。換句話說，荷爾蒙作為補藥的角色逐漸消失，但它卻依舊被添加進各種不同名稱的藥物中繼續存在，在威而鋼出現與普及之前，仍為大眾所使用。再從一九八〇年後的資料分析來看，荷爾蒙藥品從未消失，這提醒了我們在觀察史料時，物質文化之「消失」有時是訊息沒有完全公開的假象，特別是針對陽痿、不舉這種高度敏感的議題，在保守的一九六〇至一九八〇年代中期以前，不太可能被大規模報導；非得等媒體解嚴後，記者可以大規模挖掘底層心態，而史家可以根據這些資訊，再進行更長時段的探究，社會角落的真實面向才會被全面揭露。所以，真實的狀況可能是上述新式營養補充飲品無法解決真正的房事困擾，致使荷爾蒙的存續走向了兩個極端：一個是回歸正常用藥，在某些性方面問題的門診中被使用；另一個則是走向民間私用藥，琳瑯滿目的藥品名稱，多少看得出來是加入荷爾蒙，但有沒有真材實料或實際成分有多少，則很難判斷。從民間各種層出不窮的報導，可以看出添加荷爾蒙的藥品還是在民間大行其道；直至威而鋼的誕生，這些有利可圖的假造、違法添加與仿冒，才逐漸消聲匿跡。

虛弱、疲勞感的產生，原因多端，這是本書的主體，作為從疾病史出發的中國近代感覺史書寫，本書大概具有那麼一點開創意義。以這種樣態或感覺為出發點，陽痿和不舉背後的虛弱感，或房事無力之尷尬、難以啟齒之心態，過去少有歷史著作深論。這些症狀與身體感，非常複雜，是好幾種疾病的集合體，很難從表面的文字來正確判斷真實的疾病，而這樣的身體感也營造了很大的診療和用藥空間，可容納各種食品和藥物進入這類病症的治療技術當中。本章所闡述的荷爾蒙、維他命和各種營養補充品、食補文化等等，其實都在解決這些惱人的問題。可以確定的是，疲勞與虛弱的感覺史永遠和人類社會發展共存，而相關補養和壯陽的藥品文化，只會愈來愈多元，伴隨忙碌不堪卻又追求享樂的人類文明，繼續存續下去。

註釋

1 究竟日治時期在臺灣社會中有沒有這麼多種類的荷爾蒙藥品？還需要再研究，但一書的篇幅有限，故僅能留待後人探究，本章所述史事，純粹就一九四九年之後的臺灣為主。

2 皮國立，《臺灣日日新：當中藥碰上西藥》（臺北：臺灣書房，二〇〇九）。

3 總體來看，似不及民國時期對於手淫、腎虧恐慌之嚴峻，只是偶爾提及。鄭志敏輯錄，《日治時期《臺灣民報》醫藥衛生史料輯錄》（臺北：國立中國醫藥研究所，二〇〇四），頁二九六～二九七。

4 〈強力睪丸片，新貨已運臺〉，《聯合報》，一九五三年五月九日，五版。

5 陳存仁，《抗戰時代生活史》（上海：上海人民出版社，二〇〇一），頁二二三～二二九。以及史悠良，〈「父親頌」兼簡述我國父親節發起人先父史致富先生生前事略〉，《浙江月刊》四一卷七期（二〇〇九），頁一〇～一六。

6 〈物資局配售，男女荷爾蒙〉，《聯合報》，一九五二年七月二十四日，三版。

7 〈警察突擊中華路，查獲偽造賀爾蒙〉，《聯合報》，一九五二年十月二十九日，六版。

8 〈濫造女賀爾蒙，冒牌蓋世維雄〉，《聯合報》，一九五四年一月二十三日，三版。

9 〈偽藥查獲十種，花生油冒充荷爾蒙，洋標貼空托維他命〉，《聯合報》，一九五五年七月一日，四版。

10 〈得壽多荷爾蒙，取締命令撤銷〉，《聯合報》，一九五七年五月二十一日，二版。

11 〈偽藥一批，省令取締，藥典藥品查驗須知，省衛生處重新公佈〉，《聯合報》，一九五八年十一月九日，五版。

12 〈偽藥充斥，禍國殃民〉，《聯合報》，一九六一年三月十四日，五版。

13 〈康復力飲料禁止售賣〉，《經濟日報》，一九六八年七月三十一日，五版。

14 〈藝文壇外，廣告笑話〉，《聯合報》，一九五三年十二月三十日，六版。

15 〈三個假性陰陽人，醫師將移花接木〉，《聯合報》，一九五二年十二月二日，四版。

16 〈腦下垂體接種，有致命危險〉，《聯合報》，一九五一年十月三十日，五版。

17 〈一針賀爾蒙，從此上西天〉，《聯合報》，一九五三年四月二十日，四版。

18 〈欲求轉弱為強，竟而致死不生，注射賀爾蒙兩針斃命〉，《聯合報》，一九五四年五月十八日，五版。

19 〈荷爾蒙不是萬靈丹！〉，《聯合報》，一九五八年十月二十八日，七版。

20 畢璞，〈延年益壽〉，《聯合報》，一九五四年三月三十日，六版。

21 有關近代藥界的行銷話語，可參考張仲民，〈當糖精變為燕窩：孫鏡湖與近代上海的醫藥廣告造假文化〉，收入皮國立主編，《華人大補史：吃出一段近代東西補養與科技的歷史》（臺北：時報出版社，二〇二三），頁一二三～一八二。或參考最近集成之新作，張仲民，《弄假成真——近代上海醫藥廣告造假現象透視》（上海：復旦大學出版社，二〇二三）。

22 其定義可參考穆勒—艾貝林、瑞奇（Claudia Müller-Ebeling, Christian Rätsch）合著，《春藥：從神話、宗教與社會，探討人類服用春藥的文化意涵》（臺北：時報出版，二〇一八），頁一〇～二五。這本書也介紹了許多世界各地的春藥，可供參考。

23 文亦奇，〈仁術圈外〉，《聯合報》，一九五四年五月十六日，五版。

24 文亦奇，〈仁術圈外〉，《聯合報》，一九五四年五月十八日，五版。

25 〈荷爾蒙賺錢，面霜參戰〉，《聯合報》，一九五四年四月二十九日，五版。

26 〈侵用貴重藥品，院長自補身體〉，《聯合報》，一九六二年十月十三日，三版。

27 相關論述可參考游鑑明，〈近代中國女子健美的論述（一九二〇—一九四〇年代）〉，收入李貞德主編，《性別、身體與醫療》（北京：中華書局，二〇一二），頁二四五～二七八。

28 〈慾海惡漢縱火，火窟鴛鴦成灰〉，《聯合報》，一九五七年四月二十七日，三版。

29 〈防盜於奢〉，《聯合報》，一九五七年十一月十九日，三版。

30 小瓊譯，〈如何增進身體的活力〉，《聯合報》，一九五七年十一月五日，六版。

31 〈夫婦之間：七、戀愛與結婚〉，《聯合報》，一九五七年十二月二日，二版。

32 〈四位讀者提出建議〉，《聯合報》，一九五三年五月二十五日，五版。

33 〈處女膜破裂，不足證不貞，體弱遺精背部感酸疼，輕度肺結核首重營養〉，《聯合報》，一九五九年二月二十一日，五版。

34 〈醫藥常識，體弱陽痿失眠，切忌濫用藥物〉，《聯合報》，一九五九年四月七日，二版。

35 易蘭，〈談中年後的：性生活〉，《聯合報》，一九六五年九月二日，七版。

36 〈西藥廣告官司，昨又發生一起，大倫行被控誹謗嫌〉，《聯合報》，一九五六年三月三十日，四版。

37 〈生化製藥廠，荷爾蒙問世〉，《聯合報》，一九五七年二月十二日，三版。

38 〈新藥兩種應市〉，《聯合報》，一九六一年六月二十三日，五版。

39 李貞德，〈絕經的歷史研究—從「更年期」一詞談起〉，《新史學》第二九卷四期（二〇一八），頁一七九～二二三；特別是頁一八〇～一八一。

40 〈德意兩種新藥，空運來台供售〉，《聯合報》，一九五七年九月四日，二版。

41 何吟譯，〈女性必經過的，更年期〉，《聯合報》，一九五七年十二月二十三日，二版。

42 〈獨身女性為什麼早衰〉，《聯合報》，一九五九年十二月三十一日，七版。

43 加譯，〈情緒病療法〉，《聯合報》，一九五八年一月二十五日，六版。

44 俊洪譯，〈男人也有「更年期」！〉，《聯合報》，一九六〇年七月二十八日，七版。

45 毅振，〈關于性荷爾蒙的答案〉，《聯合報》，一九五八年十一月十日，七版。

46 世偉譯，〈治瘦新藥〉，《聯合報》，一九六一年九月十六日，七版。

47 戀華，〈植物提鍊成的荷爾蒙〉，《聯合報》，一九六〇年十月三十一日，七版。

48 傅瑋瓊，《黑松百年之道：堅持夢想的腳步》（臺北：天下文化，二〇一七），頁六四～六七。

49 林立青，〈三洋維士比和保力達B的八種喝法──台灣勞工獨特的提神藥酒文化〉，三洋維士比和保力達B的八種喝法──台灣勞工獨特的提神藥酒文化，第一頁，The News Lens 關鍵評論網，擷取時間：二〇二三年八月十九日。

50 〈先靈藥廠代表，考察臺市場〉，《聯合報》，一九五五年十一月九日，四版。

51 〈省製荷爾蒙合格者不多，當局決予改進〉，《聯合報》，一九五五年六月二十四日，四版。

52 〈藥品登記查驗，將有重大改革，補劑等十三類不予登記〉，《聯合報》，一九五八年三月十二日，四版。

53 〈西藥市場窘態〉，《聯合報》，一九五八年三月十七日，四版。

54 〈我中止向日購貨後，市場已起反應，日製藥品報漲〉，《聯合報》，一九五八年三月十九日，四版。

55 黃已城，〈臺灣製藥工業，前途大有可為〉，《聯合報》，一九六〇年八月十二日，五版。

56 〈經部工礦組已擬訂三期經建製藥工業計畫〉，《聯合報》，一九六〇年十月四日，五版。

57 〈尹仲容昨表示補藥進口太多〉，《聯合報》，一九六一年九月十六日，五版。

58 〈外貿會主委尹仲容宣布，四類西藥限期管制進口〉，《聯合報》，一九六一年十月十四日，五版。

59 〈維他命等四類藥藥商請續開放進口〉，《聯合報》，一九六一年十月十八日，五版。

60 〈維小素等管制進口，名單昨天公佈〉，《聯合報》，一九六一年十二月二十八日，五版。

61 〈我國限制日藥進口，傳日本通產省，擬對我施報復〉，《聯合報》，一九六二年一月十三日，五版。

62 〈西藥進口商的困惑〉，《聯合報》，一九六二年三月十一日，五版。

63 〈維他命等藥卅三種，延十一月管制進口〉，《聯合報》，一九六二年五月六日，五版。

64 〈八種荷爾蒙，開放進口〉，《聯合報》，一九六二年九月二日，五版。

65 何凡，〈陳永松的「發明」〉，《聯合報》，一九五五年十月十七日，六版。

66 KFS（編者按：筆名），〈哈老哥〉，《聯合報》，一九六二年五月十五日，七版。

67 琴岡，〈「洋蟲」的來歷和效驗〉，《聯合報》，一九五六年四月九日，四版。

68 劉祖彭，〈閒話洋蟲〉，《聯合報》，一九五六年十二月十三日，六版。

69 何凡，〈可怕的煙毒〉，《聯合報》，一九五五年二月二日，六版。

70 維風譯，〈對荷爾蒙應有的認識〉，《聯合報》，一九六三年四月十五日，六版。

71 皮國立，〈從「食補」到「禁食」的臺灣香肉文化史（一九四九—二〇〇一）〉，《中國飲食文化》第一六卷一期（二〇二〇），頁五五～一一四。

72 何凡，〈狗肉常識〉，《聯合報》，一九五九年十二月五日，六版。

73 何凡，〈香肉〉，《聯合報》，一九五五年二月十五日，六版。

74 〈日長壽會長系川，再談長壽之道〉，《聯合報》，一九五六年十月二十二日，三版。

75 〈集中力量尋求長壽方法，健康長壽會昨成立〉，《聯合報》，一九五七年九月十二日，三版。

76 沈蓓倫，〈菜單：韮菜鮮蠔炒蛋〉，《聯合報》，一九六六年四月五日，七版。

77 黃維芷，〈瘋狂吃生蠔〉，《聯合報》，一九八九年九月二十五日，二八版。

78 江影，〈蚵仔味鮮美〉，《經濟日報》，一九七〇年五月十八日，八版。

79 曉蘋，〈藥補不如食補〉，《民生報》，一九七八年十一月一日，八版。

80 皮國立、楊善堯主編，《憶載航空城》（桃園：桃園市政府文化局，二〇二二），頁一二七～一二九。

81 〈西北雨過後，烏來呷鱸鰻〉，《民生報》，一九八三年九月十日，八版。

82 何凡，〈養鱉〉，《聯合報》，一九六四年十月六日，九版。

83 〈高縣養鱉副業鼎盛〉，《聯合報》，一九六三年八月三日，六版。

84 耕心，〈臺灣的鱉〉，《聯合報》，一九七〇年五月十四日，九版。

85 郭忠豪，《品饌東亞：食物研究中的權力滋味、醫學食補與知識傳說》（臺北：允晨文化，二〇二二），特別是第四章。

86 〈吃雞睪丸壯陽？無稽之談〉，《民生報》，一九九四年二月二十二日，二三版。

87 〈雞睪丸，高膽固醇！〉，《聯合晚報》，一九九四年二月二十一日，七版。

88 〈食療調養，可收輔助之效〉，《民生報》，一九九五年十月十四日，三三版。

89 〈走私虎鞭原是牛筋民眾購物小心吃虧觸法〉，《中國時報》，一九九四年一月十九日，一六版。

90 穆勒—艾貝林、瑞奇合著，《春藥：從神話、宗教與社會，探討人類服用春藥的文化意涵》，頁六〇～六一。

91 引自〈敵不過時代變遷　華西街最後一家蛇肉店吹熄燈號〉，一零一傳媒（101newsmedia.com），擷取日期：二〇二三年六月七日。

92 〈衛生署消費服務中心最近化驗發現：蛇鞭粉內摻男性荷爾蒙〉，《民生報》，一九八一年十二月三日，四版。

93 〈大補藥丸，祭鹿開製〉，《聯合報》，一九五八年十二月八日，五版。

94 曾齡儀，〈頭角「爭茸」——一九五〇—一九九〇年代臺灣的養鹿業與鹿茸消費〉，《新史學》第二九卷一期（二〇一八），頁五九～一〇六。

95 〈人物春秋〉，《聯合報》，一九六六年七月二十四日，六版。

96 〈普濟大補酒，虛偽宣傳，遭受取締〉，《聯合報》，一九六一年三月九日，五版。

97 以上兩段引文，引自〈性機能之療治，妙安堂集歷代驗方〉，《聯合報》，一九六五年九月十一日，九版。

98 蓋蘭，〈百補之王〉，《經濟日報》，一九七〇年一月二十九日，一〇版。

99 穆勒—艾貝林、瑞奇合著，《春藥：從神話、宗教與社會，探討人類服用春藥的文化意涵》，頁五二～五九。

100 問荊譯，〈萬靈丹人參〉，《經濟日報》，一九七三年十月十八日，七版。

101 這樣的研究可參考張亮亮，〈從「奔馬草」到「丹參滴丸」——丹參應用史考探〉，皮國立主編，《走過「廢除中醫」的時代：近代傳統醫學知識的變與常》（臺北：民國歷史文化學社有限公司，二〇二三），頁三六七～四一〇。

102 〈臺銀公告，進口藥品一批〉，《聯合報》，一九五七年十月二十四日，二版。

103 定，〈荷爾蒙與維他命〉，《聯合報》，一九六〇年八月十二日，七版。

104 穆勒—艾貝林、瑞奇合著，《春藥：從神話、宗教與社會，探討人類服用春藥的文化意涵》，頁二一一。

105 〈壯陽藥物不可亂服〉，《中國時報》，一九九五年十一月二十六日，未分版。

106 〈西德名廠—默克大藥廠，發明新藥「精力旺」問世〉，《聯合報》，一九六四年五月八日，四版。

107 〈醫生的故事〉，《聯合報》，一九六〇年十月三十日，七版。

108 KFS，〈哈老哥〉，《聯合報》，一九六二年五月十五日，七版。

109 〈李卓皓談荷爾蒙〉，《聯合報》，一九五八年三月二十七日，二版。

110 〈李卓皓談荷爾蒙〉，《聯合報》，一九五八年三月二十七日，二版。

111 小瓊譯，〈人類健康的威脅〉，《聯合報》，一九五七年八月十二日，七版。

112 謝文，〈食物的危機〉，《經濟日報》，一九六九年十一月七日，九版。

113 〈養雞業者訂自律公約，絕不使用育肥丸〉，《聯合報》，一九六七年十月二十四日，七版。

114 〈豈是自甘下賤，那堪雨暴花殘〉，《聯合報》，一九六六年三月三十日，三版。

115 美譯，〈最新發現的荷爾蒙〉，《聯合報》，一九六〇年八月五日，七版。

116 〈性活力之保持，西方多次嘗試，未獲成功之道〉，《聯合報》，一九六五年九月十一日，九版。

117 定，〈荷爾蒙與維他命〉，《聯合報》，一九六〇年八月十二日，七版。

118 光裕，〈醫學界的一項新發現，人生幸福的開始〉，《聯合報》，一九六六年二月十九日，一二版。

119 王楓，〈仍是一個謎：性腺與賀爾蒙〉，《聯合報》，一九六九年十二月二十七日，九版。

120 嵩師，〈不可亂用荷爾蒙！〉，《聯合報》，一九六七年三月二十四日，七版。

121 〈老婦打針死亡，警方查究原因〉，《聯合報》，一九六九年九月九日，七版。

122 龐龍，〈千萬不要亂用藥物〉，《聯合報》，一九六九年十月九日，九版。

123 〈工商文書廣告措詞，須簡潔平實〉，《經濟日報》，一九六八年九月十日，四版。

124 華華，〈慎用荷爾蒙〉，《聯合報》，一九六六年七月十八日，五版。

125 藍昭堂譯，〈性與心臟病〉，《聯合報》，一九六七年八月二十八日，九版。

126 〈偽劣禁藥猖獗與查緝中心成立〉，《經濟日報》，一九六八年九月十一日，五版。

127 〈醫學會年會，展出普女榮〉，《經濟日報》，一九六八年十一月十三日，五版。

128 〈口服的雄性素製劑：普維雄〉，《經濟日報》，一九七三年十月十八日，七版。

129 李師鄭，〈杏林走筆：西藥打進了補藥市場〉，《民生報》，一九八一年十二月四日，四版。

130 曾木全、劉宜祝、林哲輝，〈市售大陸中藥標示壯陽功能產品之調查檢驗〉，《藥物食品檢驗局調查研究年報》第二三號（二〇〇五），頁一三六～一四八。

131 〈荷爾蒙口服液，當局不准製售〉，《聯合報》，一九八四年十月二十二日，五版。

132 歐陽軍，〈傳統醫學說壯陽〉，《明通醫藥》三八六期（二〇〇九），頁二一～二五。

133 〈中藥成藥，禁用荷爾蒙字樣〉，《聯合報》，一九六五年一月十四日，五版。

134 〈康復力飲料禁止售賣〉，《經濟日報》，一九六八年七月三十一日，五版。

135 〈維他露食品舉辦，答對就有獎贈送〉，《經濟日報》，一九七二年六月二十七日，八版。

136 〈維他露口服液，新品應市〉，《經濟日報》，一九七三年五月二十一日，七版。

137 〈營養飲品堂皇應市，有鑽法令空隙之嫌〉，《聯合報》，一九七三年五月九日，三版。

138 〈誇大不實廣告罰得太輕，衛生機構公布騙人廣告名單〉，《民生報》，一九七九年十一月二十九日，四版。

139 何瑞元，〈老外在臺灣：欲購從緩，發明從速〉，《民生報》，一九七九年五月二十六日，一二版。

140 林立青，〈三洋維士比和保力達B的八種喝法——臺灣勞工獨特的提神藥酒文化〉，三洋維士比和保力達B的八種喝法——臺灣勞工獨特的提神藥酒文化，thenewslens.com 關鍵評論網，擷取日期：二〇二三年八月十日。

141 〈中國扶桑生晃公司，推出口服液新藥〉，《經濟日報》，一九七〇年九月二十六日，八版。

142 〈營養口服液 是藥？還是食品？〉，《經濟日報》，一九七三年五月二十四日，二版。

143 精準的定義，一九六四年臺灣工業生產值超過農業生產，臺灣正式轉型至工業社會。參考高淑媛，《臺灣工業史》（臺北：五南出版社，二〇一六），頁二三二～二六〇。根據洪紹洋研究，一九七〇年代初期以石油危機的背景為契機，一九七三年擔任行政院院長的蔣經國宣布以五年的時間推動「十大建設」，希望促進國內需求帶動經濟復甦。在「十大建設」中，一貫性鋼鐵廠、石油化學工業和大造船廠等建設，促使臺灣工業由輕工業為主的結構，轉型至具備重化工業生產能力。參考洪紹洋，〈戰後臺灣工業化發展之個案研究：以一九五〇年以後的臺灣機械公司為例〉，收錄於田島俊雄、朱蔭貴、加島潤、松村史穗編，《海峽兩岸近現代經濟研究》（東京：東京大學社會科學研究所，二〇一一），頁一〇七～一三九。

144 〈考季來臨，市面看好提神口服液，銷路暢旺〉，《經濟日報》，一九八一年七月一日，一〇版。

145 〈機能性飲料崛起〉，《民生報》，一九九〇年六月二十二日，一七版。

146 〈「機能性食品」引發爆炸性話題〉，《經濟日報》，一九八九年十二月七日，一八版。

147 〈機能性飲料後市榮景可期〉，《經濟日報》，一九九一年八月十七日，二一版。

148 〈肚臍到膝蓋之間：春藥，真有嗎？〉，《聯合報》，一九九七年五月二十六日，四三版。

149 王九鼎，《實驗效方閨房醫庫》（臺南：中華出版社，一九六八），頁一～一四。

150 于海洲，《青年病自療法》（板橋：海洲出版社，一九七七），頁一～二。

151 文榮光，〈臺灣地區性功能障礙治療的現況與展望〉，《民生報》，一九八一年五月十日，四版。

152 〈肚臍到膝蓋之間：春藥，真有嗎？〉，《聯合報》，一九九七年五月二十六日，四三版。

153 穆基，〈男女之間：性功能障礙的治療〉，《聯合報》，一九八一年六月十二日，一二版。

154 林妏純，〈醫師臨床診療發現，時下青少年飽受各類〉，《中時晚報》，一九九四年三月十三日，未分版。

155 江漢聲，〈回春壯陽談偏方〉，《健康世界》一一五期（一九八五），頁四七～五〇。

156 江漢聲，〈西藥治療性無能的近況〉，《民生報》，一九八二年六月三日，四版。

157 〈打「補」針無異揠苗助長〉，《民生報》，一九八五年十二月十三日，七版。

158 張天鈞，〈男性荷爾蒙與疾病〉，《健康世界》一二〇期（一九八五），頁一三～一七。

159 〈壯陽藥、成藥吃多了小心攝護腺肥大〉，《中國時報》，一九九四年八月九日，一七版。

160 〈男性荷爾蒙壯不了陽，幫助強精，倒還挺管用〉，《民生報》，一九八九年一月三十一日，二三版。

161 〈壯陽藥真能讓人持久不衰？〉，《民生報》，一九八八年二月二十八日，一四版。

162 〈壯陽藥充斥市面，吃多了可能致癌〉，《民生報》，一九八八年五月九日，二二版。

163 〈向誇大不實廣告出擊〉，《民生報》，一九八八年十二月二十一日，一三版。

164 〈治陽萎，別依賴春藥〉，《聯合報》，一九九四年三月十五日，一六版。

165 〈濫服壯陽藥，雄風不「長」〉，《民生報》，一九九〇年一月十二日，二三版。

166 〈治陽萎，別依賴春藥〉，《聯合報》，一九九四年三月十五日，一六版。

167 〈阿公80老風流〉，《聯合晚報》，一九九五年七月二日，一五版。

168 〈不是只有威而鋼才挺得住〉，《民生報》，一九九八年八月十五日，三三版。

169 〈枯幹逢春，西門慶也靠它？〉，《聯合晚報》，一九九五年十一月二十五日，七版。

170 〈重享魚水之歡，陽痿者福音〉，《民生報》，一九九六年四月五日，二一版。

171 〈肚臍到膝蓋之間：春藥，真有嗎？〉，《聯合報》，一九九七年五月二十六日，四三版。

172 〈男人注意，你吃的壯陽藥，可能是食品〉，《聯合報》，一九九八年六月二十日，三八版。

173 〈肚臍到膝蓋之間：春藥，真有嗎？〉，《聯合報》，一九九七年五月二十六日，四三版。

174 〈壯陽新藥，群「舉」而起〉，《民生報》，一九九六年九月十四日，三四版。

175 〈不是只有威而鋼才挺得住〉，《民生報》，一九九八年八月十五日，三三版。

第七章　結論

好的結論不應該只是將前面的文字重複敘述，而應該在基礎研究上，登高遠眺，指出更多基於書內史實後的一種寬廣觀察和時代詮釋，方為學術專書應有之高度。透過本書文字之呈現，讀者看到的不是中西醫論爭的主旋律，而是在西醫逐漸傳入並深刻影響國人的近代歷史發展中，大量西方的科技與身體觀，和在中國既有的醫學知識、疾病、社會觀念，乃至擔憂虛弱的心態結合在一起，透過報刊宣傳的廣度，一方面持續強化其影響力，一方面則將西方知識轉譯為中國人熟知的話語，而整體形塑了一代人的健康觀念，更在一九四九年之後影響了現代臺灣人的醫療觀與藥品文化。可以看出，這個時代的新知識往往成為傳統身體觀的思想資源，例如中文語彙中的腎虧、虛弱，可以和神經衰弱、歇斯底里相結合；從傳統的補藥到新的荷爾蒙藥品，也互相激盪、合奏保衛生命的交響曲，共同拯救虛弱與疾病；對手淫、遺精、禁慾的恐懼心理，則中西皆同，產生了疾病論述的共伴效應，更強化時人對虛弱身體的擔憂。觀察近代史必須注意，新的觀念與知識轉移到另一個不同文化中，往往有一轉譯的過程，融合與折衷往往是文化史的關鍵；再加入消費文化之各種變因，最終才能談到民眾的理解。其實，到最後端所謂「事實」的建構，風貌已相對複雜。從這本書的論述中，包括補充荷爾蒙、補精、補血、食補等治百病的思維幾乎都可以和「壯陽」掛上關係，至今仍存留在華人的養生文化中；這當中雖含有不少誇張的成分，但所謂的「衛生觀」有時需要傳統和新科學一同來背書。正如對「壯陽」的概念重塑與其實踐，本身就不斷地被古典和現代的觀念反覆詮釋，形成我們今天不會一直將「壯陽」掛在嘴邊，但我們的補養或保健觀點和行動，卻早已吸納了該語彙不少養分，這其中還包含豐富的疾病理解，皆可於書內各章節窺知。

研究醫療衛生史，也讓讀者明瞭每個時代的疾病觀和身體觀，都處在持續變動的狀態，隨時間與地域而有所差異。就像今天，臺灣的醫藥健康廣告，有幾個大宗，而它們背後往往都蘊含著一種社會及文化的脈絡，例如壯陽藥、保肝製品與所謂的提神飲料，它們背後可能反映臺灣人辛勤且超時的工作、應酬過多而又睡眠不足的困境；各種葡萄糖胺製劑與鈣片，則反應骨關節退化疾病的嚴重；抗老化、防衰老的產品推陳出新，也可能反映出臺灣人口年齡組成逐漸的老化。從民國初年的廣告來看，補腦、補精、補腎、補血、補荷爾蒙等藥品大行其道，則顯示當時人們非常害怕虛弱。當然，這部分論述受到史料的限制，它大多還是反應城市的衛生觀，或許將來衛生史可以將眼光移至農村，但仍需進行實際的田野調查或搜索地方性史料，此處先不多談。

本書牽涉的病名雖多，但都指向放縱性慾、虛弱等共同因素；而壯陽藥和補藥，則是單純、好理解的萬病解方。魯迅曾抱怨他和一些文學家創辦的文學刊物《語絲》，在一九二七年底轉往上海發展後，突然冒出許多醫藥廣告，「醫生的診例也出現了，襪廠的廣告也出現了，甚至於立癒遺精藥品的廣告也出現了。」[1]有關性方面的疾病與日常困擾，在當時公開被討論是很普遍的，而且虛弱感很容易被類化成一種政治病夫、羅病病人的共同特徵；小則至患病之個人、大則指陳衰弱的「中國」。魯迅認為，當時連文學中也參雜不少介紹「靈藥」的文字，這些靈藥都是針對虛弱和疾病的，他諷刺說：「即使不稱為『廣告』的，也都不過是出賣舊貨的新廣告。」其實就是報刊上充斥著變了花樣的廣告，同樣還是販賣拯救虛弱的藥物。並且，「連病夫（服用後）也立刻可以當兵」，其實這種藥物廣告就是要趁「國難聲中」或「和平聲中」將更多利益榨到自己的手裡。[2] 可見民國社會處處可見藥商與大眾媒體背後操作的痕跡，而醫者雖秉持解釋生理、病理之職責，但沉浸在商業利益中、在政治社會文化的氛圍中、在與病人的溝通時，多少都可能受到這些話語的影響，甚至成為衛生商品的代言人。

談衛生史也不能只有「公共」，其實由本書的論述可知，很多性疾病是羞於向大家啟齒的，即使面對專業醫者，怕也有難言之隱，特別中國人對這些「性事」一向保守，又有維持個人自尊的難處，故難以尋求正當管道的治療。包括手淫、遺精、神經病、腎虧、性生活問題等疑難雜症，這些疾病似乎都有一些個人隱私曝光的顧慮，所以能夠自己買壯陽或補藥來服用，總比去醫院看醫生要好，畢竟沒有人喜歡去醫院，能透過平常保養而少逛醫院，何樂不為？當時可能也有不少這樣的例子與心態，更何況民國時期醫療資源不足，購買成藥自行服用，實見怪不怪。或許，還受到民國時期內戰外患不斷，要求一個及格的「公共」衛生著實困難，所以只好尋求一種「個人」於日常生活中依靠消費而獲得的「自己衛生法」吧。而為什麼是這些廣告，占了衛生藥品市場的大宗？這是一段由肺癆鬼、腎虧男、血虛女所組成的民國文化史。照理說，近代中國應該是非常衰弱而且又極其可悲的，但是對照書中研究的例子，又產生一種極大的反差。彷彿是人們雖然懼怕「不衛生」的生活所導致的各式疾病，但他們終究可以被新科學、新藥品所拯救。

若談到筆者最關心的中醫歷史問題，近代以來的新藥補養思維，無疑是延續明代以降的補養文化，即使當中有不少檢討聲音，但並未撼動人們追求補養強身、藉以去病的既有概念，只是當中的身體觀、科學概念和藥品，較之明清時有所差異且更加紛紜雜沓。筆者的想法是，這麼多的醫學理論和藥品共同於民國時期出現，代表這些性方面的疾病絕非只是單純被「建構」出來而已。事實上有不少患者的確需要這些藥品來治療，中醫謝利恆（一八八〇～一九五〇）指出：憂（肝）鬱、遺精病都是近代中國的「時代病」，前者是婦女、士農工商皆有之；而後者遺精，「三十年前不多見，今則幾為學校青年之普通病，教育愈發達，此類病愈多，雖補救之法日增，然終不敵病魔之進步。」可見當時罹患遺精病的人愈來愈多，乃時代的趨勢。[3]另一種思考，還是中國人懼怕「精液」的流失，所謂遺精、手淫、腎虧等身體觀，乃是強化人們對失精和虛弱病的恐懼，背後有強大的商業利益和社會觀念在操縱著，倒不一定是將「精液」遺洩至外面而已，極可能是一種身體描述的話語，而和當時許多中西補養類藥物的訴求結合。雖然手淫在一九七〇年代前後的西方社會已經逐漸「除罪化」，[4]但並不代表手淫或縱慾不會導致疾病或身體不適。換句話說，民眾在日常生活中遭受的各種身體衰弱、疲累、無力、憂鬱等身體感，必須透過在醫學術語內找尋一種於中西病理上、日常行為上的合理性，這就是「虛弱感」的誕生，並伴隨著一大部分被縱慾、手淫、房室不舉所困擾的民眾，他們尋求療癒和身體上的救贖，更強化了壯陽藥物和其觀點在近代社會的流行。而最終，人們總希望靠某些藥物的補養來恢復健康，這類故事依舊在現今生活中不斷重複播放。若放長時間來看，近代中國乃至戰後臺灣社會，可以說延續明清以來的補養之風，甚至有過之而無不及，加之政治、社會變遷之迅速，說近代是一恐懼虛弱的時代，一點也不誇張。

雖然魯迅曾抨擊當時新名詞之橫行，不過作為傳統舊觀念之一助，例如言：「科學不但更加證明了中國文化的高深，還幫助了中國文化的光大。……每一新制度、新學術、新名詞傳入中國，便如落在黑色染缸，立刻烏黑一團，化為濟私助焰之具；科學，亦不過其一而已。此弊不去，中國是無藥可救的。」[5] 雖魯迅所言某方面是正確的，科學新藥的行銷，還是嫁接在中國人喜好補養的觀念上，但本書必須指出，這些科學化的新藥，已經過提煉相關有效物質的過程，並去除過往中醫補藥的缺點，而大行其道。例如一則雞汁的廣告，頗似今日雞精之概念，其言：「服藥過多，流弊滋生，補身反足害身。雞汁、牛肉汁補而不膩，味極鮮腴，不但為病人所喜，尤無補藥之流弊。」[6] 由德國藥廠製造的「獅力牌」牛肉汁與雞汁，就強調蛋白質是人體營養的要素，當然它也融入中國「補」的元素，說明該藥可以「助消

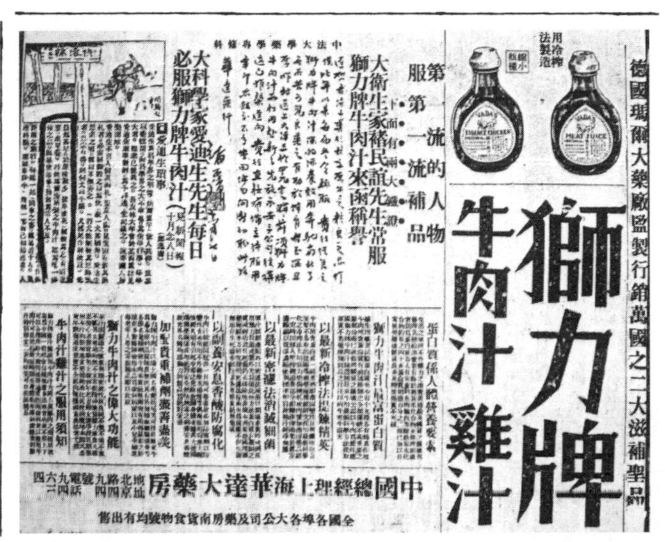
德國瑪爾大藥廠監製行銷萬國之二大滋補聖品
用冷榨法製造
獅力牌牛肉汁雞汁
第一流的人物 服第一流補品
大衛生家褚民誼先生常服獅力牌牛肉汁來函稱譽
大科學家愛迪生先生每日必服獅力牌牛肉汁
蛋白質係人體營養要素
獅力牌牛肉汁最富蛋白質
以最新冷榨法提鍊精英
獅力牌牛肉汁之偉大功能
牛肉汁雞汁之服用須知
中國總經理上海華達大藥房
全國各埠各大公司及藥房南貨食物號均有出售

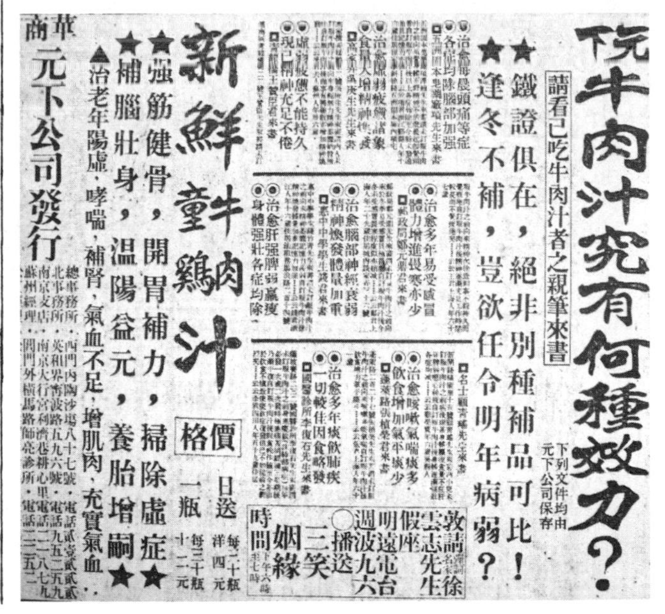
元下牛肉汁究有何種效力？
下列文件均由元下公司保存
請看已吃牛肉汁者之親筆來書
★★鐵證俱在，絕非別種補品可比！
★★逢冬不補，豈欲任令明年病弱？
治愈每晨頭痛等症
治愈多年易受感冒
體力增進畏寒亦少
治愈腦部神經衰弱
精神煥發體量加重
治愈肝強脾弱羸瘦
身體強壯各症均除
治愈咳嗽氣喘痰多
飲食增加氣平痰少
敦請徐雲志先生
假座明遠電台
九六〇週波
播送三笑姻緣
新鮮牛肉鷄汁
★強筋健骨，開胃補力，掃除虛症★
★補腦壯身，溫陽益元，養胎增嗣★
▲治老年陽虛，哮喘，補腎，氣血不足，增肌肉，充實氣血。
價格
華商元下公司發行

化、抵抗病魔、培本固元」。[7]而重點就在於它是經過科學提煉，沒有補藥的弊端，這其實和荷爾蒙的形象一樣，經過科學提煉，深得當時人信賴。現在檢討，當時的社會不比現在，消費者並不知道新藥其實也有不少問題，藥品或補品的資訊仍不夠透明，副作用只在少數的期刊上被討論，這是本書必須指出的。直到戰後臺灣，報刊資料更形發達，讀者才得以看到更多荷爾蒙藥品的報導和其概念之不當挪用。作為人文社會學者，不能不對現實有所省思，只有在更多專家與專業的公民參與下，總體醫藥資訊才能愈益透明化，一般民眾才有可能擺脫藥害的問題，而當時人卻少有這樣的自覺。一直延續到戰後臺灣，這些具有壯陽補身的新藥，持續有愈來愈多的藥害、致癌疑慮被加以報導；再加上新的補身、壯陽、提神藥品不斷被研發出來，才逐漸削弱了人們對荷爾蒙藥品的需求。

而中醫界呢？筆者定義自己是一位中醫歷史研究者。檢視歷史與現實之間，往往可以產生密切連結，一般學者無法在期刊論文內多談，因為不論是從科學類或社會科學類刊物的視角來看，過度推論或聯想都是「不科學」的。可惜，歷史還有人文學科之特點，所謂「人文」，就是要啟發人與文化的連結與想像力，此非純科學所能定義。所以說歷史知識的零碎化，往往是因為被要求在期刊上快速發表一個很小的主題論文，而升等評鑑都卡在這上面，最終發表是成功了，但對於歷史之全局，還是無法好好掌握，此即歷史被歸於社會科學期刊內的時代缺失。而專書則不然，可以藉由研究點出一個時代風氣，還能藉以將歷史延伸，產生現實之啟發功能，卑之無甚高論，其實就是傳統史學之「借鑑資格」。對現代中醫發展而言，歷史研究有什麼啟發？從本書可知，西方新科技所帶出的藥品、食品效用和對抗、預防疾病之功效，不斷藉由人們既存害怕虛弱、追求補身壯陽之心理，大行其道於華人社會，導致近代中醫在回應社會、文化的需求層面上，漸漸喪失其主體性，這是對中醫的警訊。而中醫藥在戰後臺灣的市場上，在威而鋼正式上市以前，可以說仍占據極大的市場，值得重視傳統中醫藥發展的學者，持續進行深入分析。

筆者以為，中醫必須嗅出時代推衍之趨勢，著力集中發展新的藥物和治療方法，才不會被時代淘汰，例如大家關注的癌症、慢性病、急重症、老年化疾病、環境因素（空氣）致病的相關預防與治療等等。從近代「虛弱」的視角來看，中醫就是要想辦法為人類的強壯、健康做出貢獻；也必須盡速開發新藥，創造新知識，開發更多有效的療病植物，精煉萃取、形成體系，方能與西藥爭勝。[8] 而激勵人心的例子，就在二〇一五年，高齡八十五歲的屠呦呦發現從傳統本草提煉出的青蒿素可以有效治療瘧疾而獲得諾貝爾生醫獎，成為首位獲得科學類諾貝爾獎的華人女科學家。屠呦呦振奮人心的故事，就是建構在傳統中醫文獻、療效之既存事實，並運用西方的生藥化學分析與低沸點溶劑的萃取技術，為中西醫結合成功地立下典範。接受了「科學」，反而振興了中國文化，為「科學國故」下了一個最好的註腳。[9] 中醫若能在這樣的基礎模式上開發更多高效的新式藥品，必定能將中醫藥推向世界，造福人類。[10] 或許，讀衛生史，還有一個很大的用途，就是我們會更聰明地檢視各種無效的假藥或不必要的保健食品影像、報導文字，以降低自身受騙上當的機會。歷史幫助讀者去思考每一種社會現象，包括壯陽和衛生健康概念背後的科技、消費脈絡和知識建構的問題，學習更聰明地對待身體、追求真實的健康。

書末，筆者想起羅家倫（一八九七～一九六九）於一九三一年所發表的一篇〈研究中國近代史的意義和方法〉，具體地說明了他的見解。他強調研究近代史的重要，譬如自然界受動力的支配，愈是接近，影響愈大，像一顆石子於水中，其波動愈近就愈大一樣。所以他說：「要知道人類或民族過去的來歷和演進，現在的地位和環境，以及他將來的生存和發展，都非研究他近代的歷史不可。這不是說遠古的不要研究，或是研究了也不重要，乃是說近的切的更當研究，尤其重要。」郭廷以（一九〇四～一九七五）據此認為：「羅先生卻並不認為當時馬上就可以撰寫完整的中國近代史，必須先作適當的基礎工作，像史料叢書的編訂、工作書表之類的纂修，以及各種專題的研究。然後方可以動手撰寫『科學的中國近代史』。」[11] 筆者本書所談的歷史，即為過往近代史研究所少談，用專題研究之書寫，為中國近代史增添一筆色彩，「心懷大問題而又不放棄對小問題的精雕細琢」，正是近代學人的治學風格。[12] 本書之論，承接明清補養觀，而又能點出近代社會、文化之時代特性與風尚，兼與讀者現實生活相關。停筆掩卷，這是筆者在全書末尾最希望表達的深刻意義。

1 魯迅，《三閒集・我和《語絲》的始終》，收入《魯迅全集》（北京：人民文學出版社，一九九六）第四卷，頁一七一～一七二。

2 魯迅，《二心集・沉滓的泛起》，收入《魯迅全集》第四卷，頁三二四～三二五。

3 謝觀，《中國醫學源流論》（福州：福建科學技術出版社，二〇〇三），頁一一六。

4 Jean Stengera、Anne Van Neck，陳姿穎譯，《自慰：恐懼的歷史》，頁二二一～二三四。

5 魯迅，《花邊文學・偶感》，收入《魯迅全集》（北京：人民文學出版社，一九九六）第五卷，頁四七九～四八〇與四八〇註釋二、三。

6 陳存仁，《通俗醫話》，收入陸拯主編，《近代中醫珍本集・醫話分冊》，頁一〇二二。

7 上海申報館編輯，《申報》，一九三六年九月三十日，第一張。

8 近年新的發展，就是「清冠一號」的研發，它帶動中醫藥界的動能，故後續之發展仍值得各方持續關注。可參考蔡運寧、蘇奕彰，〈從SARS到COVID—19：現代中醫如何因應瘟疫〉，《中國醫藥研究叢刊》第三十四期（二〇二三），頁一八五～二〇八。

9 傳統文化與科學觀在近代即非完全對立，可參考余英時，《余英時回憶錄》（臺北：聯經出版公司，二〇一八），頁三一～三三。

10 饒毅、張大慶、黎潤紅，《呦呦有蒿：屠呦呦與青蒿素》（北京：中國科學技術出版社，二〇一五），頁三一～三八與一〇八～一一〇。以及《屠呦呦傳》編寫組，《屠呦呦傳：諾貝爾獎首位華裔女科學家的一生》（臺北：天下文化，二〇一六），頁一七七～一八九。

11 張朋園等訪問，陳三井等紀錄，《郭廷以先生訪問紀錄》（臺北：中研院近史所，一九八七），頁二四二～二四三。

12 王學典，《顧頡剛和他的弟子們》（北京：中華書局，二〇一一），頁五〇。

徵引書目

一、中文專書

（唐）陳藏器撰，尚志鈞輯釋，《《本草拾遺》輯釋》，合肥：安徽科學技術出版社，二〇〇四。

（宋）朱肱，《增註傷寒類證活人書》，臺北：集文書局，一九八〇。

（宋）陳師文等編纂，《重刻太平惠民和劑局方》（明崇禎十年朱葵、袁元熙刊本，一六三七）

（宋）陳直原著，陳可冀、李春生訂正評注，《養老奉親書》，北京：北京大學醫學出版社，二〇一四。

（宋）趙佶（宋徽宗）編修，（清）程雲來纂輯，《聖濟總錄纂要》，收入曹炳章，《中國醫學大成》五〇冊，上海：上海科學技術出版社，一九九〇。

（明）方以智，《物理小識》，臺北，臺灣商務印書館，一九七八。

（明）朱橚撰，《文淵閣四庫全書．子部五．普濟方》，臺北：商務印書館，一九八三。

（清）王士雄，《溫熱經緯》，北京：學苑出版社，一九九七。

（清）江涵暾，《奉時旨要》，北京：中國中醫藥出版社，一九九三。

（清）吳澄，《不居集》，北京：人民衛生出版社，一九九八。

（清）汪昂，《醫方集解》，臺南：第一書店，一九八六。

（清）周振武著，楊維益點校，《人身通考》，北京，人民衛生出版社，一九九四。

（清）唐宗海，《金匱要略淺註補正》，臺北：力行書局，一九九二。

（清）唐宗海，《醫經精義》，臺北：力行書局，一九九八。

（清）陸九芝、傅青主、戴天張原著，秦伯末、林直清校定，《世補齋醫書全集》，臺北，五洲出版社，一九九六。

（清）喻昌，《寓意草》，陳熠主編，《喻嘉言醫學全書》，北京：中國中醫藥出版社，一九九九。

（清）曹庭棟，《老老恆言》，長沙：岳麓書社，二〇〇五。

（清）劉鍾衡，《中西滙參銅人圖說》，上海，江南機器製造總局本，一八九九。

（清）韓善徵原著，金保方主編，《陽痿論評注》，北京：中國中醫藥出版社，二〇一九。

《文史精華》編輯部編，《近代中國社會史料叢書：近代中國煙毒寫真》上、下兩冊，石家莊：河北人民出版社，一九九七。

《屠呦呦傳》編寫組，《屠呦呦傳：諾貝爾獎首位華裔女科學家的一生》，臺北：天下文化，二〇一六。

丁福保，《中國成功家庭教育讀本》，北京：新世界出版社，二〇〇八。

丁福保，《節慾主義》，臺南：和裕出版社，二〇〇六。

三寶弟子印贈，《延壽保健之道》，臺北：沅立彩色製版印刷，二〇〇一。

上海五洲大藥房編，《衛生指南》，上海：五洲大藥房，一九三四。

上海人民出版社編，《章太炎全集》第八冊，上海：上海人民出版社，一九八二。

上海市禁毒工作領導小組辦公室、上海市檔案館編，《清末民初的禁煙運動和萬國禁煙會》，上海：上海科學技術文獻，一九九六。

于海洲，《青年病自療法》，板橋：海洲出版社，一九七七。

戈公振，《中國報學史》，臺北：臺灣學生書局，一九六四。

王九鼎，《實驗效方閨房醫庫》，臺南：中華出版社，一九六八。

王淑民、羅維前（Vivienne Lo）主編，《形象中醫：中醫歷史圖像研究》，北京：人民衛生出版社，二〇〇七。

王向華、邱愷欣，《當日本A片遇上華人慾望：性別、性相、色情品的文化理論》，臺北：華藝數位股份有限公司，二〇一五。

王經綸等著，《文化與行為：古今華人正常與不正常行為》，香港：中文大學出版社，一九九〇。

王彥恒，《實用中醫精神病學》，臺北：知音出版社，二〇〇三。

王慎軒編，《中醫新論彙編》，上海：上海書店，一九九一。

王毅主編，《情志病中醫特色診療》，北京：人民軍醫出版社，二〇〇九。

王學典，《顧頡剛和他的弟子們》，北京：中華書局，二〇一一。

平心，《青年的修養與訓練》，重慶：學藝出版社，一九四二。
皮國立，《近代中醫的身體與思想轉型：唐宗海與中西醫匯通時代》，北京：生活・讀書・新知三聯書店，二〇〇八。
皮國立，《臺灣日日新：當中藥碰上西藥》，臺北：臺灣書房，二〇〇九。
皮國立，《「氣」與「細菌」的近代中國醫療史：外感熱病的知識轉型與日常生活》，臺北：國立中國醫藥研究所，二〇一二。
皮國立，《國族、國醫與病人：近代中國的醫療和身體》，臺北：五南出版社，二〇一六。
皮國立、楊善堯主編，《憶載航空城》，桃園：桃園市政府文化局，二〇二二。
皮國立，《最「潮」中醫史：以形補形行不行，古人醫病智慧超展開》，臺北：三民書局，二〇二三。
皮國立主編，《華人大補史：吃出一段近代東亞補養與科技的歷史》，臺北：時報出版，二〇二三。
皮國立主編，《走過「廢除中醫」的時代：近代傳統醫學知識的變與常》，臺北：民國歷史文化學社有限公司，二〇二三。
同道，《國學大師之死：百年中國的文化斷裂》，北京：當代中國出版社，二〇〇六。
托馬斯・拉科爾著，楊俊峰等譯，《孤獨的性：手淫文化史》，上海：上海人民出版社，二〇〇七。
朱振聲，《百病秘方》收入陸拯主編，《近代中醫珍本集・驗方分冊》，杭州：浙江科學技術出版社，一九九四。
江勇振，《日正當中一九一七～一九二七（舍我其誰：胡適第二部）》，臺北，聯經出版公司，二〇一三。
江楊清主編，《中西醫結合內科研究》，北京：北京出版社，一九九七。
杜正勝，《新史學之路》，臺北：三民書局，二〇〇四。
呂芳上，《民國史論》三冊，臺北：臺灣商務印書館，二〇一三。
何東燦，《金匱要略內科疾病之研究》，臺北：正中書局，一九九五。
何廉臣編著、王致譜等編輯，《增訂通俗傷寒論》，福州：福建科學技術出版社，二〇〇四。
沈洪瑞、梁秀清主編，《中國歷代醫話大觀》，太原：山西科學技術出版社，一九九六。
余英時，《余英時回憶錄》，臺北：聯經出版公司，二〇一八。
余無言，《圖表注釋金匱要略新義》，杭州：新醫書局，一九五四。

余無言，《圖表注釋傷寒論新義》，上海：千頃堂，一九五三。
余新忠，《清代衛生防疫機制及其近代演變》，北京：北京師範大學出版社，二〇一六。
余鳳賓，《性慾衛生論叢》，上海：商務印書館，一九二五。
余鳳賓，《性慾衛生論叢》，上海：商務印書館，一九三三。
余巖，《醫學革命論初集》，上海：余氏研究室，一九五〇。
吳淑鳳編，《蔣中正總統檔案：事略稿本》第六冊，臺北：國史館，二〇〇三。
吳詠梅，李培德主編，《圖像與商業文化：分析中國近代廣告》，香港：香港大學出版社，二〇一四。
吳瑞年，《化學發達史》，臺北：臺灣中華書局，一九六一。
巫仁恕，《劫後「天堂」——抗戰淪陷後的蘇州城市生活》，臺北：臺灣大學出版中心，二〇一七。
李丹（Daniel Reid）著，楊月蓀譯，《性與長壽之道》，臺北：相映文化，二〇〇五。
李志庸主編，《張景岳醫學全書》，北京：中國中醫藥出版社，一九九九。
李伯重，《多視角看江南經濟史（一二五〇～一八五〇）》，北京：生活・讀書・新知三聯書店，二〇〇三。
李明濱等，《實用精神病學》，臺北：國立臺灣大學醫學院，二〇〇〇。
李貞德，《女人的中國醫療史：漢唐之間的健康照顧與性別》，臺北：三民書局，二〇〇八。
李貞德主編，《性別、身體與醫療》，臺北：聯經出版公司，二〇〇八。
李建民，《華佗隱藏的手術：外科的中國醫學史》，臺北：東大圖書公司，二〇一一。
李順保主編，《溫病學全書》，北京：學苑出版社，二〇〇二。
沈宗元輯，《中國傳統養生學二種・中國養生說輯覽》，北京：書目文獻出版社，一九九三。
林郁沁（Eugenia Lean），《美妝帝國蝴蝶牌：一部近代中國民間工業史》，上海：光啟書局，二〇二三。
周美華，《蔣中正總統檔案：事略稿本》二十四冊，臺北：國史館，二〇〇五。
周春燕，《女體與國族：強國強種與近代中國的婦女衛生（一八九五～一九四九）》，臺北：國立政治大學歷史系，二〇一二。
周萍編，《中國民間百草良方》，長沙：湖南科學技術出版社，一九九八。

周德安，《實用中醫臨床情志病學》，北京：北京科學技術出版社，二〇一四。
柯小菁，《塑造新母親：近代中國育兒知識的建構及實踐（一九〇〇～一九三七）》，太原：山西教育出版社，二〇一一。
柯惠鈴，《後五四新文化女權觀，激越時代的婦女與革命，一九二〇～一九三〇》，臺北：臺灣商務印書館，二〇一八。
胡安邦，《醫學門徑》，臺北：文化圖書，一九六三。
胡金野，《中國禁煙禁毒史綱》，新北：宋氏照遠出版社，二〇〇六。
范守淵，《青年衛生講話》，臺北：正中書局，一九四七。
范行準，《中國病史新義》，北京：中醫古籍出版社，一九八九。
范家偉，《北宋校正醫書局新探——以國家與醫學為中心》，香港：中華書局，二〇一四。
郁達夫，《郁達夫全集》，杭州：浙江文藝出版社，一九九二。
徐仲佳，《性愛問題：一九二〇年代中國小說的現代性闡釋》，臺北：社會科學文獻出版社，二〇〇六。
時逸人，《中醫時令病學》，臺南：臺南東海出版社，一九七七。
馬光亞，《中醫如何診治腎病》，臺北：九思出版社，一九九九。
馬建中，《中醫診斷學》，臺北：正中書局，一九九九。
馬繼興，《神農本草經輯注》，北京：人民衛生出版社，一九九五。
高彥頤《纏足：金蓮崇拜盛極而衰的演變》，臺北：左岸文化出版社，二〇〇七。
高素蘭編，《蔣中正總統檔案：事略稿本》二十七冊，臺北：國史館，二〇〇七。
高淑媛，《臺灣工業史》，臺北：五南出版社，二〇一六。
張文康主編，《中國百年百名中醫臨床家叢書：余無言》，北京：中國中醫藥出版社，二〇〇一。
張仲民，《出版與文化政治：晚清的「衛生」書籍研究》，上海：上海書店出版社，二〇〇九。
張仲民，《種瓜得豆：清末民初的閱讀文化與接受政治》，北京：社科文獻出版社，二〇一六。

張仲民，《弄假成真：近代上海醫藥廣告造假現象透視》，上海：復旦大學出版社，二〇二三。
張光霽，張永華，《中醫情志療法研究》，上海：上海科學技術出版社，二〇一六。
張朋園等訪問，陳三井等紀錄，《郭廷以先生訪問紀錄》，臺北：中研院近史所，一九八七。
張戎著，張樸譯，《鴻：三代中國女人的故事》，臺北：口月文化出版社，二〇〇六。
張伯臾編，《中醫內科學》，臺北：知音出版社，二〇〇二。
張志斌，《古代中醫婦產科疾病史》，北京：中醫古籍出版社，二〇〇〇。
張菊人，《菊人醫話》，北京：人民衛生出版社，二〇〇六。
張瑞璋編著，《湯頭歌訣》，臺北：立得出版社，一九九九。
張綱，《中醫百病名源考》，北京：人民衛生出版社，一九九七。
張贊臣，《中國歷代醫學史略》，上海：千頃堂書局，一九五四。
曹炳章，《暑病證治要略》，收入陸拯主編，《近代中醫珍本集・溫病分冊》，杭州：浙江科學技術出版社，一九九四。
曹炳章，《中國醫學大成》五〇冊，上海：上海科學技術出版社，一九九〇。
曹家達，《金匱發微》，福州：福建科學技術出版社，二〇〇七。
梁實秋，《雅舍小品》，臺北：正中書局，一九八一。
章立明，《文化人類學視野中的身體與性研究》，北京：中國書籍出版社，二〇一三。
許昇峰，《憂鬱症中醫典籍彙編》，臺北：行政院衛生署中醫藥委員會，二〇〇六。
許鳳全，《中醫特色療法抑鬱症》，北京：人民軍醫出版社，二〇一五。
郭忠豪，《品饌東亞：食物研究中的權力滋味、醫學食補與知識傳說》，臺北：允晨文化，二〇二二。
郭靄春主編，《黃帝內經素問校注》，北京，人民衛生出版社，一九九二。
連玲玲，《打造消費天堂：百貨公司與近代上海城市文化》，臺北：中央研究院近代史研究所，二〇一七。
陳存仁，《光緒皇帝的收場》，香港：新文化事業公司，一九七〇。

陳存仁，《通俗醫話》，收入陸拯主編，《近代中醫珍本集・醫話分冊》，杭州：浙江科學技術出版社，一九九四。

陳存仁，《抗戰時代生活史》，上海：上海人民出版社，二〇〇一。

陳邦賢，《休息與節慾》，臺北：正中書局，一九五八。

陳果夫先生獎學基金管理委員會編，《陳果夫先生醫藥衛生思想遺著選輯》，臺北：陳果夫先生獎學基金管理委員會，一九七三。

陳家揚，《實用中醫精神病學》，北京：北京圖書館，一九八五。

陳渡人原著、陳鐵誠整理，《男女私病保健錄》，臺北：陳鐵誠中醫診所，二〇一二。

陳湘涵，《尋覓良伴：近代中國的徵婚廣告（一九一二～一九四九）》，臺北：國史館，二〇一一。

陳壽凡編輯，《不用藥食物療病法》，上海：商務印書館，一九一七。

陸淵雷，《傷寒論今釋》上冊，臺北：樂群出版公司，一九七九。

傅大為，《亞細亞的新身體：性別、醫療、與近代臺灣》，臺北：群學出版社，二〇〇五。

傅瑋瓊，《黑松百年之道：堅持夢想的腳步》，臺北：天下文化，二〇一七。

游鑑明，《運動場內外：近代華東地區的女子體育（一八九五～一九三七）》，臺北：中央研究院近代史研究所，二〇〇九。

單書健，《古今名醫臨證金鑒・男科卷》，北京：中國中醫藥出版社，一九九九。

惲鐵樵，《《傷寒論研究》與《臨證演講錄》》，北京：學苑出版社，二〇〇七。

惲鐵樵，《讀金匱翼》，收入董其聖等編，《惲鐵樵遺著選》，上海：上海科學技術文獻出版社，一九八九。

黃克武，《言不褻不笑：近代中國男性世界中的諧謔、情慾與身體》，臺北：聯經出版公司，二〇一六。

楊志一、朱振聲編輯，《家庭醫藥寶庫》，上海：國醫出版社，一九三七。

楊志一、沈仲圭主編，《食物療病常識：續編》，上海：國醫出版社，一九三七。

楊扶國編著，《楊志一》，北京：中國中醫藥出版社，二〇〇一。

楊則民，《潛庵醫話》，北京：人民衛生出版社，一九八六。

楊靜遠，《讓廬日記》，武昌：武漢大學出版社，二〇〇三。
葉維法，《民族健康論》，南京：獨立出版社，一九四八。
葛洪著、胡守為校釋，《神仙傳校釋》，北京：中華書局，二〇一〇。
葛綏成，《運動與衛生》，上海：中華書局，一九二七。
董延齡編著，《刪補名醫方論方義》，臺北：瑞生出版社，一九七一。
廖芮茵，《唐代服食養生研究》，臺北：臺灣學生書局，二〇〇四。
劉洋主編，《徐靈胎醫學全書》，北京：中國中醫藥出版社，一九九九。
蔡友月、陳嘉新主編，《不正常的人？臺灣精神醫學與現代性的治理》，臺北：聯經出版公司，二〇一八。
嘉約翰，《內科闡微》，羊城博濟醫局原刻本，同治十二年。
鄭志敏輯，《日治時期《臺灣民報》醫藥衛生史料輯錄》，臺北：國立中國醫藥研究所，二〇〇四。
魯迅，《魯迅全集》，北京：人民文學出版社，一九九六。
魯迅，《墳》，天津：天津人民出版社，一九九八。
蕭天石主編，《靜坐法輯要》，臺北縣：自由出版社，二〇〇九。
蕭屏著，靜觀生編，《養生叢錄》，上海：上海科學技術文獻出版社，二〇一三。
謝觀，《中國醫學源流論》，福州：福建科學技術出版社，二〇〇三。
羅仁等編著，《腎虛病症的診斷與治療》，北京：人民軍醫出版社，一九九九。
襟霞閣主編，《清代名人家書》，揚州：江蘇廣陵古籍刻印社，一九九七。
蘇奕彰，《飲食療法中醫典籍彙編》，臺北：行政院衛生署中醫藥委員會，二〇〇七。
饒毅、張大慶、黎潤紅，《呦呦有蒿：屠呦呦與青蒿素》，北京：中國科學技術出版社，二〇一五。
顧鳴盛編輯，《食物須知》，上海：上海文明書局，一九二九。
Arthur C. Guyton、John E. Hall原著，林佑穗、袁宗凡編譯，《新編蓋統醫用生理學》，臺北：合記圖書，二〇〇〇。

Charlotte Furth等著，熊秉真編，賈士蘅、陳元朋譯，《讓證據說話——對話篇》，臺北：麥田出版，二〇〇一。

穆勒—艾貝林、瑞奇（Claudia Müller-Ebeling, Christian Rätsch）合著，《春藥：從神話、宗教與社會，探討人類服用春藥的文化意涵》，臺北：時報出版，二〇一八。

Edward Shorter原著，韓健平等譯，《精神病學史：從收容院到百憂解》，上海：上海世紀出版股份有限公司，二〇〇七。

Jean Stengera、Anne Van Neck原著，陳姿穎譯，《自慰：恐懼的歷史》，臺北：邊城出版，二〇〇六。

讓・史坦傑爾（Jean Stengera）、安娜・凡・奈克（Anne Van Neck），《自慰：恐懼的歷史》，臺北：邊城出版，二〇〇六。

二、民國時期報刊資料

（日）源通魏，〈萬病皆鬱論〉，《中醫世界》第二卷第十期（一九三〇），頁八八～一一二。

（日）熊澤義一（作），靜一（譯），〈夢遺、遺精、精液漏之對症療法〉，《性科學》第一卷第五期（一九三六），頁二六一～二六五。

上海申報館編輯，《申報》，上海：上海書店，一九八二～一九八七年。

×軒，〈健康問答：結婚後×交過度，被遺精病所圍困〉，《健康生活》第九卷二～三合集（一九三七），頁二八～二九。

A. Hemming著，丁修竹譯，〈男性荷爾蒙「睪丸素」（Testosterone）的真面目〉，《世界與中國（北平）》，第二卷第二期（一九四六），頁二三～二四。

Aurél Mitterdorfer,〈論男性賀爾蒙療法〉，《汽巴季刊》第十一期（一九三七），頁三九四～三九六。

Benjamin Harrow著，凌雲譯，〈酵素維他命與賀爾蒙的關係〉，《雄風》第二卷第六期（一九四七），頁十二～十三。

K. Zipf.著，林千葉摘譯，〈治療新消息：㈢內分泌素及維他命療法之進步〉，《同濟醫學季刊》，第二卷第三期（一九三二），頁八四～八五。

M. Fishbein著，黃克綱譯，〈內分泌的生理及其漢療上之效能〉，《公共衛生月刊》，第二卷第一期（一九三六），頁二三～二五。

T. M. Cheng Chih Tang（上）、胡家琦（答）、施福，〈解答健康的疑難：第一問：施福先生〉，《生命與健康》第四十四期（一九二六），頁一六九。

W. O. Thompson,〈男性內分泌之用途與濫用〉，《中華醫學雜誌（上海）》第三十四卷第十一期（一九四八），頁五〇七～五〇八。

一葉，〈鹿茸的研究〉，《神州國醫學報》，第二卷第十一期（一九三四），頁五〇～五一。

乃士，〈壯陽新藥論Zur medikjamentoesen Therapie Sexueller Funktionsstörumgen〉，《天德醫療新報》第一卷第三期（一九二七），頁十五。

刁質明，〈社友醫案存要：鬱症治驗〉，《紹興醫藥學報》第十二卷第十二期（一九二二），頁六七～六八。

刁繼柔，〈遺精三載請示治法〉，《醫學雜誌》第九十一期（一九三六），頁八一。

上海新亞藥廠，〈結晶性濾胞賀爾蒙即女性刺戟素：婦力蒙〉，《新藥月報》第二卷第四期（一九三七），頁五八。

上海衛生報館編輯，《衛生報》。

于向佛，〈談神經衰弱〉，《婦女世界》第二卷第五期（一九四一），頁三六。

士，〈五廠合併小史〉，《天德醫療新報》，第一卷第一期（一九二七），頁四～七

（日）大島正德，〈性賀爾蒙之全身作用及其臨床的應用〉，《日新治療》第一三〇期（一九三七），頁九～十四。

子傑，〈女子性機能障礙與臟器療法〉，《健康生活》第四卷第四期（一九三五），頁二一四～二一七。

不著撰者，〈臥褥定：最新最有力最無害之催生劑〉，《天德醫療新報》第七卷第二期（一九三三），頁四一～四四。

不著撰者，〈情志過極，非藥可癒：試論金元明清的「以情勝情」療法〉，《新史學》第二十二卷第一期（二○一四），頁一～五○。

不著撰者，〈淪陷後的平津現狀：（左）滿布街頭的春藥廣告〉，《東方畫刊》第一卷第八期（一九三八），頁二三。

不著撰者，〈部咨取締三德洋行等發售春藥〉，《江蘇省政府公報》第三一七期（一九二九），頁十六～十七。

不著撰者，《警備車》，第二十五期，一九四○，第十七幅圖。

不著撰者，〈女性荷爾蒙是補藥嗎生殖荷爾蒙之治療作用（德國新聞社一九四三年十一月二十三日柏林電）〉，《醫學及文化：德華月刊》，第四卷第一期（一九四四），頁十八～十九。

不著撰者，〈中將湯〉，《大公報》（一九一一年九月十三日），第十一版。

不著撰者，〈介紹：陽萎遺精生殖機能衰弱注射劑：百利多命POLYTONIN〉，《新醫藥刊》第六期（一九三三），頁七二～七三。

不著撰者，〈化妝品含賀爾蒙：摩登婦女要當心〉，《衛生旬刊（長沙）》第七十六期（一九四八），頁十九。

不著撰者，〈月經病証治大全〉，《衛生報》，第一卷第七十九期（一九二九），頁十三。

不著撰者，〈月經病總論〉，《衛生報》第一卷第七十九期（一九二九），頁十三～十六。

不著撰者，〈生長賀爾蒙〉，《文摘》第十卷第五期（一九四六），頁二三。

不著撰者，〈你患憂鬱病嗎？（中英文對照）〉，《英華文摘》第二卷第三期（一九四○），頁五七～六○。

不著撰者，〈男性荷爾蒙製劑可治女人之淫疹〉，《醫藥世界》第一期（一九四八），頁二九。

不著撰者，〈其他荷爾蒙劑〉，《天德醫療新報》，第十一卷五～六合集（一九三七），頁一。

不著撰者，〈武田牌新藥介紹（共百零七）：憂鬱症治療劑：最得靈片〉，《新醫藥觀》第十三卷第一期（一九四二），頁十八。

不著撰者，〈武田牌新藥介紹（其二十三）：陽萎・遺精注射藥：謀克老病〉，《新醫藥觀》第三卷第三期（一九三一），頁十八～十九。

不著撰者，〈俄科學家巴夫倫科研究鹿茸之效用〉，《衛生雜誌》第十八期（一九三四），頁二八。

不著撰者，〈拜耳女性荷爾蒙之適應症及劑量表〉，《天德醫療新報》第十一卷第五～六合集（一九三七），頁一。

不著撰者，〈科學證明中藥「鹿茸」之功用〉，《國醫雜誌》第十期（一九三四），頁二八。

不著撰者，〈胃脈與內分泌〉，《國醫公報》第七期（一九三三），頁六五～六六。

不著撰者，〈恩德蒙：最有功效之男性荷爾蒙製劑〉，《醫藥導報》第五卷第一期（一九四四），頁二一。

不著撰者，〈神精衰弱的原因〉，《大公晚報》（一九四八年二月六日），第二版。

不著撰者，〈國產男女性刺激素之製劑〉，《北平醫刊》第五卷第七期（一九三七），頁六二。

不著撰者，〈賀爾蒙助人生長〉，《南北（北平）》副刊四（一九四八），頁六。

不著撰者，〈賀爾蒙混合製劑〉，《同仁醫學》第十卷第四期（一九三七），頁七一。

不著撰者，〈維生素與荷爾蒙〉，《家庭年刊》第二期（一九四四），頁二六三～二六四。

不著撰者，〈潮信不至，何必荷爾蒙哉〉，《民生醫藥》第六十九期（一九四二），頁二七。

不著撰者，〈論衛生宜含七情〉，《衛生學報》第四期（一九〇六），頁二〇～二一。

不著撰者，〈濾胞荷爾蒙治療頑固難治之創傷（德國新聞社一九四三年三月二十日柏林電）〉，《醫學及文化：德華月刊》，第三卷第三期（一九四三），頁八三。

不著撰者，〈醫藥問答：（一）金〇〇君來問憂鬱症的治法〉，《醫藥世界》第二卷第六期（一九四九），頁五二。

不著撰者，〈臟器療法對治療腎痿早洩的價值〉，《健康知識》第一期（一九三八），頁十八。

不著撰者，〈鬱憂症 Melancholia〉，《同仁醫學》第十一卷第七期（一九三八），頁五六二～五六三。

公玄，〈壯陽藥與生育〉，《家庭醫藥》第一卷第十五期（一九三四），頁十。

心如，〈醫學問題：鬱症〉，《光華醫藥雜誌》第四卷第八期（一九三七），頁八〇。

方侃著，顧保羅譯，〈結核性咯血之副甲狀腺賀爾蒙療法〉，《中西醫藥》第三卷第二期（一九三七），頁一五二～一五六。

王人龍，〈西藥類編〉，《衛生報》第六十五期（一九二九），頁十一～十二。

王公博，〈生殖腺之HORMON〉，《家庭醫藥（上海一九三三）》第二卷第十七期（一九三五），頁十七。

王雨亭，〈女性賀爾蒙劑若使男性服用時于生理上有何作用〉，《中華週報（北京）》第二卷第十三期（一九四五），頁二二。

王南山，〈生理：國醫之內分泌（續完）〉，《國醫雜誌》第三期（一九三四），頁三六～三八。

王偉驊，〈陽萎之中醫論治〉，《臺灣中醫臨床醫學雜誌》第十五卷第一期（二〇〇九），頁五～八。

王唯陶，〈醫藥知識：關於內分泌障礙幾種病及其症狀（續）〉，《廣西衛生旬刊》第三卷第五期（一九三五），頁七～九。

王殿翔，〈維他命與荷爾蒙或激動素〉，《藥訊期刊》第五期（一九四七），頁十二～十九。

王瑚，〈江蘇省長公署訓令第一萬一千五百八號（通令查禁腎中腎春藥）〉，《江蘇省公報》二八六九（一九二一），頁二。

王慎軒，〈馬培之先生內科醫案（三續）：鬱症〉，《國醫雜誌》第三期（一九三四），頁五二～五三。

王應南，〈「恩男龍」實驗三則：A.「恩男龍」與「百利多命」交互注射治療慢性鴉片中毒兼癒劇烈遺精之偉效〉，《新醫藥刊》第五十六期（一九三七），頁九六。

（日）加藤尚義，〈更年期前後所起之神經衰弱樣症狀與「補力賀爾蒙」〉，《日新治療》，第一三三期（一九三七），頁四～七。

史介生，〈治療顧問：答甬江張則經君問遺精夢泄治法〉，《紹興醫藥學報星期增刊》第三十九期（一九二〇），頁七。

申鳴玉，〈補力賀爾蒙之於婦科疾患〉，《日新治療》第一九四期（一九四二），頁十九～二十。

（日）矢崎定雄、潮田智惠子、藤崎澤子，〈補力賀爾蒙（腦下垂體前葉賀爾蒙）對於肺結核諸症狀之影響〉，《日新治療》第二〇九期（一九四三），頁二～四。

石霜湖，〈賀爾蒙美容法的效果，尚待醫學界繼續研究〉，《立言畫刊》，第二四一期（一九四三），頁二一。

仲祜，〈內分泌病學（續）〉，《國藥新聲》第十六期（一九四〇），頁三一～三六。

仲祜，〈內分泌病學（續）〉，《國藥新聲》五四～五六合集（一九四三），頁五一～五二。

仲祜，〈內分泌病學：內分泌學略史〉，《國藥新聲》，第十五期（一九四〇），頁三七～四〇。

任國祥，〈神經衰弱未老先衰〉，《申報》，一九三六年七月一日，第五張。

（日）伊藤正雄，〈內分泌刺戟素的神秘〉，《新醫藥觀》第五卷第十期（一九三四），頁二～六。

兆榮，〈內分泌與荷爾蒙說〉，《國藥新聲》第二十三期（一九四二），頁八五～九二。

年德成，〈神經病中之精神病：色狂，癡狂，痲痺狂，躁狂，憂鬱狂〉，《衛生報》第六十一期（一九二九），頁十一。

朱振聲，〈壯陽與陽痿〉，《長壽》第十二期（一九三二），頁四八。

朱振聲，〈衛生講座陽痿切忌服壯陽藥〉，《千秋》五期（一九三三），頁一八。

朱振聲，〈孫慕野驗案：抑鬱傷肝〉，《幸福雜誌》第二卷第十二期（一九三七），頁六四。

朱潛，〈醫藥學識：中國神經病學診斷的回顧（續）〉，《新醫藥刊》第五十二期（一九三七），頁五七～六〇。

朱潛，〈醫藥學識：中國神經病學診斷的回顧〉，《新醫藥刊》第五十期（一九三七），頁四三～四六。

自新，〈衛生常識：談內分泌製劑應用於骨痿〉，《衛生雜誌》第四卷第五期（一九三七），頁二二。

行政院衛生署編印，《衛生署醫藥證照公告月刊》第八期（一九三六），頁三二。

（日）余語榮三，〈兼有高血壓、脂肪過多症之更年期障礙婦人應用「補力賀爾蒙」治驗例〉，《日新治療》第一七二期（一九四〇），頁十九～二二。

吳宏鼎，〈問答：答馬善徵君徵求遺精與陽痿之治法〉，《醫界春秋》第六十四期（一九三一），頁二六。

吳明，〈賀爾蒙與維他命〉，《婦女雜誌》第六卷第七期（一九四五），頁二八～二九。

宋大仁，〈近世內分泌學之研究〉，《自強醫刊》第十二期（一九三〇），頁二九～三六。

李子濤，〈家庭顧問：（甲）醫藥問答〉，《家庭週刊》乙種第九十九期（一九三五），頁四〇～四一。

李克蕙，〈中國發明之科學藥方：（一）雄性內分泌與植物刺激素配合的種子方〉，《國醫砥柱》第二卷第十一期（一九四一），頁二五～三二。

李克蕙，〈中國發明之科學藥方：（三）海狗腎雄雞生殖腺和近代睪丸製劑的比較〉，《國醫砥柱》第三卷第二期（一九四二），頁三四～三六。

汪于岡，〈讀者通問：吳鵬程君〉，《國訊》一六三期（一九三七），頁二四〇。

沈仲圭編，德璠著，〈衛生叢談：生殖器中內分泌之功用〉，《三三醫報》第四卷第十二期（一九二六），頁十。

沈兆荃，〈肺病病人之危險〉，《申報》，一九三六年八月二十一日，第五張。

沈兆荃，〈肺病最新療法之發展：臟器製劑之內服為確有根據最切實合理〉，《申報》，一九三六年九月二十五日，第四張。

沈忠麟，〈醫藥學識：人身的內分泌〉，《新醫藥刊》第四十三期（一九三七），頁五七～六〇。

沈建忠，〈傳統中醫與現代醫學對憂鬱症的見解〉，《中國醫藥研究叢刊》第二十九期（二〇一一），頁二九～三六。

阮其煜，〈龜鹿二仙膠新解〉，《大眾醫學月刊》，第二卷三～五合集（一九三五），頁七～九。

孟特林，〈等於自殺！「春藥」害人二三事〉，《國際新聞畫報》第六十六期（一九四六），第九版。

林幽，〈要不得的憂鬱病：青年病治療方案之一〉，《青年月刊（蘇州）》第一期（一九四二），頁五二～五四。

邱譯，〈對精神病應有的注意（上）〉，《大公報》上海版，一九四六年十月二十九日，第十版。

阿拉記者，〈禁淫聲中之又一奇蹟：立申藥房公然出賣春藥！〉，《吉普》，一九四六年四月二十二日，第一版。

青蘋，〈憂鬱的病患者〉，《婦女世界》第四卷第二期（一九四三），頁五六～五七。

俞允恭、蘇民，〈卵巢「賀爾蒙」Homon之理論與實驗〉，《日新治療》第三〇期（一九二八），頁三四～四〇。

冠卿，〈激素〉，《科學畫報》第九卷第一二期（一九四三），頁七一一～七一二。

姚伯麟，〈臟器療法與內分泌〉，《新醫藥刊》第七十七期（一九三九），頁二五～二八。

姜平，〈青年的憂鬱症（不是家書之十八）〉，《婦女生活（上海一九三五）》第四卷第八期（一九三七），頁三六～三七。

姜仲球，〈鬱症論治〉，《家庭醫學雜誌》第二卷第十期（一九三一），頁十五～十八。

姜懷琳，〈荷爾蒙是天癸之商榷〉，《醫藥常識報》第三十三期（一九三〇），頁三。

施葆英，〈六鬱多成經病說〉，《婦女醫學雜誌》第八期（一九二九），頁九。

星齋，〈我也談談武術〉，《大公報》，一九二八年五月四日，第十版。

春草，〈色欲問題〉，《衛生報》第二十一期（一九二八），頁一六二。

胡佛，〈臟器療法之醫學史〉，《食物療病月刊》第一卷第二期（一九三七），頁五三～五四。

唐澄之，〈「回陽」與「壯陽」〉，《中醫世界》一一卷六期（一九三七），頁三四～三五。

唐湘清，〈臟器療法於中藥〉，《中醫世界》第十二卷第一期（一九三七），頁四五～四六。

夏雨，〈世界雜談：女性賀爾蒙〉，《雜誌》第六卷第六期（一九四〇），頁四一。

孫道明，〈憂鬱是癆病之原〉，《現代中醫》第三卷第一期（一九三六），頁八二。

秦國楨，〈臟器療法之價值〉，《獸醫月刊》第二期（一九三六），頁十九。

袁復初，〈中醫科學化之研究〉，《醫學雜誌》第五十四期（一九三〇），頁四三～五〇。

袁復初，〈婦科與內分泌〉，《醫學雜誌》第九十四期（一九三七），頁三一～三二。

袁復初，〈論說門：金匱要略與內分泌〉，《醫學雜誌》五十七期（一九三〇），頁二二～二五。

袁錫臣，〈問鬱病治法〉，《紹興醫藥月報》第二卷第九期（一九二五），頁一。

健民，〈學術研究：談國藥之內分泌質「鹿茸」〉，《衛生雜誌》第二十七期（一九三五），頁七～八。

康健，〈男性賀爾蒙治乳房的癌〉，《婦嬰衛生》第四卷第二期（一九四八），頁三。

張子英，〈內分泌腺製劑之研究〉，《衛生雜誌》第十期（一九三三），頁九～十。
張子英，〈調味粉有補充內分泌液（Homone）之功效〉，《衛生雜誌》第十一期（一九三三），頁七～八。
張汝偉，〈遺精真義〉，《醫藥指導錄》第一期（一九二九），頁二〇～二三。
張啟文，〈內分泌之今昔觀〉，《國醫導報》第一卷第二期（一九三九），頁二～五。
張國華，〈賀爾蒙（Hormon）〉，《通大醫刊》第一卷第一期（一九三六），頁八一～八八。
張崇照，〈內分泌與臟器製劑〉，《家庭醫藥》第二卷第十四期（一九三四），頁二〇～二三。
張德周，〈歲首感言〉，《家庭治療雜誌》第二十五期（一九四四），頁一～四。
張德周，〈臟器療法與進步的睪丸製劑謀克老病〉，《廣濟醫刊》第四卷第三期（一九二七），頁三～四。
梅軒，〈內分泌病學（續）〉，《國藥新聲》第二十二期（一九四一），頁七二～九五。
盛心如，〈臟器治療法〉，《中醫療養專刊》第一卷第二期（一九三九），頁一五四～一六七。
盛展能，〈天癸與內分泌之奧祕：國醫學基本知識的科學原理（天癸今釋修正稿）〉，《華西醫藥雜誌》第三卷一～三合集（一九四八），頁二〇～二七。
郭人驥，〈性神經衰弱（即腎虧）的本相病狀和治療〉，《長壽報》第四卷第十期（一九三五），頁一八七～一八八。
郭人驥，〈病瘵：說神經衰弱症〉，《新醫與社會彙刊》第二期（一九三四），頁二〇四～二一一。
郭受天，〈人體內隱微分泌的無管腺（續完）〉，《南京市國醫公會雜誌》第十期（一九三三），頁三三～三六。
郭柏良，〈食補與藥補〉，《大眾醫學月刊》第一卷第四期（一九三四），頁七～八。
郭若定編著，譚次仲校訂，〈漢藥新覺：強壯藥類〉，《明日醫藥》第二卷第三期（一九三六），頁二四三～二五一。
陳國熊，〈維他賜保命之治驗一斑〉，《國醫導報》第二卷第六期（一九四〇），頁四一。
陳澤民，〈龔君惠年小傳〉，《醫藥導報》第一卷第八期（一九三四），頁五。
陶君孟，〈藥物學：藥物上之臟器療法〉，《醫學新報》第一期（一九一一），頁四七～五〇。
陸自量，〈病理：抑鬱傷肝之現代觀察〉，《國醫雜誌》第一期（一九三四），頁二二～二五。

傅師姒，〈關於妊娠惡阻以副腎皮質賀爾蒙混合葡萄糖液之靜脈注射治療法〉，《國立北京大學醫學雜誌》第四卷三～四合集（一九四二），頁三三九～三四二。

勝俁勝，〈陽萎、遺精、神經衰弱之治療經驗〉，《新醫藥觀》第一卷第四期（一九二九），頁十三。

森君，〈神秘的內分泌病及其手術的治療〉，《康健雜誌》第二卷第八期（一九三四），頁十四～十五。

滋泉，〈含賀爾蒙的化妝品，慎防外國人的噱頭〉，《婦嬰衛生》第二卷第八期（一九四六），頁十三。

程紹典，〈醫學碎語〉，《中國醫藥月刊（北京）》第一卷第二期（一九四一），頁二四。

程紹典，〈臟器治療法之新評價〉，《新中醫刊》第七期（一九三九），頁十四～十五。

程紹典，〈臟器療法之新評價（待續）〉，《新中醫刊》第十期（一九三九），頁十七。

程紹典，〈臟器療法之新評價（續）〉，《新中醫刊》第二卷第八期（一九四〇），頁四四～四八。

程紹典，〈臟器療法之新評價：（六）中醫臟器治療劑之檢討〉，《新中醫刊》，第八期（一九三九），頁十六～十八。

程紹典，〈臟器療法之新評價〉，《新中醫刊》第二卷第七期（一九三九），頁四〇～四三。

華汝成，〈酵素、維他命及激素的相互關係〉，《新中華》，復刊卷五卷二十二期（一九四七），頁三九～四一。

華汝明，〈內分泌疾患之藥物療法〉，《新醫藥刊》六十二～六十四合集（一九三八），頁三～十四。

華汝明，〈醫藥學識：內分泌概說〉，《新醫藥刊》第五十三期（一九三七），頁五八～六三。

雲，〈春藥與陽萎早洩〉，《大常識》第一一九期（一九二九），二版。

馮湘汕，〈醫報叢鈔：晚近「內分泌學」進步之概況與實際的應用〉，《中西醫學報》第十卷第四期（一九二九），頁六三～七四。

馮萬里，〈論說：由內分泌腺製劑聯想及的民間治療〉，《廣東醫藥月報》，第一卷第五期（一九二九），頁三一。

黃國材，〈治療顧問：答守一氏問遺精症治法〉，《紹興醫藥學報星期增刊》第十三期（一九二〇），頁七。

黃國材，〈科學研究鹿茸之報告〉，《醫學雜誌》第九十一期（一九三六），頁三九～四〇。

黃蘭孫，〈維生素與刺激素〉，《醫藥學》第二卷第五期（一九四八），頁四三。
楊志一，〈發刊詞〉，《中醫世界》第一卷第一期（一九三七），頁一～二。
楊宜弟，〈女性荷爾蒙是補藥嗎〉，《大眾醫學》第二卷第五期（一九四九），頁一二一～一二二。
楊郁生，〈時代病：神經衰弱的鑒別〉，《社會衛生》第二卷第四期（一九四六），頁二四～二五。
楊燧熙，《紹興醫藥學報星期增刊》第十七期（一九二〇），頁五～六。
楊贊民，〈鬱病之研究〉，《衛生報》第一卷第九十七期（一九三〇），頁六～七。
葉公超，〈海外出版界：患憂鬱病者（包士衛爾著）〉，《新月》第一卷第八期（一九二八），頁六～八。
葉橘泉，〈七情病理之究研（續）〉，《醫藥常識報》第四十五期（一九三〇），第一版，頁一。
葉橘泉，〈七情病理之研究〉，《醫藥學報》第一卷第十一期（一九三〇），頁十四～十五。
葉橘泉、沈仲圭，〈藥物：國產藥物之研究（淫羊藿）（強壯藥）〉，《醫學雜誌》第六十六期（一九三六），頁二六～二七。
葉蘭生，〈用男性性刺激素治療精神病〉，《藥學季刊》七～八合集（一九四四），頁三〇一。
（日）鈴木梅太郎，〈維他命與賀爾蒙〉，《衛生保健醫藥專號》第九期（一九四三），頁二五～二七。
甄幹達，〈醫話與醫案：鬱癆病〉，《廣東醫藥旬刊》第一卷十一～十二合集（一九四二），頁三四～三五。
劉民叔，《機聯會刊》第一六七期（一九三七），頁四四～四五
劉行方，〈臟器療法與臟器製劑〉，《國醫導報》第三卷第二期（一九四一），頁四二。
劉廉青，〈問鬱病之治法〉，《如皋醫學報五周匯選》第十二期（一九三〇），頁九九。
劉瑞恆，〈公牘：衛生部咨：第七一號〉，《衛生公報》第二卷第一期（一九三〇），頁一七五。
劉瑞恆，〈衛生署咨醫字第一四二號，請查禁愛的靈春藥由〉，《新藥月報》第一卷第三期（一九三六），頁十。
劉壽康，〈溫邪：伏溫抑鬱〉，《衛生報》第二卷第十四期（一九三〇），頁一六四～一六五。
廣告頁，〈解答健康疑難：（十七）返雄針是否春藥〉，《生命與健康畫報》第三期（一九二九），頁七。
廣告頁，〈解答健康疑難：（二十一）特效健神補腦片能痊治遺精〉，《生命與健康畫報》第四期（一九二九），

頁七。

廣告頁，〈解答健康攝影疑難：（三十七）性神經衰弱之自療法〉，《生命與健康畫報》第七期（一九二九），頁七。

德心，〈白帶與淋病之辨別〉，《申報》，一九三六年八月二十八日，本埠增刊。

樊須欽，〈憂鬱是勞病的主原〉，《長壽（上海一九三二）》第四卷第二十九～三十二合集（一九三五），頁十六～十七。

樓浩，〈遺精病與實驗保腎固精丸〉，《通商報》第三十六期（一九三五），頁十五。

鄭奉燮、井上晉，〈性賀爾蒙與免疫體之關係〉，《日新治療》第二一一期（一九四三），頁八～十五。

魯一勤，〈治療與藥物：謀克老病（Macrobin）治癒戒煙後遺精症一例〉，《新醫藥觀》第一卷第一期（一九二九），頁七。

盧施福，〈醫藥顧問室〉，《雜誌》第十卷第四期（一九四三），頁一五三。

穆因，〈賦媚動人是激素的活動〉，《皇后》第十期（一九三四），頁二二～二三。

鮑榮，〈尿液刺激素製劑恩男龍Endonol之神效〉，《新醫藥刊》第五十五期（一九三七），頁九五。

薛友梅，〈上海市國醫訓練所第一屆畢業論文選粹：婦女病與肝鬱之關係〉，《神霄醫刊》第九與第十期（一九四九），頁三五～三九。

謝筠壽，〈老人性難聽之男性賀爾蒙療法〉，《社會衛生》第二卷第二期（一九四六），頁三四。

韓錫榮，《新醫藥刊》第二十五期（一九三四），頁八七。

聶雲臺，〈荷爾蒙與德國舊禮法〉，《覺有情》七十二～七十三合集（一九四二），頁十四。

羅燮元，〈問答：答馬君代友人徵求遺精與陽痿之治法〉，《醫界春秋》第六十二期（一九三一），頁二一～二二。

關嘏香，〈謀克老病治神經衰弱及遺精之小經過〉，《新醫藥觀》第二卷第七期（一九三〇），頁三。

顧履霜，〈臨床實驗：用「補美心」（Bromagsin）戒煙得偉效〉，《新醫藥刊》第二十五期（一九三四），頁八四。

龔惠年，〈荷爾蒙（Hormone）製劑對於性病治療上之價值〉，《衛生雜誌》第十二期（一九三三），頁九。

豔霞、珍玲，〈春藥助興的問題〉，《玲瓏》第五卷第三十四期（一九三五），頁二二三一～二二三二。

三、戰後臺灣報紙資料

KFS，〈哈老哥〉，《聯合報》，一九六二年五月十五日，七版。

小瓊譯，〈人類健康的威脅〉，《聯合報》，一九五七年八月十二日，七版。

小瓊譯，〈如何增進身體的活力〉，《聯合報》，一九五七年十一月五日，六版。

不著撰者，〈警察突擊中華路，查獲偽造賀爾蒙〉，《聯合報》，一九五二年十月二十九日，六版。

不著撰者，〈物資局配售，男女荷爾蒙〉，《聯合報》，一九五二年七月二十四日，三版。。

不著撰者，〈警察突擊中華路，查獲偽造賀爾蒙〉，《聯合報》，一九五二年十月二十九日，六版。

不著撰者，〈三個假性陰陽人，醫師將移花接木〉，《聯合報》，一九五二年十二月二日，四版。

不著撰者，〈一針賀爾蒙，從此上西天〉，《聯合報》，一九五三年四月二十日，四版。

不著撰者，〈強力睪丸片，新貨已運臺〉，《聯合報》，一九五三年五月九日，五版。

不著撰者，〈四位讀者提出建議〉，《聯合報》，一九五三年五月二十五日，五版。

不著撰者，〈腦下垂體接種，有致命危險〉，《聯合報》，一九五三年十月三十日，五版。

不著撰者，〈藝文壇外，廣告笑話〉，《聯合報》，一九五三年十二月三十日，六版。

不著撰者，〈濫造女賀爾蒙，冒牌蓋世維雄〉，《聯合報》，一九五四年一月二十三日，三版。

不著撰者，〈荷爾蒙賺錢，面霜參戰〉，《聯合報》，一九五四年四月二十九日，五版。

不著撰者，〈欲求轉弱為強，竟而致死不生，注射賀爾蒙兩針斃命〉，《聯合報》，一九五四年五月十八日，五版。

不著撰者，〈省製荷爾蒙合格者不多，當局決予改進〉，《聯合報》，一九五五年六月二十四日，四版。

不著撰者，〈偽藥查獲十種，花生油冒充荷爾蒙，洋標貼空托維他命〉，《聯合報》，一九五五年七月一日，四版。

不著撰者，〈先靈藥廠代表，考察臺市場〉，《聯合報》，一九五五年十一月九日，四版。

不著撰者，〈西藥廣告官司，昨又發生一起，大倫行被控誹謗嫌〉，《聯合報》，一九五六年三月三十日，四版。

不著撰者，〈日長壽會長系川，再談長壽之道〉，《聯合報》，一九五六年十月二十二日，三版。

不著撰者，〈生化製藥廠，荷爾蒙問世〉，《聯合報》，一九五七年二月十二日，三版。

不著撰者，〈慾海惡漢縱火，火窟鴛鴦成灰〉，《聯合報》，一九五七年四月二十七日，三版。

不著撰者，〈得壽多荷爾蒙，取締命令撤銷〉，《聯合報》，一九五七年五月二十一日，二版。

不著撰者，〈德意兩種新藥，空運來台供售〉，《聯合報》，一九五七年九月四日，二版。

不著撰者，〈集中力量尋求長壽方法，健康長壽會昨成立〉，《聯合報》，一九五七年九月十二日，三版。

不著撰者，〈臺銀公告，進口藥品一批〉，《聯合報》，一九五七年十月二十四日，二版。

不著撰者，〈防盜於奢〉，《聯合報》，一九五七年十一月十九日，三版。

不著撰者，〈夫婦之間：七、戀愛與結婚〉，《聯合報》，一九五七年十二月二日，二版。

不著撰者，〈藥品登記查驗，將有重大改革，補劑等十三類不予登記〉，《聯合報》，一九五八年三月十二日，四版。

不著撰者，〈西藥市場窘態〉，《聯合報》，一九五八年三月十七日，四版。

不著撰者，〈我中止向日購貨後，市場已起反應，日製藥品報漲〉，《聯合報》，一九五八年三月十九日，四版。

不著撰者，〈李卓皓談荷爾蒙〉，《聯合報》，一九五八年三月二十七日，二版。

不著撰者，〈荷爾蒙不是萬靈丹！〉，《聯合報》，一九五八年十月二十八日，七版。

不著撰者，〈偽藥一批，省令取締，藥典藥品查驗須知，省衛生處重新公佈〉，《聯合報》，一九五八年十一月九日，五版。

不著撰者，〈大補藥丸，祭鹿開製〉，《聯合報》，一九五八年十二月八日，五版。

不著撰者，〈處女膜破裂不足證不貞，體弱遺精背部感酸疼，輕度肺結核首重營養〉，《聯合報》一九五九年二月二十一日，五版。
不著撰者，〈醫藥常識，體弱陽痿失眠，切忌濫用藥物〉，《聯合報》，一九五九年四月七日，二版。
不著撰者，〈獨身女性為什麼早衰〉，《聯合報》，一九五九年十二月三十一日，七版。
不著撰者，〈經部工礦組已擬訂三期經建製藥工業計畫〉，《聯合報》，一九六〇年十月四日，五版。
不著撰者，〈醫生的故事〉，《聯合報》，一九六〇年十月三十日，七版。
不著撰者，〈普濟大補酒，虛偽宣傳，遭受取締〉，《聯合報》，一九六一年三月九日，五版。
不著撰者，〈偽藥充斥，禍國殃民〉，《聯合報》，一九六一年三月十四日，五版。
不著撰者，〈新藥兩種應市〉，《聯合報》，一九六一年六月二十三日，五版。
不著撰者，〈尹仲容昨表示補藥進口太多〉，《聯合報》，一九六一年九月十六日，五版。
不著撰者，〈外貿會主委尹仲容宣布，四類西藥限期管制進口〉，《聯合報》，一九六一年十月十四日，五版。
不著撰者，〈維他命等四類藥藥商請續開放進口〉，《聯合報》，一九六一年十月十八日，五版。
不著撰者，〈維小素等管制進口，名單昨天公佈〉，《聯合報》，一九六一年十二月二十八日，五版。
不著撰者，〈我國限制日藥進口，傳日本通產省，擬對我施報復〉，《聯合報》，一九六二年一月十三日，五版。
不著撰者，〈西藥進口商的困惑〉，《聯合報》，一九六二年三月十一日，五版。
不著撰者，〈維他命等藥卅三種，延十一月管制進口〉，《聯合報》，一九六二年五月六日，五版。
不著撰者，〈八種荷爾蒙，開放進口〉，《聯合報》，一九六二年九月二日，五版。
不著撰者，〈侵用貴重藥品，院長自補身體〉，《聯合報》，一九六二年十月十三日，三版。
不著撰者，〈高縣養鱉副業鼎盛〉，《聯合報》，一九六三年八月三日，六版。
不著撰者，〈西德名廠——默克大藥廠，發明新藥「精力旺」問世〉，《聯合報》，一九六四年五月八日，四版。
不著撰者，〈荷爾蒙口服液，當局不准製售〉，《聯合報》，一九六四年十月二十二日，五版。

不著撰者，〈性活力之保持，西方多次嘗試，未獲成功之道〉，《聯合報》，一九六五年九月十一日，九版。
不著撰者，〈性機能之療治，妙安堂集歷代驗方〉，《聯合報》，一九六五年九月十一日，九版。
不著撰者，〈豈是自甘下賤，那堪雨暴花殘〉，《聯合報》，一九六六年三月三十日，三版。
不著撰者，〈人物春秋〉，《聯合報》，一九六六年七月二十四日，六版。
不著撰者，〈養雞業者訂自律公約，絕不使用育肥丸〉，《聯合報》，一九六七年十月二十四日，七版。
不著撰者，〈康復力飲料禁止售賣〉，《經濟日報》，一九六八年七月三十一日，五版。
不著撰者，〈工商文書廣告措詞，須簡潔平實〉，《經濟日報》，一九六八年九月十日，四版。
不著撰者，〈偽劣禁藥猖獗與查緝中心成立〉，《經濟日報》，一九六八年九月十一日，五版。
不著撰者，〈醫學會年會，展出普女榮〉，《經濟日報》，一九六八年十一月十三日，五版。
不著撰者，〈老婦打針死亡，警方查究原因〉，《聯合報》，一九六九年九月九日，七版。
不著撰者，〈中國扶桑生晃公司，推出口服液新藥〉，《經濟日報》，一九七〇年九月二十六日，八版。
不著撰者，〈維他露食品舉辦，答對就有獎贈送〉，《經濟日報》，一九七二年六月二十七日，八版。
不著撰者，〈營養飲品堂皇應市，有鑽法令空隙之嫌〉，《聯合報》，一九七三年五月九日，三版。
不著撰者，〈維他露口服液，新品應市〉，《經濟日報》，一九七三年五月二十一日，七版。
不著撰者，〈營養口服液 是藥？還是食品？〉，《經濟日報》，一九七三年五月二十四日，二版。
不著撰者，〈口服的雄性素製劑：普維雄〉，《經濟日報》，一九七三年十月十八日，七版。
不著撰者，〈誇大不實廣告罰得太輕，衛生機構公布騙人廣告名單〉，《民生報》，一九七九年十一月二十九日，四版。
不著撰者，〈考季來臨，市面看好提神口服液，銷路暢旺〉，《經濟日報》，一九八一年七月一日，一〇版。
不著撰者，〈衛生署消費服務中心最近化驗發現：蛇鞭粉內摻男性荷爾蒙〉，《民生報》，一九八一年十二月三日，四版。

不著撰者，〈西北雨過後，烏來呷鱸鰻〉，《民生報》，一九八三年九月十日，八版。
不著撰者，〈打「補」針無異揠苗助長〉，《民生報》，一九八五年十二月十三日，七版。
不著撰者，〈壯陽藥真能讓人持久不衰？〉，《民生報》，一九八八年三月二十八日，一四版。
不著撰者，〈壯陽藥充斥市面，吃多了可能致癌〉，《民生報》，一九八八年五月九日，二二版。
不著撰者，〈向誇大不實廣告出擊〉，《民生報》，一九八八年十二月三十一日，一三版。
不著撰者，〈男性荷爾蒙壯不了陽，幫助強精，倒還挺管用〉，《民生報》，一九八九年一月三十一日，二三版。
不著撰者，〈「機能性食品」引發爆炸性話題〉，《經濟日報》，一九八九年十二月七日，一八版。
不著撰者，〈濫服壯陽藥，雄風不「長」〉，《民生報》，一九九〇年一月十二日，二三版。
不著撰者，〈機能性飲料崛起〉，《民生報》，一九九〇年六月二十二日，一七版。
不著撰者，〈機能性飲料後市榮景可期〉，《經濟日報》，一九九一年八月十七日，二一版。
不著撰者，〈走私虎鞭原是牛筋民眾購物小心吃虧觸法〉，《中國時報》，一九九四年一月十九日，一六版。
不著撰者，〈雞睪丸，高膽固醇！〉，《聯合晚報》，一九九四年二月二十一日，七版。
不著撰者，〈吃雞睪丸壯陽？無稽之談〉，《民生報》，一九九四年二月二十二日，二三版。
不著撰者，〈治陽萎，別依賴春藥〉，《聯合報》，一九九四年三月十五日，一六版。
不著撰者，〈壯陽藥、成藥吃多了小心攝護腺肥大〉，《中國時報》，一九九四年八月九日，一七版。
不著撰者，〈阿公80老風流〉，《聯合晚報》，一九九五年七月二日，一五版。
不著撰者，〈食療調養，可收輔助之效〉，《民生報》，一九九五年十月十四日，三三版。
不著撰者，〈枯幹逢春，西門慶也靠它？〉，《聯合晚報》，一九九五年十一月二十五日，七版。
不著撰者，〈壯陽藥物不可亂服〉，《中國時報》，一九九五年十一月二十六日，未分版。
不著撰者，〈重享魚水之歡，陽痿者福音〉，《民生報》，一九九六年四月五日，二一版。
不著撰者，〈壯陽新藥，群「舉」而起〉，《民生報》，一九九六年九月十四日，三四版。

不著撰者，〈肚臍到膝蓋之間：春藥，真有嗎？〉，《聯合報》，一九九七年五月二十六日，四三版。
不著撰者，〈男人注意，你吃的壯陽藥，可能是食品〉，《聯合報》，一九九八年六月二十日，三八版。
不著撰者，〈不是只有威而鋼才挺得住〉，《民生報》，一九九八年八月十五日，三三版。
文亦奇，〈仁術圈外〉，《聯合報》，一九五四年五月十六日，五版。
文榮光，〈臺灣地區性功能障礙治療的現況與展望〉，《民生報》，一九八一年五月十日，四版。
王楓，〈仍是一個謎：性腺與賀爾蒙〉，《聯合報》，一九六九年十二月二十七日，九版。
世偉譯，〈治瘦新藥〉，《聯合報》，一九六一年九月十六日，七版。
加譯，〈情緒病療法〉，《聯合報》，一九五八年一月二十五日，六版。
江影，〈蚵仔味鮮美〉，《經濟日報》，一九七〇年五月十八日，八版。
江漢聲，〈西藥治療性無能的近況〉，《民生報》，一九八二年六月三日，四版。
光裕，〈醫學界的一項新發現，人生幸福的開始〉，《聯合報》，一九六六年二月十九日，一二版。
何凡，〈可怕的煙毒〉，《聯合報》，一九五五年二月二日，六版。
何凡，〈香肉〉，《聯合報》，一九五五年二月十五日，六版。
何凡，〈陳永松的「發明」〉，《聯合報》，一九五五年十月十七日，六版。
何凡，〈狗肉常識〉，《聯合報》，一九五九年十二月五日，六版。
何凡，〈養鱉〉，《聯合報》，一九六四年十月六日，九版。
何吟譯，〈女性必經過的，更年期〉，《聯合報》，一九五七年十二月二十三日，二版。
何瑞元，〈老外在臺灣：欲購從緩，發明從速〉，《民生報》，一九七九年五月二十六日，一二版。
李帥鄭，〈杏林走筆：西藥打進了補藥市場〉，《民生報》，一九八一年十二月四日，四版。
沈蓓倫，〈菜單：韮菜鮮蠔炒蛋〉，《聯合報》，一九六六年四月五日，七版。
林妏純，〈醫師臨床診療發現，時下青少年飽受各類〉，《中時晚報》，一九九四年三月十三日，未分版。
定，〈荷爾蒙與維他命〉，《聯合報》，一九六〇年八月十二日，七版。

易蘭，〈談中年後的：性生活〉，《聯合報》，一九六五年九月二日，七版。
俊洪譯，〈男人也有「更年期」！〉，《聯合報》，一九六〇年七月二十八日，七版。
美譯，〈最新發現的荷爾蒙〉，《聯合報》，一九六〇年八月五日，七版。
耕心，〈臺灣的鱉〉，《聯合報》，一九七〇年五月十四日，九版。
黃已城，〈臺灣製藥工業，前途大有可為〉，《聯合報》，一九六〇年八月十二日，五版。
黃維芷，〈瘋狂吃生蠔〉，《聯合報》，一九八九年九月二十五日，二八版。
問荊譯，〈萬靈丹人參〉，《經濟日報》，一九七三年十月十八日，七版。
畢墣，〈延年益壽〉，《聯合報》，一九五四年三月三十日，六版。
華華，〈慎用荷爾蒙〉，《聯合報》，一九六六年七月十八日，五版。
琴岡，〈「洋蟲」的來歷和效驗〉，《聯合報》，一九五六年四月九日，四版。
嵩師，〈不可亂用荷爾蒙！〉，《聯合報》，一九六七年三月二十四日，七版。
蓋蘭，〈百補之王〉，《經濟日報》，一九七〇年一月二十九日，一〇版。
維風譯，〈對荷爾蒙應有的認識〉，《聯合報》，一九六三年四月十五日，六版。
毅振，〈關于性荷爾蒙的答案〉，《聯合報》，一九五八年十一月十日，七版。
劉祖彭，〈閒話洋蟲〉，《聯合報》，一九五六年十二月十三日，六版。
曉蘋，〈藥補不如食補〉，《民生報》，一九七八年十一月一日，八版。
穆基，〈男女之間：性功能障礙的治療〉，《聯合報》，一九八一年六月十二日，一二版。
謝文，〈食物的危機〉，《經濟日報》，一九六九年十一月七日，九版。
藍昭堂譯，〈性與心臟病〉，《聯合報》，一九六七年八月二十八日，九版。
龐龍，〈千萬不要亂用藥物〉，《聯合報》，一九六九年十月九日，九版。
戀華，〈植物提鍊成的荷爾蒙〉，《聯合報》，一九六〇年十月三十一日，七版。

四、期刊與專書論文

卜永堅，〈手淫：大成問題？不成問題？——評《手淫：一個大恐慌的歷史》及《孤獨的性：手淫的文化史》兩書〉，《新史學》第十五卷第三期（二〇〇四），頁二二七～二四四。

王文基，〈心理的「下層工作」：《西風》與一九三〇～一九四〇年代大眾心理衛生論述〉，《科技，醫療與社會》第十三期（二〇一一），頁十五～八八。

王文基，〈知行未必合一：顧頡剛與神經衰弱的自我管理〉，收入祝平一主編，《第四屆國際漢學會議論文集：衛生與醫療》，臺北：中央研究院，二〇一三，頁六五～九九。

王文基，〈預防、適應與改造：民國時期的心理衛生〉，祝平一主編，《健康與社會：華人衛生新史》，臺北：聯經出版公司，二〇一三，頁二三七～二五七。

王文基，〈瘋狂、機構與民國社會〉，載於劉士永，王文基編，《東亞醫療史：殖民，性別與現代性》，臺北：聯經出版公司，二〇一七，頁七七～九八。

（美）白露，〈有所需求：一九二〇年代的自然科學、社會科學與女性〉，收入游鑑明、羅梅君、史明主編，《共和時代的中國婦女》，臺北：左岸文化出版社，二〇〇七，頁二〇六～二五四。

皮國立，〈新中醫的實踐與困境：惲鐵樵（一八七八～一九三五）談《傷寒論》與細菌學〉，收入張澔等主編，《第八屆科學史研討會彙刊》，臺北：中央研究院科學史委員會，二〇〇八，頁一六九～二〇一。

皮國立，〈一九六〇年代蔣中正與臺灣「現代國民」的身體治理與教育〉，收入《一九六〇年代的臺灣》，臺北：中正紀念堂管理處，二〇一七，頁二七三～三二二。

皮國立，〈中西醫學話語與近代商業論述——以《申報》上的「痧藥水」為例〉，《上海學術月刊》，第四十五卷第一期（二〇一三），頁一四九～一六四。

皮國立，〈近代中醫的防疫技術與抗菌思想〉，《藥品、疾病與社會》，上海：上海古籍出版社，二〇一八，頁二七八～三二〇。

皮國立，〈從鎮靜到補養的救贖——民國時期新醫藥對縱慾致病的醫療史〉，收入余新忠主編，《新史學 第九卷：醫療史的新探索》，北京：中華書局，二〇一七，頁七八～九八。

皮國立，〈當「營養」成商品：維他命在近代中國（一九二〇～一九三一）〉，劉維開主編，《一九二〇年代之中國》，臺北：政大出版社，二〇一八，頁三四五～三七一。

皮國立，〈從「食補」到「禁食」的臺灣香肉文化史（一九四九—二〇〇一）〉，《中國飲食文化》第一六卷一期（二〇二〇）。

皮國立，〈北宋「老人」的食療與養生內涵——以《奉親養老書》為核心的文獻分析〉，《史匯》二四期（二〇二〇），頁一～二五

史悠良，〈「父親頌」兼簡述我國父親節發起人先父史致富先生生前事略〉，《浙江月刊》四一卷七期（二〇〇九），頁一〇～一六。

江漢聲，〈回春壯陽談偏方〉，《健康世界》一一五期（一九八五），頁四七～五〇。

杜正勝，〈另類醫療史研究二十年：史家與醫家對話的臺灣經驗〉，《古今論衡》二五期（二〇一三），頁三～三八。

巫毓荃，〈思鄉病與「性症候群」：日治晚期臺灣日臺人男性的心氣症〉，《女學學誌》二一期（二〇〇六），頁一～六八。

巫毓荃、鄧惠文，〈氣候、體質與鄉愁——殖民晚期在臺日人的熱帶神經衰弱〉，李尚仁編，《帝國與現代醫學》，臺北：聯經出版公司，二〇〇八，頁五五～一〇〇。

余新忠，〈晚清「衛生」概念演變探略〉，收入南開大學中國社會史研究中心，《新世紀南開社會史文集》，天津：天津人民出版社，二〇一〇，頁二七一～三〇七。

余新忠，〈防疫、衛生行政、身體控制：晚清清潔觀念與行為的演變〉，收入黃興濤編，《新史學》第三卷，北京：中華書局，二〇〇九，頁五七～九九。

余新忠，〈回到人間，聚焦健康——新世紀中國醫療史研究芻議〉，《歷史教學》第十一期（二〇一二），頁三～一一。

余新忠，〈當今中國醫療史研究的問題與前景〉，《歷史研究》第二期（二〇一五），頁二二～二七。

李尚仁，〈健康的道德經濟：德貞論中國人的生活習慣和衛生〉，《中央研究院歷史語言研究所集刊》第七十六卷第三分（二〇〇五），頁四六七～五〇九。

李建民，〈督脈與中國早期養生實踐——奇經八脈的新研究之二〉，《中央研究院歷史語言研究所集刊》第七十六卷第二分（二〇〇五），頁二四九～三一三。

李貞德，〈漢唐之間求子醫方試探——兼論婦科濫觴與性別論述〉，《中央研究院歷史語言研究所集刊》第六十八卷第二分（一九九七），頁二八三～三六七。

李貞德，〈二十世紀前半中國生理衛生教育中的性、生殖與性別〉，收入祝平一主編，《第四屆國際漢學會議論文集・衛生與醫療》，臺北：中央研究院，二〇一三，頁一〇一～一五五。

李貞德，〈女人要藥考——當歸的醫療文化史試探〉，《中央研究院歷史語言研究所集刊》八八本三分（二〇一七），頁五二一～五八八。

李貞德，〈絕經的歷史研究——從「更年期」一詞談起〉，《新史學》第二九卷四期（二〇一八），頁一七九～二二三。

林富士，〈略論早期道教與房中術的關係〉，《中央研究院歷史語言研究所集刊》第七十二卷第二分（二〇〇一），頁二三三～三〇〇。

周杰、蘇芮、范吉平，〈逍遙散主要化學成分及其抗抑鬱作用研究進展〉，《中國中醫基礎醫學雜誌》第二十卷第二期（二〇一四），頁二七八～二七九。

周淑媚，〈《黃帝內經》情志論述與文學情志療法研究〉，《中醫藥雜誌》第二期（二〇一四），頁一九七～二一一。

林以正、林以斌，〈憂鬱症的中西醫治療〉，《中國醫藥研究叢刊》第二十九期（二〇一一），頁三七～四七。

林政憲、林睿珊，〈從病名到病理：論惲鐵樵的中西醫學匯通之路〉，《中醫藥雜誌》第二十五卷第二期（二〇一四），頁二三三～二五八。

范伯群，〈從魯迅的棄醫從文談到惲鐵樵的棄文從醫——惲鐵樵論〉，《復旦學報（社科版）》第一期（二〇〇五），頁十八～二七。

吳章（Bridie Andrews），〈「血症」與中國醫學史〉，余新忠主編，《清代以來的疾病、醫療和衛生》，北京：生活・讀書・新知三聯書店，二〇〇九，頁一五九～一八八。

胡成，〈上海禁娼與在華西人的道德焦慮：以上海進德會為中心的觀察（一九一八～一九二四）〉，《新史學》第二十二卷第一期（二〇一一），頁五九～一〇三。

洪紹洋，〈戰後臺灣工業化發展之個案研究：以一九五〇年以後的臺灣機械公司為例〉，收錄於田島俊雄、朱蔭貴、加島潤、松村史穗編，《海峽兩岸近現代經濟研究》（東京：東京大學社會科學研究所，二〇一一），頁一〇七～一三九。

祝平一，〈塑身美容、廣告與臺灣九〇年代的身體文化〉，收入《文化與權力——臺灣新文化史》，臺北：麥田出版，二〇〇一，頁二五九～二九六。

涂豐恩，〈感覺的歷史：理論與實踐〉，《當代歷史學新趨勢》，臺北：聯經出版，二〇一九，頁二九～五五。

徐志豪，〈被污名化的腎：近代「腎虧」意象的出現與轉變〉，《第七屆科學史研討會彙刊》，臺北：中央研究院科學史委員會，二〇〇七，頁一四三～一六八。

梁其姿，〈醫療史與中國「現代性」問題〉，收入《中國社會歷史評論》第八卷（二〇〇七），頁一～十八。

張天鈞，〈男性荷爾蒙與疾病〉，《健康世界》一二〇期（一九八五），頁一三～一七。

張仲民〈晚清中國身體的商業建構：以愛羅補腦汁為中心〉，收入《新史學（第五卷）：清史研究的新境》，北京：中華書局，二〇一一，頁二三三～二六三。

張仲民，〈晚清上海藥商的廣告造假現象探析〉，《中央研究院近代史研究所集刊》第八十五期（二〇一四），頁一八九～二四八。

張寧，〈阿司匹靈在中國：民國時期中國新藥業與德國拜耳藥廠間的商標爭訟〉，《中央研究院近代史研究所集刊》第五十九期（二〇〇八），頁一一一～一一九。

張寧，〈腦為一身之主：從「艾羅補腦汁」看近代中國身體觀的變化〉，《中央研究院近代史研究所集刊》第七十四期（二〇一一），頁一～四〇。

張成國，〈我對憂鬱症的認識與臨床治療經驗〉，《中國醫藥研究叢刊》第二十九期（二〇一一），頁一～八。

張亮亮，〈從「奔馬草」到「丹參滴丸」——丹參應用史考探〉，皮國立主編，《走過「廢除中醫」的時代：近代傳統醫學知識的變與常》（臺北：民國歷史文化學社有限公司，二〇二三），頁三六七～四一〇。

張哲嘉，〈《婦女雜誌》中的「醫事衛生顧問」〉，《近代中國婦女史研究》第十二期（二〇〇四），頁一四五～一六六。

張哲嘉，〈為龍體把脈——名醫力鈞與光緒帝〉，收入黃東蘭編，《身體・心性・權力：新社會史（第二集）》，杭州：浙江人民出版社，二〇〇五，頁二一一～二二五。

陳元朋，〈唐宋食療概念與行為的傳衍——以〈千金・食治〉為核心觀察〉，《中央研究院歷史語言研究所集刊》，六十九本四分，一九九八年十二月，頁七六五～八二五。

陳玉女，〈明代墮胎、產亡、溺嬰的社會因應：從四幅佛教墮胎產水陸畫談起〉，《國立成功大學歷史學報》三十一號（二〇〇六），頁六五～一一二。

陳志豪，〈被污名化的腎：近代「腎虧」意象的出現與轉變〉，《第七屆科學史研討會彙刊》，臺北：中央研究院科學史委員會，二〇〇七，頁一四三～一六八。

陳秀芬，〈中國醫學史中的「癲」與「癇」：一種或多種疾病的類型〉，《中醫兒科醫學雜誌》第五卷第一期（二〇〇三），頁一～十六。

陳秀芬，〈在夢寐之間：中國古典醫學對於「夢與鬼交」與女性情欲的構想〉，《中央研究院歷史語言研究所集刊》八十本第四分（二〇一〇），頁七〇一～七三六。

陳秀芬，〈「診斷」徐渭：晚明社會對於狂與病的多元理解〉，《明代研究》第二十七期（二〇一六），頁七一～一二二。

陳秀芬，〈從人到物——《本草綱目・人部》的人體論述與人藥製作〉，《中央研究院歷史語言研究所集刊》，八十八本第三分，二〇一七年九月，頁五八九～六四一。

黃克武，〈從申報醫藥廣告看民初上海的醫療文化與社會生活〉，《中央研究院近代史研究所集刊十七（下）（一九八八），頁一四一～一九四。

黃克武，〈廣告與跨國文化翻譯：二十世紀初期《申報》醫藥廣告的再思考〉，《翻譯史研究》第二期（二〇一二），頁一三〇～一五四。

游鑑明，〈近代中國女子健美的論述（一九二〇—一九四〇年代）〉，收入李貞德主編，《性別、身體與醫療》（北京：中華書局，二〇一二），頁二四五～二七八。

曾木全、劉宜祝、林哲輝，〈市售大陸中藥標示壯陽功能產品之調查檢驗〉，《藥物食品檢驗局調查研究年報》第二三號（二〇〇五），頁一三六～一四八。

曾齡儀，〈頭角「爭茸」：一九五〇～一九九〇年代臺灣的養鹿業與鹿茸消費〉，《新史學》第二十九卷第一期（二〇一八），頁五九～一〇六。

雷祥麟，〈杜聰明的漢醫藥研究之謎：兼論創造價值的整合醫學研究〉，《科技、醫療與社會》第十一期（二〇一〇），頁一九九～二八四。

雷祥麟，〈習慣成四維：新生活運動與肺結核防治中的倫理、家庭與身體〉，《中央研究院近代史研究所集刊》第七十四期（二〇一一），頁一三三～一七七。

雷祥麟，〈衛生為何不是保衛生命？民國時期另類的衛生、自我、與疾病〉，《臺灣社會研究季刊》第五十四期（二〇〇四），頁十七～五九。

楊祥銀，〈衛生（健康）與近代中國現代性：以近代上海醫療衛生廣告為中心的分析（一九二七～一九三七年）〉，《史學集刊》第五期（二〇〇八），頁五二～六四。

楊瑞松，〈想像民族恥辱：近代中國思想文化史上的「東亞病夫」〉，《政治大學歷史學報》第二十三期（二〇〇五），頁一～四四。

歐陽軍，〈傳統醫學說壯陽〉，《明通醫藥》三八六期（二〇〇九），頁二一～二五。

蔡金川、林立偉、倪健航，〈憂鬱症中西醫診治概述〉，《中國醫藥研究叢刊》第二十九期（二〇一一），頁二〇～二八。

蔡振念，〈鬱達夫小說中的病態美學〉，《文與哲》第七卷（二〇〇五），頁三一五～三三八。

蔡運寧、蘇奕彰，〈從ＳＡＲＳ到ＣＯＶＩＤ—19：現代中醫如何因應瘟疫〉，《中國醫藥研究叢刊》第三十四期（二〇二三），頁一八五～二〇八。

劉士永，〈「清潔」、「衛生」與「保健」：日治時期臺灣社會公共衛生觀念之轉變〉，《臺灣史研究》第八卷第一期（二〇〇一），頁四一～八八。

劉士永，〈公共衛生（Public Health）：近代華人社會裡的新興西方觀念〉，收入祝平一編，《健康與社會：華人衛生新史》，臺北：聯經出版公司，二〇一三，頁九～四十。

蔣竹山，〈非參不治，服必萬全：清代江南的人參藥用與補藥文化初探〉，收入常建華主編，《中國社會歷史評論》第八卷，天津：天津古籍出版社，二〇〇七，頁一一四～一二七。

五、他類論文

楊奇達，〈晚清韓善徵《陽痿論》的身體觀及其醫理用藥思想之研究〉，桃園：國立中央大學歷史所碩士論文，二

○一三。
葉秋妍，〈民國時期對於性與性教育問題的探討（一九二○～一九三七）〉，桃園：國立中央大學歷史研究所碩士論文，二○一三。
蘇玉芬，〈明代春藥研究〉，臺北：國立政治大學歷史所碩士論文，二○一一。
孫煜〈「背痛乃腎弱之兆也」：兜安氏秘制保腎丸研究（一九○九～一九四一）〉，曾發表於「醫家、病家與史家——以醫患關係為中心」工作坊，上海：復旦大學，二○一四年七月五、六日。

六、網路資料

〈康有為和性腺移植術在中國的傳播〉，澎湃新聞網，二○一五年九月十一日，取自http://www.thepaper.cn/newsDetail_forward_1374051
〈敵不過時代變遷　華西街最後一家蛇肉店吹熄燈號〉，一零一傳媒（101newsmedia.com）。
林立青，〈三洋維士比保力達B的八種喝法——台灣勞工獨特的提神藥酒文化〉，三洋維士比和保力達B的八種喝法——台灣勞工獨特的提神藥酒文化，The News Lens 關鍵評論網。
張大慶、朱音，〈康有為和性腺移植術在中國的傳播〉，《文匯報》，二○一五年九月十一日，第十四版。

七、西文參考資料

Angela Ki Che Leung and Charlotte Furth (Eds). *Health and Hygiene in Modern Chinese East Asia : Policies and Publics in the Long Twentieth Century*. Durham: Duke University Press, 2011.

Angela Ki Che Leung. *Leprosy in China: A History*. New York: Columbia University Press, 2009.

Bridie Andrews, "Tuberculosis and the Assimilation of Germ Theory in China, 1895～1937," in *Journal of the History of Medicine and Allied Sciences 52* (1997), pp.114～157.

Celia Roberts. *Messengers of Sex: Hormones, Biomedicine and Feminism*. New York: Cambridge University Press, 2007.

David S. Barnes. *The Making of a Social Disease: Tuberculosis in Nineteenth-Century France*. Berkeley : University of California Press, 1995.

Elizabeth Siegel Watkins. *The Estrogen Elixir: A History of Hormone Replacement Therapy in America*. Baltimore: Johns Hopkins University Press, 2007.

Frank Dikotter. *Sex, Culture and Modernity in China: Medical Science and the Construction of Sexual Identities in the Early Republican Period*. London: Hurst & Co, 1995, pp.122～145.

Henriot, Christian. *Prostitution and Sexuality in Shanghai: A Social History, 1849～1949*. Cambridge: Cambridge University Press, 2001.

Hershatter, Gail. *Dangerous Pleasure: Prostitution and Modernity in Twentieth-Century Shanghai*. Berkeley: University of Califomia Press, 1997.

Howard Chiang(ed.). *Psychiatry and Chinese History*. London: Pickering & Chatto Publishers, 2014.

Hsiu-Fen Chen, "Between Passion and Repression: Medical Views of Demon Dreams, Demonic Fetuses, and Female Sexual Madness in Late Imperial China," *Late Imperial China* 32:1(2011), pp.51～82.

Hugh L. Shapiro. *The view from a Chinese asylum: defining madness in 1930s Peking*. Ph. D. Cambridge: Harvard University, 1995.

Hugh Shapiro, "The Puzzle of Spermatorrhea in Republican China," *Positions: East Asia Cultures Critique 6.3(Winter 1998)*, pp.551∽595.

Joanna Grant. *A Chinese Physician: Wang Ji and the Stone Mountain Medical Case Histories.* London: Routledge Curzon, 2003, pp.137∽138.

Karl Gerth. *China Made: Consumer Culture and The Creation of the Nation*. Cambridge: Harvard University Asia Center, Harvard University of Press, 2003.

Lei, Sean Hsiang-lin. *Neither Donkey nor Horse: Medicine in the Struggle over China„s Modernity*. Chicago: the University of Chicago Press, 2014.

Lin TY. "Psychiatry and Chinese culture". *West J Med* 139(1983), pp.862∽867.

Nancy Tomes. *The Gospel of Germs: Men, Women, and the Microbe in American Life*. Cambridge: Harvard University Press, 1988.

Peng, Juanjuan. "Selling a Healthy Lifestyle in Late Qing Tianjin: Commercial Advertisements for Weisheng Products in the Dagong Bao, 1902∽1911." *International Journal of Asian Studies* 9:2 (July 2012), pp. 211∽230.

Peter Melville Logan. *Nerves and Narratives: A Cultural History of Hysteria in 19th-Century British Prose.* Berkeley: University of California Press, 1997.

Petteri Pietikäinen. *Madness : a history*. Milton Park, Abingdon, Oxon ; New York, NY : Routledge, 2015.

Roberts, Celia. *Messengers of Sex: Hormones, Biomedicine and Feminism*. New York: Cambridge University Press, 2007.

Sean Hsiang-lin Lei, "Habituating Individuality: Framing Tuberculosis and Its Material Solutions in Republican China," *Bulletin for the History of Medicine 84* (2010), pp. 248∽279.

Sherman Cochran. *Chinese medicine men : consumer culture in China and Southeast Asia.* Cambridge, M.A.: Harvard University Press, 2006.

Sneader, Walter. *Drug Discovery: A History.* Chichester, UK: Wiley, 2005.

Wang, Wen-Ji. "Neurasthenia and the Rise of Psy Disciplines in Republican China." *East Asian Science, Technology and Society: An International Journal* 10:2 (2016), pp.141～160.

Watkins, Elizabeth Siegel. *The Estrogen Elixir: A History of Hormone Replacement Therapy in America*. Baltimore: Johns Hopkins University Press, 2007.

國家圖書館出版品預行編目 (CIP) 資料

華人壯陽史：從情慾詮釋到藥品文化，近代中西醫學的滋補之道／皮國立著——二版——新北市：臺灣商務印書館股份有限公司，2024.01　面；公分（歷史・中國史）

ISBN　978-957-05-3541-9（平裝）

1. 中國醫學史　2. 文化研究　3. 激素

410.92　　112018191

・本書內文圖片除由中國醫藥大學陳光偉教授提供外，多數皆從申報及民國報刊轉拍。

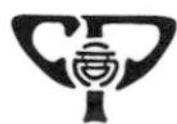

歷史・中國史

華人壯陽史

從情慾詮釋到藥品文化，近代中西醫學的滋補之道

作　　者　皮國立
發 行 人　王春申
選書顧問　陳建守
總 編 輯　張曉蕊
責任編輯　洪偉傑
校　　對　賴皇良
封面設計　盧卡斯工作室
內文排版　菩薩蠻電腦排版有限公司
版　　權　翁靜如
業　　務　王建棠
資訊行銷　劉艾琳、謝宜華
出版發行　臺灣商務印書館股份有限公司
23141 新北市新店區民權路 108-3 號 5 樓（同門市地址）
電話：（02）8667-3712　傳真：（02）8667-3709
讀者服務專線：0800-056193　郵撥：0000165-1
E-mail：ecptw@cptw.com.tw　網路書店網址：www.cptw.com.tw
Facebook：facebook.com.tw/ecptw

局版北市業字第 993 號
2024 年 1 月二版 1 刷
印刷　鴻霖印刷傳媒股份有限公司
定價　新台幣 550 元

法律顧問　何一芃律師事務所